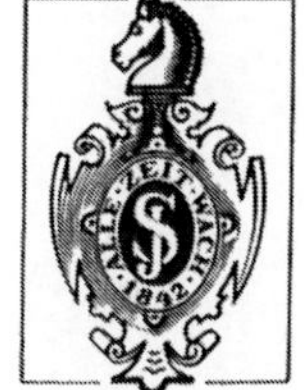

C. Diehm und M. Schäfer

Das Buerger-Syndrom

(Thrombangiitis obliterans)

*Geschichte, Epidemiologie, Pathologie, Klinik,
Diagnostik und Therapie*

Mit 31 Abbildungen und 31 Tabellen

Springer-Verlag
Berlin Heidelberg New York London Paris Tokyo
Hong Kong Barcelona Budapest

Professor Dr. med. Curt Diehm
Rehabilitationskrankenhaus Karlsbad-Langensteinbach
Innere Medizin/Angiologie
Akademisches Lehrkrankenhaus der Universität Heidelberg
Guttmannstraße 1
7516 Karlsbad

Dr. Dr. med. Michael Schäfer
Hessenallee 3
1000 Berlin 19

ISBN-13: 978-3-642-78005-9   e-ISBN-13: 978-3-642-78004-2
DOI: 10.1007/ 978-3-642-78004-2

Die Deutsche Bibliothek – CIP-Einheitsaufnahme

Diehm, Curt: Das Buerger-Syndrom : (Thrombangiitis obliterans) ;
Geschichte, Epidemiologie, Pathologie, Klinik, Diagnostik und Therapie ;
mit 31 Tabellen / C. Diehm und M. Schäfer. – Berlin ; Heidelberg ; New York ; London ;
Paris ; Tokyo ; Hong Kong ; Barcelona ; Budapest : Springer, 1993
ISBN 3-540-56311-3
NE: Schäfer, Michael:
WG: 33   DBN 93.031737.8   93.01.21
4339   wil

Die Wiedergabe von Gebrauchsnamen, Handelsnamen, Warenbezeichnungen usw. in diesem
Werk berechtigt auch ohne besondere Kennzeichnung nicht zu der Annahme, daß solche Namen
im Sinne der Warenzeichen- oder Markenschutzgesetzgebung als frei zu betrachten wären und
daher von jedermann benutzt werden dürften.
Produkthaftung: Für Angaben über Dosierungsanweisungen und Applikationsformen kann vom
Verlag keine Gewähr übernommen werden. Derartige Angaben müssen vom jeweiligen An-
wender im Einzelfall anhand anderer Literaturstellen auf ihre Richtigkeit überprüft werden.

Satz: FotoSatz Pfeifer GmbH, Gräfelfing/München

23/3130-543210 – Gedruckt auf säurefreiem Papier

Vorwort

Die großen durch arteriosklerotisch veränderte Arterien bedingten Krankheiten wie
die koronare Herzkrankheit, die periphere arterielle Verschlußkrankheit und die
zerebralen Durchblutungsstörungen stehen heute in allen industrialisierten Ländern
im Mittelpunkt des medizinischen Interesses. Leo Buerger* beschrieb 1908 erstmals
das Krankheitsbild der Thrombangiitis obliterans, das zahlenmäßig in Mitteleuropa
zwar nur einen Anteil von 3–5% am Gesamtkollektiv der Patienten mit arteriellen
Durchblutungsstörungen aufweist, doch stellt es für den behandelnden Arzt nach wie
vor eine besondere Herausforderung dar. Nicht zuletzt deshalb dürfte die Thrombangiitis obliterans in den letzten 20 Jahren wieder verstärkt das Interesse der Gefäßchirurgen und internistischen Angiologen auf sich gezogen haben. Dies bedeutet
jedoch nicht, daß die seit Jahrzehnten ungeklärten Probleme der nosologischen
Einordnung, Diagnose und Therapie in allgemein anerkannter Weise gelöst worden
wären.

Die Geschichte der Thrombangiitis obliterans ist wechselvoll, voller Kontroversen
und nicht frei von Merkwürdigkeiten. Stand in den 60er Jahren die Existenz des
Krankheitsbildes durch Meinungsverschiedenheiten über das Konzept der Definition
entzündlicher Gefäßkrankheiten überhaupt zur Diskussion, so wird heute dieses
Syndrom eindeutig als klinische Entität angesehen, obgleich die Ätiologie noch weitgehend unbekannt ist.

Das vorliegende Buch stellt eine aktuelle metaanalytische Standortbestimmung
der Geschichte, Pathologie, Epidemiologie, Diagnostik und Therapie des Buerger-
Syndroms dar.

Heidelberg, im März 1993

Curt Diehm
Michael Schäfer

---

* Der Wiener Pathologe Felix v. Winiwarter berichtete 1897 „von einer eigenthümlichen Form der
Endarteriitis und Endophlebitis mit Gangrän des Fußes".

Inhaltsverzeichnis

A. Geschichtlicher Überblick

Die wissenschaftliche Medizin des 19. Jahrhunderts

Die wechselvolle Geschichte der peripheren Verschlußkrankheit und der Thrombangiitis obliterans

Der Begründer der wissenschaftlich orientierten Medizin ist der geniale Arzt und Physiologe François Magendie (1783–1855) [534]. Er revolutionierte die Medizin weniger durch seine konkreten Forschungen als durch Leitgedanken, die Lichtenthaeler (1982) als Grundlage seiner „experimentellen Revolution" ansah. Die wissenschaftliche Neuorientierung der Medizin hat Magendie im Alleingang bewerkstelligt. Er war fasziniert von der Tatsache, daß Physiker und Chemiker in aller Welt durch Experimente zu klaren und v.a. übereinstimmenden Aussagen kamen. Verächtlich schaute er auf seine ärztlichen Kollegen, von denen selbst „zwanzig derselben medizinischen Fakultät bei demselben Patienten zu zwanzig verschiedenen Ergebnissen" kämen. Magendie stellte das Primat des Experiments auf. Für ihn hatte nichts Bestand, was sich nicht reproduzierbar überprüfen ließ. Nur Fakten galten bei ihm etwas, und er forderte von den Medizinern, diese Fakten als alleiniges Fundament einer medizinischen Wissenschaft zu suchen und durch das Experiment zu bestätigen. Lichtenthaeler weist zu Recht darauf hin, wie aufschreckend diese Forderungen zu Magendies Zeiten gewesen waren. So selbstverständlich wie heute diagnostische und therapeutische Technik, Labormedizin und unzählige Arzneimittel zum medizinischen Alltag gehören, so fest waren die Ärzte zu Magendies Lebzeiten in ihrem Denken und Handeln dem zeitgenössischen medizinischen System und dem Empirismus verhaftet. In Untersuchung, Diagnose und Therapie hatte jeder Arzt seine eigenen Methoden und Vorstellungen. Es ist nicht verwunderlich, daß Magendie mit seinen neuen Ideen weniger in der Ärzteschaft selbst als bei denjenigen Gehör fand, die sich in ihrem Denken auf seiner Linie befanden: den Mathematikern und Naturwissenschaftlern der „Académie des Sciences". Es ist in diesem Zusammenhang kennzeichnend, daß Magendie seine Thesen nicht in der eigenen medizinischen Fakultät vertrat, sondern sie den Medizinern in seiner Eigenschaft als Mitglied der Akademie entgegenhielt.

Es schmerzte ihn, daß Physik und Chemie als bereits etablierte experimentelle Wissenschaften einer Medizin und Physiologie gegenüberstanden, die noch keine Wissenschaften waren. Deshalb mußte sich die neue Physiologie zum einen methodisch an diesen Naturwissenschaften orientieren, zum anderen aber auch diese beiden Wissenschaften als Hilfsmittel verwenden, um zu einer eigenständigen Wissenschaft zu werden. Die eigentliche Medizin, die den kranken Menschen zum Gegenstand hat, mußte dann eine wissenschaftliche Pathologie sein, d.h. die „Lehre der durch verschiedene Ursachen gestörten Funktion des Körpers" [482]. Diese Physiologie des kranken Menschen ist auch nur durch das Experiment zu erforschen, um endlich Einblicke in funktionelle Störungen zu gewinnen und nicht lediglich beobachtend auf ihre Folgen, die organischen Läsionen, zu blicken. Nur die Erforschung der Krankheitsprozesse schafft so die Möglichkeit von Modifizierung und Vorbeugung. Von der gedanklichen Kraft Magendies bis zur Verwirklichung seiner wegweisenden Ideen war es allerdings noch ein weiter Weg, und so hat er diese Blüte seiner umwälzenden Gedanken nicht mehr selbst erleben dürfen. Obwohl Magendie als experimentierender Forscher in der Medizin eine seltene Erscheinung war, lebte er im Umfeld von großartigen Physikern und Chemikern wie Ampère, Fresnel, Carnot, Lavoisier, Gay-Lussac und dem Kopf der Akademie der Wissenschaften, dem berühmten Mathematiker und Astronomen Laplace. Auch Lavoisier und Laplace experimentierten in der Physiologie und stärkten so Magendie den Rücken.

Die Ärzte jener Zeit waren jedoch noch zu theoriefeindlich, zu sehr der Phänomenologie und dem therapeutischen Erfahrungsdenken eines Sydenham (1624–1689) verhaftet, als daß sie sich den Forderungen der Experimentatoren anschließen konnten. Sie beschrieben organische Läsionen und klinische Zeichen genau, kümmerten sich aber nicht um die Dinge selbst oder um deren unmittelbare Ursachen. Obwohl die Gegensätze zwischen Medizin einerseits und Chemie und Physik andererseits außerordentlich groß waren, so schienen die beiden Naturwissenschaften selbst noch zu jung zu sein, um Physiologie und Medizin in dem von Magendie geforderten Ausmaß durchdringen zu können. Die Voraussetzungen dafür waren noch nicht geschaffen. So wurden viele Entdeckungen der Physik und Chemie, die für die spätere wissenschaftliche Medizin von Bedeutung waren, erst in der zweiten Hälfte des 19. Jahrhunderts gemacht und später in die klinische Praxis eingeführt. Bezogen auf die Anwendungsmöglichkeiten in Pathologie und Physiologie bestand ein deutlicher Rückstand zu den physikalisch-chemischen Wissenschaften. Erst im späten 19. Jahrhundert begann der Siegeszug der naturwissenschaftlich orientierten Medizin, als die Ergebnisse der dazu notwendigen Entdeckungen angewendet werden konnten.

Bevor die Revolution tatsächlich stattfindet, gibt es eine Periode, die Ackerknecht [7] „Krankenhausmedizin" („Spitalmedizin") nennt und die nach Paris in Wien und später auch in Berlin ihre Höhepunkte findet. Es ist die Blütezeit der pathologischen Anatomie. Dies bedeutet zwar eine Fortentwicklung der Medizin, aber auf einem viel bescheideneren Niveau, als es sich Magendie erhofft hatte, denn die Ärzte bleiben weiterhin Empiriker, indem sie das, was sie sehen, „beschreiben, aber nicht verstehen" [482].

So wurden Symptome wie die *Claudicatio intermittens* und *Gangrän* jahrzehntelang in zahlreichen Publikationen erwähnt, ohne daß ein Bezug zu arteriellen Verschlußkrankheiten hergestellt oder ihr Zusammenhang bei diesem Krankheitsbild erkannt wurde [629]. Beschreiben ist die Stärke der traditionellen Medizin, d.h., es entstehen keine Theorien zu Ätiologie, Pathogenese oder Kausalbeziehungen. Trotzdem ist diese Epoche keineswegs als unwissenschaftlich zu bezeichnen, bringt sie doch auch einen Fortschritt in der pathologischen Anatomie selbst mit sich. Wurde in der Frühneuzeit an einer Unmenge von Kasuistiken mehr Quantität als Qualität produziert, wenig schematisch klassifiziert und sachlich gegliedert, so sind in der „Spitalmedizin" die Pathologen bemüht, auch nosologisch vorzugehen, Krankheitsbilder und Syndrome zu beschreiben, einen Zusammenhang zwischen klinischen und autoptischen Befunden herzustellen.

Die Ursprünge dieser positiveren Form der pathologischen Anatomie reichen bereits ins 18. Jahrhundert zurück, als die Chirurgen zum besseren Verständnis der morphologischen Anatomie das Ihre beitrugen. Sie mußten praktisch denken und sich auf die operable organische Läsion konzentrieren. Nosologie und Lehre von den Krankheiten waren noch nicht ihre Sache. Sie waren – anfänglich noch nicht einmal

Mitglied der medizinischen Fakultäten – durch ihr Bemühen, Symptom und organische Läsion zusammenzuführen, Anstoß für die Internisten und andere Fachgruppen, sich schon am Krankenbett und nicht erst im Sektionssaal mit Lokalisation und Ursache der Krankheiten zu befassen. Es ist verständlich, daß dieses Bemühen einhergehen mußte mit der Suche nach Zeichen und objektiven Dingen, die experimentell reproduzierbar zu einzelnen Krankheitsbildern führten. Die Diagnose wird damit zum Hauptziel der klinischen Untersuchung.

Dies findet seine Fortsetzung und Ergänzung bei den Pathologen, die bei der Autopsie die Krankheiten lokalisieren wollen und dabei zwei Richtungen einschlagen, nämlich die allgemeine und die spezielle Pathologie, d.h., sie erkennen zum einen Grundformen krankhafter Veränderungen, wie z.B. Hypertrophie und Entzündung als auch spezifisch veränderte Organe. Die Entwicklung des Mikroskops, dessen Serienproduktion um 1830 begann, und des Mikrotoms (1855) ermöglichten durch die Herstellung vergleichbarer histologischer Präparate neben der makroskopischen den Aufschwung der mikroskopischen Pathologie. Bedingt durch Herstellungstechnik und nachvollziehbarer Interpretation der Präparate konnten in diesem Bereich noch am ehesten Magendies Vorstellungen von der Etablierung experimenteller Forschung und der Schaffung allgemein anerkannten Faktenwissens verwirklicht werden.

Die Entwicklung in Richtung naturwissenschaftliche Medizin lief nicht kontinuierlich ab. So mußte sich einerseits die physiologisch-experimentelle Richtung versuchen durchzusetzen, andererseits hatte auch die Spitalmedizin ihre Schwierigkeiten, sich als anatomopathologisch-klinische Disziplin zu behaupten. Dadurch, daß die makroskopische pathologische Anatomie keine Krankheitslehre im eigentlichen Sinne entwickelte, war der Nährboden für Spekulationen bei Unerklärlichem noch nicht entzogen. Lichtenthaeler gibt ein Beispiel: Die Formveränderungen einer zirrhotisch veränderten Leber können peinlich genau beschrieben werden, ohne Aufschluß über Ätiologie und Pathogenese zu geben. Mit ähnlichen Problemen waren später Friedländer, von Winiwarter und Buerger konfrontiert. So bestand vor dem allmählichen Durchbruch der Vorstellungen Magendies durch die Entwicklung der Labormedizin zum einen eine rein empirische Forschung und zum anderen eine halbwissenschaftliche Richtung mit „Spekulation im Bereich der Ätiologie und Pathogenese" [482]. Der letzteren muß der Wiener Pathologe Karl Rokitansky (1804–1878) zugeordnet werden, der mit seiner „Krasenlehre" eine völlig unbegründete Humoralpathologie entwarf. Danach war der Sitz aller Krankheiten im Blut zu suchen, dessen Zusammensetzung die verschiedenen lokalen Krankheitsprozesse bestimmen sollte. Trotzdem hat dieser hochangesehene Forscher seine unbestrittene Bedeutung für die Pathologie – und insbesondere auch für diejenige der Gefäßerkrankungen –, die er sich mit seinen empirisch-phänomenologischen Arbeiten erworben hat.

Dagegen hat sein Widerpart Rudolf Virchow (1821–1902) die erste Richtung eingeschlagen und folgerichtig die Krasenlehre Rokitanskys als pseudowissenschaftliche Spekulation entlarvt. Gegen die Zellularpathologie Virchows konnte sie sich nicht behaupten, die dieser 1859 unter dem Titel *Die Cellularpathologie in ihrer Begründung auf physiologische und pathologische Gewebelehre* [827] als Buch veröffentlichte. Das Wesen von Krankheiten sieht er in Störungen der Lebensvorgänge in den einzelnen Zellen. Sie sind Träger des Lebens. Virchow gründet 1847 das „Archiv für pathologische Anatomie und Physiologie und für klinische Medizin". Wie Magendie will er die

Medizin als unabhängiges Forschungsgebiet etabliert wissen, nicht mehr als Anhängsel der Naturwissenschaften, sondern selbst gestaltend die menschlichen Belange erforschend. Er vertritt den „einfach naturwissenschaftlichen" Standpunkt. Tatsächlich ist für ihn wie zuvor für Magendie Pathologie im wesentlichen pathologische Physiologie. Virchow ebnet mit dieser Haltung der naturwissenschaftlichen Medizin den Einzug in die Klinik, der sich über die Entwicklung der klinischen Chemie und der Bakteriologie mit der Entdeckung der Erreger von Infektionskrankheiten und der pathologischen Physiologie als funktionelle Pathologie vollzieht. Die Fortschritte in der Bakteriologie geben die Möglichkeit, klinisch-pathologische Entitäten zu bilden, so daß die Nosologie jetzt ihre Blütezeit erlebt. Es sind aber nicht nur die Entdeckungen der Keime und ihr kausaler Zusammenhang zu den Infektionskrankheiten, die das Denken beherrschen, sondern auch die Erkenntnis, daß hygienische und soziale Mißstände ihre Ausbreitung begünstigen. So politisierte Virchow die Medizin, als er bereits 1848 die Ursachen der oberschlesischen Typhusepidemie mehr im sozialen als im medizinischen Bereich erkannte und auch darstellte. Mit der Entwicklung der Pathophysiologie ab etwa 1920 entstand eine Denkweise, die morphologische und funktionelle Befunde in Beziehung setzte und Krankheit nicht nur mit sichtbaren Organschäden gleichsetzte. Dazu gehört auch die Unterteilung in entzündliche und degenerative Gefäßerkrankungen, die in den weiteren Betrachtungen des hier in Rede stehenden Krankheitsbildes eine Schlüsselrolle spielen wird.

Als Buerger 1908 den Begriff „Thrombangiitis obliterans" prägte, war die Entwicklung zur „modernen Medizin" noch nicht abgeschlossen, sein Entstehen ist aber nur im Rahmen der oben beschriebenen geschichtlichen Entwicklungen zu verstehen. In beispielhafter Weise reifen pathologisch-anatomische Erkenntnisse und klinische Symptome zu einer klinischen Entität, die im Laufe der Jahrzehnte durch weitere Komponenten ergänzt werden sollte. Stellt man etwa die bereits erwähnte über 40jährige Verkennung eines so deutlichen Symptoms wie die Claudicatio intermittens für die arterielle Verschlußkrankheit in Rechnung, so war kaum zu erwarten, daß überhaupt oder hinlänglich deutlich zwischen zwei verschiedenen Typen dieses Formenkreises hätte unterschieden werden können. Es ist charakteristisch, daß anfänglich häufig Neurologen und Psychiater über Symptome der arteriellen Verschlußkrankheiten berichteten und bis weit ins 20. Jahrhundert hinein Diagnosen wie Hysterie (nach Romberg (1921) [659]) oder Einweisungen in Nervenkliniken (noch 1957 [519]) wegen unerträglicher Schmerzen in den Beinen bei kritischer Ischämie möglich waren. Den morphologischen Grunderscheinungen der degenerativen und entzündlichen Gefäßerkrankungen stand noch keine entwickelte Physiologie zur Seite, die sie mit der verhältnismäßig spärlichen Symptomatik hätte zusammenführen können.

In den folgenden Abschnitten werden die maßgeblichen Erkenntnisse der arteriellen Gefäßerkrankungen vor Buerger im Lichte der geschilderten medizinhistorischen Hintergründe und die Entstehung des Krankheitsbegriffs „Thrombangiitis obliterans" dargestellt.

Die Situation der arteriellen Gefäßerkrankungen vor Friedländer (1876) und v. Winiwarter (1879)

> „Die senile Gangrän ist eine der Strafen für jene, die genießen und luxuriös leben. Das sind Personen, die zuviel essen, zuviel gebranntes Wasser trinken und sich körperlich nicht genügend bewegen. Sie sind von dieser Krankheit besonders betroffen und nicht die ärmlichen Arbeiter." (Brodie 1841)

Gefäßveränderungen, die als Vorläufer der Arteriosklerose bezeichnet werden können, wurden schon im Mittelalter beobachtet. So enthielten die Arterien z.B. „atherae" (Getreidebrei). Morgagni (1682–1771) prägte 1761 den Begriff „atheromatöse Alterationen". Hunter (1728–1793) beschrieb vornehmlich Entzündungen der Venen. Der italienische Chirurg und Anatom Antonio Scarpa (1752–1832) gab 1816 die erste klare Beschreibung von „Arteriosklerose" am Beispiel eines auf dem Boden einer degenerativ veränderten Herzkranzarterie entstandenen Aneurysmas [nach 267]. Die fettige Infiltration wie auch die Beteiligung der Intima wurden ebenso herausgestellt wie die Tatsache, daß es sich um einen lange andauernden Prozeß unbekannter Ätiologie handele.

Der Begriff „Arteriosklerose" selbst wurde 1833 von dem Salzburger Pathologen Jean-Frederick Lobstein (1777–1835) geprägt. Er kam zu diesem Begriff, weil ihn die

Tabelle 1. Pathologisch-anatomische Entwicklung bei Gefäßerkrankungen

Jahr	Entdeckung	Forscher	Literatur
1755	Atherom (Herzkranzarterie)	v. Haller	[267]
1761	Atheromatöse Veränderungen	Morgagni	[nach 177]
1784	Phlebitische Veränderungen	Hunter	[nach 177]
1816	Aneurysma bei Arteriosklerose	Scarpa	[267]
1833	Begriff „Arteriosklerosis"	Lobstein	[nach 177]
1837	Atherom als Intimaverdickung	Bizot	[nach 177]
1838	Primat der Phlebitis	Cruveilhier	[nach 177]
1852	Auflagerung, Atherombildung, Verkreidung, Verknöcherung	Rokitansky	[657]
1856	Atheromatöse Veränderungen entstehen aus parenchymatöser Entzündung (Gefäßantwort)	Virchow	[826]
1859	Atheromasie als Endarteriitis chronica deformans	Virchow	[827]
1862	Atheromatose als chronische Arteriitis	Förster	[nach 177]
1863	Endothelbegriff	His	[nach 177]
1866	Spontangangrän	Dardel	[152]
1867	Altersbrand	Burow	[116]
1873	Vaskuläre Entzündungstheorie	Cohnheim	[nach 177]
1876	Arteriitis obliterans	Friedländer	[377]
1879	„Eigenthümliche Form von Endarteriitis und Endophlebitis"	v. Winiwarter	[855]
1882	Plättchenadhäsion an geschädigten Gefäßwänden	Bizzozero	[72]
1897	Primäre Endarteriitis	Borchard	[82]
1903	Mediasklerose (eine von der intimalen Arteriosklerose verschiedene Veränderung)	Mönckeberg	[267]
1904	Atherosklerose als derjenige Typ von Arteriosklerose, der die Intima betrifft	Marchand	[nach 177]
1913	Experimentelle Cholesterinsteatose	Anitschkow u. Chalatow	[24]

beobachteten Veränderungen der Arterien an die Beschaffenheit der Knochenoberfläche bei Osteosklerose erinnerten. Eine Übersicht über die pathologisch-anatomische Entwicklung vorwiegend arterieller Gefäßerkrankungen gibt Tabelle 1.

1838 erhob Jean Cruveilhier (1791–1873) das Primat der Phlebitis in der Pathologie. Die besondere Rolle der Gefäße und des Blutes bei der Entzündung mußte zu Komplikationen führen, wenn man die Erkrankungen der Gefäße selbst betrachtete. Es war deshalb naheliegend, daß die Gefäßerkrankungen selbst irgend etwas mit „Entzündung" zu tun haben müßten [177] bzw. Veränderungen der Gefäßwand als entzündlichen Vorgang zu interpretieren [656]. Auf Beziehungen zwischen „Arteriitis" und Gangrän wies schon Hecker (1841) hin [nach 416], der auch bereits eine zusätzlich aufgetretene Venenentzündung als gefährliches Begleitsymptom beschrieb (Tabelle 2).

Tabelle 2. Entwicklung der klinischen Symptomatologie bei arteriellen Durchblutungsstörungen

Jahr	Symptomatik	Beschreiber	Literatur
1841	Arteriitis bei Gangrän durch Phlebitis kompliziert	Hecker	[nach 416]
1855	Gangrän als Ursache von arteriellen Gefäßverschlüssen	Cruveilhier u. Dupuytren	[351]
1858	Claudicatio intermittens bei Verschluß einer Beckenarterie	Charcot	[127]
1858	Vasomotorik	Bernard	[nach 351]
1861	Trockene und feuchte Gangrän bei arteriellem Verschluß	Béhier	[nach 351]
1862	Gangrän bei vasomotorischen Störungen	Raynaud	[nach 351]
1866	„Spontangangrän"	Dardel	[152]
1867	Altersbrand	Burow	[116]
1867	Neuropathische Symptome bei arteriellen Verschlüssen	Nothnagel	[579]
1897	Claudicatio intermittens und Nekrose als Symptome bei arteriellen Verschlüssen	Erb	[204]
1912	Zusammenhang zwischen Gefäßverschluß und Schmerz	Herrick	[267]

Virchow (1859) führte den Begriff „Atheromasie" ein, den Foerster (1862) als „Atheromatose" im Sinne einer chronischen Arteriitis fortentwickelte. Diese Begriffsbildungen waren jedoch weit von allgemeiner Akzeptanz oder Klarheit entfernt. So mußte Virchow (1856) in den *Gesammelten Abhandlungen zur wissenschaftlichen Medizin* [826] konzedieren, daß es „nur weniges in der speziellen Pathologie gäbe, was so verwirrend sei wie die Krankheiten des Gefäßsystems" [177]. Im Zuge seiner Entzündungstheorie als der Anomalien der Ernährung mußte Virchow Veränderungen der Arterienwände als Ausdruck einer Entzündung des Zellgewebes der Arterienwände verstehen [177]. Die Veränderungen selbst waren vielfältig und wurden als Entzündungsäquivalent interpretiert. Dies waren die „fettige Metamorphose" und insbesondere die Atherome. Gleichwohl war nicht unumstritten, was Atherome wirklich waren. So tadelte Virchow, daß es „Sitte geworden sei, alle Formen der fettigen Degeneration an den Arterien in der Bezeichnung des Atheroms zu vereinigen" [nach 177]. Das Entstehen von Atheromen und der Verdickung der Intima als Teil des Prozesses, der zur Lobstein-Arteriosklerose führte, mußte deshalb von Virchow als „Endarteriitis chronica deformans" bezeichnet werden [415]. Es kann an dieser Stelle unberücksichtigt bleiben, ob es sich um die „parenchymatöse Entzündung" (Virchow) oder um eine Form gemäß der Entzündungslehre nach Cohnheim (1839–1884) handelte. Entscheidend war die Erkenntnis, daß es um einen irritativen Prozeß mit reparativer Natur ging [177], der durch chronischen Reiz unterhalten und als „entzündlich" klassifiziert wurde.

Virchow vertrat die „Gewebsantworttheorie" [819] auf Endothelverletzungen. Das Endothel sah er als Barriere an, die eine Schutzfunktion gegenüber schädigenden Substanzen (z.B. Cholesterin) des Blutes ausübe [261]. Von dieser Auffassung ist sicherlich mehr geblieben als von den Vorstellungen Rokitanskys, die dieser in der ersten Darstellung über Gefäßerkrankungen im Jahre 1852 entwickelte [657]. Er mochte den Begriff „Arteriosklerose" nicht übernehmen, sondern sprach von „Auflagerungen". Diese bilden sich auf der Innenfläche der Arterienwände. Sie sind zu Beginn unmerklich und leicht zu übersehen. In einem weiteren Stadium werden sie zu einem häutigen Gebilde und lassen sich leicht abziehen. Schreitet der Prozeß fort, so werden die Schichten dicker und gehen verschiedene Metamorphosen ein. Die erste Art dieser Metamorphosen ist die Umbildung zu faserigem Gewebe. Eine zweite Art ist das Atherom (Brei), das gelegentlich in „Verkreidung" übergeht. Diese Verkreidung unterscheidet sich nach Rokitansky von der dritten Metamorphose der Auflagerung, der „Verknöcherung". Alle Arten der Metamorphose existieren nebeneinander. Als Ursache hält er zwar noch an seiner Krasenlehre fest, vertritt sie aber nicht mehr vehement („Zum Grund der Entstehung lassen sich ... nur spärliche Beiträge geben"). Virchows deutliche Ablehnung lag erst wenige Jahre zurück (1846). Er kann sich aber von der Auffassung noch nicht trennen, daß es ausschließlich das „anormal constituirte" arterielle Blut sei, das zur „Ausscheidung" der Auflagerungen führe.

Rokitansky stellt aber mit aller Deutlichkeit klar – wohl auch um seinen Gegensatz zu Virchow zu pointieren – daß die Auflagerung als gefäßloses Gebilde keiner Entzündung fähig sei und das Atherom eine indifferente Natur habe. Als Zeugen ruft er Lobstein an, der die Krankheit („seine Arteriosklerose") einfach deshalb nicht von Entzündung ableiten konnte, weil „er dabei keine gesehen hat" [657]. Damit waren die Positionen auf pathologisch-anatomischer Seite abgesteckt.

Die klinisch-symptomatische Seite ist für Ratschow (1959) offenbar so dürftig gewesen, daß er den Beginn der klinischen Angiologie nicht mehr in das 19. Jahrhundert verlegen möchte.

Tatsächlich waren aber bereits ab Mitte des 19. Jahrhunderts Symptome wie Claudicatio intermittens oder Gangrän bekannt. 1858 beschrieb Charcot (1825–1893) die Symptomatik des „intermittierenden Hinkens". Der Begriff selbst stammte von dem französischen Tierarzt Bouley, der ihn 1831 bei Beschreibung von einer bestimmten Art Gangstörung bei Pferden zum ersten Mal verwendete [86]. Die französischen Tierärzte erkannten bereits den Zusammenhang zwischen den Bewegungsstörungen und Gefäßobliterationen [268]. Die Entdeckung der Symptomatik am Menschen fand trotz der charakteristischen Beschreibungen Charcots über 40 Jahre wenig Aufmerksamkeit. Sie wurde auch nicht mit den von Brodie (1846) beschriebenen Symptomen identifiziert, die dieser im Zusammenhang bei einem Patienten mit Gangrän erwähnte [94]. 1851 berichtete Skegg [739] von einer in England beobachteten Erkrankung an „Brand eines Fußes mit Verstopfung der Schenkelarterien". Dupuytren (1777–1835) und Cruveilhier stellten schon um 1855 [nach 351] klar, daß Verschlüsse Ursachen von Gangrän sind, und wollten die Ausdrücke „Spontangangrän" oder „senile Gangrän" ersetzen durch allgemein „Gangrän bei arteriellem Verschluß". 1861 unterscheidet Béhier [nach 351] trockene und feuchte Gangrän bei arteriellem Verschluß. 1865 beschrieb Jaesche [379] ein „freiwilliges Absterben der Gliedmaßen". 1866 veröffentlichten Larivière [nach 204] und Dardel [152], Burow im Jahre 1867 [116] ebenfalls Fälle von sogenannter „Spontangangrän". Maurice Raynaud (1834–1881) postulierte 1862 eine Gangrän aufgrund von Innervationsstörungen, indem er an die von Claude Bernard (1813–1878) entdeckte Vasomotorik anknüpft. Nothnagel [579] schließlich berichtete 1867 ebenfalls von zwei Patienten „mit einer Behinderung des arteriellen Blutzuflusses zur Extremität, bedingt durch thrombotische und embolische Verstopfung des Gefäßstammes". Die berichteten Symptome wie Blässe, Kältegefühl, Kribbeln, Schmerzen, Sensibilitätsstörungen bringt er mit der Ischämie in Zusammenhang. Einen Überblick zur Entwicklung der klinischen Symptomatologie gibt Tabelle 2.

Bekannt waren also zu dieser Zeit der Begriff „Endarteriitis" als der Terminus technicus für atheromatöse Prozesse bzw. arteriosklerotischen Arterienumbau wie auch die Gangrän als Symptom bei arteriellen Verschlüssen. Nur Charcot selbst hatte konkrete Vorstellungen über den Zusammenhang zwischen Claudicatio intermittens und Gangrän. Er vermutete ihn bereits 1858, nahm ihn 1887 als sicher an. Auch erkannte er Zusammenhänge zum Diabetes mellitus und zur Progression der Arteriosklerose. Bekannt war aber auch schon, daß es eine Form der Gangrän gab, deren Ursache kein pathologisch-anatomisches Korrelat besaß, sondern physiopathologisch zu erklären war.

Arteriitis obliterans (Friedländer)

Im Zuge des Empirismus erschienen nach Rokitanskys Darstellung [657] nun auch von anderen Autoren mehr oder weniger breite Schilderungen von Befunden an krankhaft veränderten Arterien. Ungeachtet der Befunde von Bernard und Raynaud zur Vasomotorik war es bei den pathologischen Anatomen und Chirurgen allgemein anerkannt, daß eine Gangrän durch Gefäßverschluß atheromatös veränderter Arterien entstand, unabhängig davon, ob der zugrundeliegende Prozeß nun als degenerativ oder entzündlich anzusehen war. Obwohl bereits Rokitansky wie auch Virchow die Vielfalt und Uneinheitlichkeit der atheromatösen Veränderungen beschrieben hatten, so konnte es offenbar nicht ausbleiben, daß irgendwann auch Gefäßwandveränderungen beschrieben werden würden, die expressis verbis auf nichtatheromatöser Genese beruhen sollten. Für die Geschichte der Thrombangiitis obliterans sind in diesem Zusammenhang die Veröffentlichungen von Friedländer (1876) und von Felix von Winiwarter (1879) zu besprechen.

Friedländer (1847–1887) verwendete dabei 1876 erstmalig den Zusatz „obliterans" zur Arteriitis. In seinem etwas widersprüchlich formulierten Einleitungssatz spricht er von einer „äußerst verbreiteten Affection des Arteriensystems, welche bisher fast unbekannt geblieben ist". Diese Formulierung konnte nur als Hinweis auf nichtatheromatöse Veränderungen verstanden werden, weil atheromatöse ja wohl bekannt waren. Offenbar in Abgrenzung zum chronisch-entzündlichen Prozeß der Atheromentstehung beschrieb er eine akute, auf die Arterien übergreifende interstitielle Entzündungsreaktion, die zur Produktion zellreichen Bindegewebes führt, das kleine und kleinste Arterien verschließt. Friedländer hält diese Form der Arteriitis obliterans nur selten für einen „primären Vorgang". Die Verengung des Lumens geht aus von einer intimalen zellreichen Bindegewebswucherung. Fettige oder kalkige Degeneration „wie bei dem atheromatösen Process" kann er nicht ausmachen, sondern findet die Veränderung der Gefäßwand „eigenthümlich", ein Ausdruck, den etwas später auch v. Winiwarter verwenden sollte. Friedländer sieht in seiner Endarteriitis obliterans einen der Organisation von Thromben vollkommen analogen Vorgang. Ähnliche Obliterationen hat er bei interstitiellen Entzündungen auch an den Venen beobachtet.

Es entsprach der Tradition der empirisch tätigen pathologischen Anatomen, daß Gedanken zu Krankheitsbildern, Symptomatologie, Ätiologie und Pathogenese nur spärlich und stark verallgemeinernd geäußert wurden. So wird weder ein Bezug zur Claudicatio intermittens noch zur Gangrän bei Extremitätenverschluß hergestellt. Die Arbeit ist aber deshalb ein gewisser Markstein in der Definition der arteriellen Verschlußkrankheiten, weil zum ersten Mal Okklusionen auch kleiner bis kleinster Arterien beschrieben wurden, die nicht arteriosklerotischer Genese waren und die auch die Venen betrafen. Damit sind zwei wesentliche Konditionen genannt, die bei der Thrombangiitis obliterans von Bedeutung sind. Der Gegensatz ist aber nicht als entzündlich zu degenerativ-arteriosklerotisch zu verstehen, sondern als atheromatös zu nichtatheromatös, wobei die beiden letzten Prozesse jeweils als chronisch-entzündlich angenommen wurden.

Bei der Friedländer-Arteriitis könnte es sich um eine konkomittierende Veränderung der Gefäße bei Affektionen von umgebenden Organstrukturen handeln und damit möglicherweise nicht um eine Arterienerkrankung sui generis. Wir sehen es aber als gerechtfertigt an, die von Friedländer beschriebene Arteriitis obliterans als Vorläufer der Thrombangiitis obliterans zu betrachten, denn es würde angesichts der bis heute ungeklärten Ätiologie und Pathogenese der Thrombangiitis obliterans zu weit gehen, eine „primäre" Arteriitis als Kriterium für diese Erkrankung zu fordern. Letztendlich kommt es auf das morphologische Substrat an, das in den beiden Fällen nicht unterschiedlich zu sein braucht. Auch ist in diesem Zusammenhang festzuhalten, daß sich sowohl von Winiwarter (1879) als auch Buerger (1908) ausdrücklich auf Friedländer beziehen.

Endarteriitis und Endophlebitis (v. Winiwarter)

Felix v. Winiwarter (1852–1931) war wie sein wesentlich bekannterer Bruder Alexander v. Winiwarter (1848–1917) chirurgischer Assistent bei dem berühmten Billroth (1829–1894). Billroth wollte ursprünglich Pathologe werden, nahm aber trotz eines Rufes auf den Lehrstuhl für Pathologische Anatomie in Greifswald die chirurgische Professur in Wien an [483]. Seine Wertschätzung für die pathologische Anatomie teilte er mit Alexander, der eng mit Rokitansky zusammengearbeitet hatte. So war es verständlich, daß Billroth für die pathologische Untersuchung von Operationspräparaten seine eigenen Assistenten beauftragte. 1877 betraute er Felix v. Winiwarter mit der Untersuchung eines von ihm amputierten Stumpfes. Es wäre jedoch eher zu erwarten gewesen, Alexander v. Winiwarter mit der Sektion dieser amputierten Gliedmaße zu beauftragen, als den unerfahrenen 25jährigen Felix, der zu diesem Zeitpunkt gerade ein Jahr nach seinem Examen im Jahre 1876 bei Billroth gearbeitet hatte.[1]

Seinen Angaben zufolge untersuchte v. Winiwarter die Gefäße eines am 10. Oktober 1877 etwa handbreit oberhalb der Malleolen abgesetzten Beines eines 57jährigen Mannes. Die Amputation war offenbar gerade noch rechtzeitig vorgenommen worden, denn der Fuß befand sich bereits an vielen Stellen „im Stadium des geschwürigen Zerfalls". Die ausgedehnten trophischen Läsionen waren infiziert, die Zehen ödematös entzündlich geschwollen, Muskeln und Sehnen teilweise zerstört, „die Gefäße und Nerven lagen wie freipräparirt". Die Veröffentlichung des Berichts über die pathologisch-anatomische Untersuchung dieses Amputats erfolgte 1879 [855]. Aus der Anamnese ist bekannt, daß sich der Patient im Alter von 49 Jahren an der rechten großen Zehe des betroffenen Beines eine Erfrierung zugezogen hatte. Über Schmerzen in der unteren Extremität wurde seit 4 Jahren berichtet. Aus der Schilderung kann nicht entnommen werden, ob es sich etwa um Claudicatio intermittens oder um eine spezielle Schmerzcharakteristik gehandelt hätte. Im Laufe des Jahres 1877 verstärkten sich die Schmerzen in der rechten großen Zehe, an der sich eine Gangrän entwickelte. Die Schmerzen wurden mit Morphininjektionen, die Gangrän mit lauwarmen Umschlägen behandelt. Als Billroth den Patienten im August 1877 sah, hoffte er noch auf eine Demarkation der Gangrän, die sich jedoch nicht einstellte. Sie breitete sich im Gegenteil weiter aus, ohne sich zunächst zu infizieren. Als er den Patienten dann am 8. Oktober 1877 wiedersah, war sein Zustand bereits so bedenklich, daß die Amputation zwei Tage später vorgenommen wurde.

V. Winiwarter findet die A. tibialis posterior als auch die begleitenden Venen von einer äußerst straffen Bindegewebshülle umschlossen. Die Gefäße selbst waren von einer Gewebsmasse ausgefüllt, die als „intimale Wucherungen" bezeichnet wurden

---

[1] Der um 4 Jahre ältere Bruder von Felix, Alexander v. Winiwarter, wurde später Professor für Chirurgie in Lüttich/Belgien. Alexander war Kettenraucher und starb im Alter von 69 Jahren an den Folgen einer Gangrän.

und teilweise zur vollständigen Obliteration geführt hatten. Diese Wucherung wird mit derjenigen identifiziert, die Friedländer an kleinen und kleinsten Arterien gesehen hatte. V. Winiwarter wiederum beschreibt an allen Arterien sogenannte „endotheliale Wucherungen". Er unterscheidet verschiedene Stadien, die kontinuierlich ineinander übergehen und nach dem Grad der Stenosierung unterschieden werden. Dabei bilden sich übereinanderliegende proliferierende Zellschichten, die teils konzentrisch, teils exzentrisch zur Lumeneinengung führen. Neben der intimalen Wucherung findet er eine Verbreiterung der Media, die teils auf proliferierte Muskelzellen, teils auf zellige Infiltration zurückzuführen sei.

Diese entzündliche Komponente des Prozesses findet v. Winiwarter erst in späteren Stadien und begreift sie als einen Vorgang, der durch Übergreifen der Wucherung von der Intima auf die Media entsteht. In den früheren Stadien sind in der Media fast keine Zellen zu finden. Das Endstadium dieses kontinuierlich ablaufenden Prozesses ist die vollständige Obliteration der Arterie und deren weitgehender Umwandlung in einen Bindegewebsstrang. Zu diesem Endzustand kommt es jedoch nur an den kleineren Gefäßen. In den größeren Gefäßen – hier am Beispiel der A. tibialis posterior demonstriert – bilden sich neue Blutbahnen innerhalb der partiell obturierten Gefäße. Diese Neubildung vollzieht sich innerhalb der „Wucherungsmasse" und wird als rein mechanischer Vorgang gedeutet und nicht als eine endogene Vaskularisation des proliferierten Gewebes oder der an „der wuchernden Wand" entstandenen Thromben und deren Organisation. V. Winiwarter sieht hier einen „Kampf zwischen zwei Gewalten, deren eine die Propulsionskraft des Blutes, deren andere die in dem Gewebe innewohnende eigenthümliche Tendenz zur Wucherung ist". Proliferation und Gefäßneubildung seien wechselseitige Prozesse, und je nachdem, welche der „Gewalten" die Oberhand gewinnt, bildet sich ein Endstadium der vollständigen Obliteration oder eines mit neuem Gefäßlumen. Allerdings sei diese „in den späten Stadien der Wucherung auftretende Blutraumbildung" für den Proliferationsprozeß ohne „charakteristische Bedeutung". Als einzige Quelle der Proliferation sieht v. Winiwarter die Endothelzellen an. Zur Ätiologie kann er lediglich konstatieren, daß es sich nicht um einen atheromatösen Prozeß handelt. Klinisch sei es für den Untersucher einleuchtend, wie es angesichts der Obliterationen zur Gangrän gekommen ist. Da aber die kleineren Gefäße meist vollständig obliterieren und die größeren durch den oben beschriebenen Prozeß trotz deutlicher Lumeneinengung noch eine ausreichende Blutversorgung gewährleisten, wird erklärt, daß die Gangrän einerseits erst bei hohem Obliterationsgrad auftrat und andererseits im wesentlichen durch die Behinderung des Blutstroms in der A. tibialis posterior bedingt sei. V. Winiwarter sieht in den bereits von Larivière [204], Jaesche (1865) und Burow (1867) berichteten Fällen von Gangrän eine Ähnlichkeit zu seinem Fall insbesondere deswegen, weil es sich dabei um „kräftige Männer" handelte, die „noch nicht in dem Lebensalter standen, wo senile Gangrän häufig vorzukommen pflegt".

Zusammenfassend bezieht sich v. Winiwarter noch einmal auf Friedländer und spricht ebenfalls von „Arteriitis obliterans". Den von ihm beschriebenen Prozeß sieht er im Unterschied zu Friedländer darin, daß er „primär und auch an den größeren Gefäßstämmen" auftrete.

V. Winiwarter hat also den Prozeß der Arteriitis obliterans beschrieben, der demjenigen der Friedländerschen ähnlich ist, aber als umfassender zu bezeichnen ist. Die zentrale Frage ist nun diejenige, ob die Befunde v. Winiwarters sich denen von Buerger in einem Ausmaß ähneln oder in einer Weise für sie richtungsweisend sind, daß die Endarteriitis und Endophlebitis seiner Thrombangiitis obliterans entsprechen. Eine abschließende Analyse kann erst nach Erörterung der von Buerger selbst dargestellten Befunde vorgenommen werden. Von Bedeutung ist es jedoch, bereits hier festzustellen, daß auch v. Winiwarter, ebenso wie Friedländer und einige noch zu erwähnende Autoren, keinen Gegensatz zwischen entzündlichen und degenerativen Veränderungen postuliert haben. Die zur Gefäßwandsklerose führenden Veränderungen wurden im Sinne Virchows als chronisch-entzündliche Prozesse verstanden und folgerichtig als Endarteriitis bezeichnet. Der Titel seiner Arbeit „Ueber eine eigenthümliche Form von Endarteriitis …" macht deutlich, daß nicht die Arteriitis als solche der wesentliche Gegenstand seiner Betrachtungen war, sondern ein andersartiges anatomisches Korrelat als die bis dahin bekannten Atherome.

Im folgenden Abschnitt wird dargestellt, welche Auswirkungen die Darstellungen v. Winiwarters auf die Entwicklung der arteriellen Verschlußkrankheiten bis zur Beschreibung der Thrombangiitis obliterans durch Buerger hatten.

Die Periode zwischen v. Winiwarter und Buerger

Auch wenn, wie angesichts der Ausführungen zur Arteriitis obliterans von Friedländer bemerkt wurde, der Zusammenhang zwischen der Entstehung einer Gangrän und arterieller Verschlüsse durch arteriosklerotisch veränderte Arterien durchaus bekannt war, so bezog sich dies doch im wesentlichen auf den sogenannten „Altersbrand" oder „senile Gangrän". Beobachtungen von Gangrän bei jüngeren Patienten führten dann zu Begriffsbildungen wie „Spontangangrän" [116, 341, 768, 769], später auch zu „präseniler Gangrän" [697] oder „juveniler Gangrän" [567, 568, 699]. Auch diese Begriffe wurden keineswegs einheitlich verwendet. Durch ihre Ungenauigkeiten hat sich von diesen Bezeichnungen keine durchsetzen können.

Die folgenden 3 Jahrzehnte waren gekennzeichnet von der Diskussion um die Existenz und die Ursachen von Gefäßverschlüssen bei jüngeren Menschen ohne Arteriosklerose, deren klinischer Symptomatologie und pathologisch-anatomische Korrelaten im Gegensatz zu denjenigen bei älteren Menschen mit Arteriosklerose. In bezug auf die spätere Definition der Thrombangiitis obliterans ist diese Zeit insofern von Bedeutung, als die klinische Seite der Erkrankung in ihren Grundzügen zum Vorschein kam. Die pathologisch-anatomischen Deutungen v. Winiwarters wurden erwartungsgemäß dahingehend diskutiert, inwieweit es sich tatsächlich um von atheromatösen Prozessen zu unterscheidenden Vorgänge handelte. Die Beschreibungen klinischer Symptome bei jüngeren Patienten waren insgesamt nicht sehr zahlreich und führten auch zu keiner systematischen Klassifikation. So fand Will (1886) einen Fall von Arteriitis obliterans mit Gangrän an den oberen Extremitäten. Die Claudicatio intermittens wurde nun nach Charcots Erstbeschreibung (1858) endlich immer mehr beachtet. Goldflam (1895) berichtet von 2 Patienten mit arterieller Verschlußkrankheit im Alter von 35 und 44 Jahren, die dieses Symptom zeigten. Obwohl er wie üblich Arteriitis und Arteriosklerose gleichsetzt, sind seine Patienten aus heutiger Sicht dem Buerger-Syndrom zuzuordnen. Da z.B. die typischen Risikofaktoren für Arteriosklerose fehlten, konnte Goldflam nur von „unbekannten Ursachen von Arteriitis bei jüngeren Leuten" sprechen.

Den endgültigen Durchbruch für die Beachtung der Claudicatio intermittens markierte Erb (1898) (Tabelle 2), der das intermittierende Hinken als Folge von Durchblutungsstörungen im Sinne von Charcot bestätigte. Arteriosklerotische Gefäßveränderungen, die zur Ischämie bei Belastung der unteren Extremitäten führten, erkannte er als Ursache. Er berichtete auch schon von Patienten mit diesem Symptom, deren arterielle Obliteration nicht auf Arteriosklerose zurückgeführt werden könne. Indem er sich auch auf v. Winiwarter u.a. bezieht, stellt er fest, daß es außerdem Patienten mit arteriellen Gefäßobliterationen gebe, in welchen „von dem intermittierenden Hinken nicht besonders die Rede ist". Da er als Chirurg diese Patienten erst dann sah, wenn sie eine Gangrän entwickelt hatten, konnte er konstatieren, daß es sich in diesen Fällen „zweifellos um diejenige Gefäßerkrankung handelte, welche bei verhältnismäßig jugendlichen Individuen schon zu spontaner Gangrän und unter großen Qualen und Schmerzen zum Verlust von Gliedmaßen führt". Er sah die Gangrän erstmals nicht nur als schwerster Grad trophischer Störungen, sondern auch als die entscheidende Gefahr für den Verlust der Extremität oder sogar des Lebens. Für ihn als Chirurg steht die Ätiologie und die Art der Arteriitis zwar nicht im Vordergrund („Es wird Sache kompetenter pathologischer Anatomen sein, hier die Entscheidung zu treffen"), er nennt aber als mögliche Alternativen neben der gewöhnlichen Arteriosklerose – die auch für ihn gleichbedeutend mit der Endarteriitis ist – die luetische Arteriitis, die Friedländer-Endarteriitis obliterans sowie die v. Winiwarter u.a. beschriebene Form der Arteriitis. Erb berichtet auch erstmals bei einigen Patienten von aufgetretenen Phlebitiden und sieht einen Zusammenhang zum Rauchen.

Im selben Jahr beschrieb auch Wwedensky (1898) die Claudicatio intermittens als fakultatives Symptom bei Arteriitis obliterans. Higier (1901, 1922) hat vielfältige Beschreibungen nichtarteriosklerotischer Krankheitsbilder gegeben, von der „angiosklerotischen paroxysmalen Myasthenie" bis hin zu sogenannten „atypischen Formen der Endarteriitis obliterans", bei denen ebenfalls das intermittierende Hinken als Symptom vorkam, ohne allerdings so klar herausgearbeitet zu sein, daß etwa das Buerger-Syndrom darin zu erkennen gewesen wäre. 1907 beschreibt Weber [833] eine „ischämische Ulzeration" bei Arteriitis obliterans nach v. Winiwarter. Weber spricht erstmalig vom für Patienten mit Buerger-Syndrom eher typischen Symptom der „instep claudication" bei einem 42jährigen Patienten. Seine „Arteriitis obliterans" dürfte daher auch der Buergerschen Form zugerechnet werden, denn er bezeichnet sie als diejenige Klasse von obliterierender Arteriitis, die „vornehmlich bei Männern im besten Alter" vorkommt, die starke Raucher seien. Deutsch (1912) erwähnt einen 45jährigen Patienten mit akuter Endarteriitis ohne Arteriosklerose und „kaum zweifelhafter Tabakätiologie". Derselbe Autor [165] sieht wie Erb (1914) auch den Zusammenhang zwischen Rauchen und Spontangangrän. Für ihn stehen „intermittierendes Hinken und die nekrobiotische Form der Spontangangrän an den Extremitäten in pathogenetischer Beziehung" und stellen identische Formen der Endarteriitis obliterans in verschiedenen Entwicklungsstadien dar. Die Beschreibung von Claudicatio-intermittens-Symptomatik an den oberen Extremitäten muß unter dem Licht der Tatsache betrachtet werden, daß arteriosklerotische Veränderungen an den oberen Extremitäten vergleichsweise selten sind. Außerdem ist die funktionelle Beanspruchung der oberen Extremitäten, die zur Auslösung der Symptome führt, von der Belastung der unteren Extremitäten, also dem Gehen, verschieden. Es gibt aus diesem Grund nur wenige Fallbeschreibungen mit entsprechender Symptomatik. Sie werden nicht mit einem neuen, eigenständigen Krankheitsbild in Verbindung gebracht. Am ehesten dürfte die Beschreibung eines Patienten von Wwedensky als Buerger-Patient zu interpretieren sein, der schon vorher an Claudicatio intermittens eines Beins erkrankt war. Bereits 1907 diskutierte Bing [68] im Zuge von Beschreibungen des Auftretens von Claudicatio an der oberen Extremität die Frage, ob es sich um eine eigenständige Lokalisation eines Gefäßleidens handelte.

Die pathologisch-anatomischen Verhältnisse werden einerseits im Sinne v. Winiwarters interpretiert, andererseits bildet sich ein starkes Kontingent von Autoren, die ihm vehement widersprechen. So vertritt Will (1886) den Standpunkt, daß es sich bei den von Friedländer und von v. Winiwarter beschriebenen Gefäßveränderungen

(Arteriitis obliterans) um dieselbe Erscheinung handele. Sternberg [768] untersuchte 1895 eine amputierte Großzehe eines 31jährigen Mannes. Er findet v. Winiwarters Befunde teilweise bestätigt, meint jedoch, eine besondere Art von Spontangangrän entdeckt zu haben, die sich aufgrund einer Endarteriitis obliterans mit Hypertrophie der Muskularis entwickelt habe. Er trägt später (1900) [769] noch weitere ähnliche Fälle vor, bei denen er als Ursache ein „schwächer veranlagtes Gefäßsystem" vermutet. Wwedensky (1898) sieht in der Arteriitis obliterans einen chronischen Erkrankungsprozeß der Gefäße und billigt Friedländer und v. Winiwarter zu, die pathologisch-anatomischen Fragen des Krankheitsbildes beantwortet zu haben.

Der Hauptvertreter der Auffassungen v. Winiwarters war der Königsberger Chirurg Borchard, der in seinen Beiträgen zur „primären Endarteriitis obliterans" im Jahre 1897 [82] die „primär" auftretenden, eigenartigen Wucherungsprozesse der Intima als das entscheidende Kriterium ansieht und sogar den Namen „Endarteriitis productiva" vorschlägt. Er hält die, auch bei dem v. Winiwarters Patienten beschriebenen, sich lange hinziehenden rheumatoiden Schmerzen für das wesentliche klinische Symptom. Tatsächlich wird die Auffassung v. Winiwarters jedoch mehr und mehr in Zweifel gezogen. Schon 1891 vertrat v. Zoege-Manteuffel [869] in einem Vortrag auf dem 20. Kongreß der Deutschen Gesellschaft für Chirurgie in Berlin die Ansicht, es handele sich bei der Arteriitis obliterans nicht um eine besondere primäre Gefäßerkrankung. Die intimalen Veränderungen seien arteriosklerotischer Natur, auf deren Boden sich arterielle Thromben ausbildeten und organisierten. Er spricht deshalb auch von „angiosklerotischer Gangrän". Einige Jahre später (1898) nimmt v. Zoege-Manteuffel [870] zu den erwähnten Ausführungen Borchards Stellung, der die thrombotischen Vorgänge für sekundär hielt, und bekräftigt seinen Standpunkt, daß es sich um gewöhnliche Arteriosklerose und nicht um eine spezielle Wucherung der Intima handele.

Schon vorher hatte Weiss (1895) den Zusammenhang zwischen spontaner Gangrän der Extremitäten und Gefäßerkrankungen untersucht. Er greift die von Friedländer stammende Bemerkung auf, der die Gleichartigkeit der von ihm beschriebenen Endarteriitis obliterans mit den Vorgängen bei der Organisation von Thromben hervorgehoben hatte. Die anatomischen Bilder der Endstadien beider Prozesse unterschieden sich in nichts Wesentlichem voneinander. Weiss betont: „Bevor man daher als Ursache einer das Gefäßlumen verschließenden Gewebsentwicklung eine Endarteriitis obliterans annehmen darf, muß man vorangegangene Thrombenbildung ausschließen." Weiss kann auch nicht akzeptieren, daß es sich bei den v. Winiwarter beschriebenen Verhältnissen in den kleinerem Arterien um verschiedene Stadien ein und desselben pathologischen Vorgangs handelt. Er interpretiert sie als arteriosklerotische Veränderungen der Intima und v. Winiwarters „obliterierende" Form der Endarteriitis wie von Zoege-Manteuffel als „gewöhnliche sklerosierende" Vorgänge. Der Königsberger Widerpart von Borchard war Bange (1900/1901), der v. Winiwarter sehr heftig kritisierte. Er spricht sich nicht – und befindet sich damit im Einklang mit den anderen Autoren – gegen die klinischen Seiten des Krankheitsbildes aus, sondern gegen die pathologisch-anatomischen Auffassungen v. Winiwarters. Er attestiert also das Auftreten der Krankheit bei relativ jungen Leuten als ein „frühzeitiges, präseniles Auftreten des Gefäßprozesses". Er unterstützt Weiss und attackiert auch Borchard. Er hält es für wundersam, daß die von ihm gefundenen „schweren, durch sklerotische Intimawucherungen hervorgegangene Stenosierung von den früheren Untersuchern nicht gesehen wurden". Er kann daher keinen spezifischen Prozeß im Sinne v. Winiwarters erkennen und „muß ... die Fälle von Gefäßverschluß bei jugendlichen Individuen (präsenile oder juvenile Gangrän) in das Gebiet der frühzeitigen Gefäßsklerose verweisen [114, 115]. Fast triumphierend erklärt er, daß damit das ganze Krankheitsbild der spontanen Gangrän „seiner Spezifität entkleidet" sei. Wegen der auf dem Boden der Sklerose der Arterien entstehenden hochgradigen Stenosierungen des Lumens empfiehlt er die Verwendung des Begriffs „Arteriosklerosis obliterans." Fischer (1901) bekräftigt diese Auffassung und setzt die als Endarteriitis obliterans bzw. deformans der Extremitäten bezeichnete Erkrankung ohne Einschränkung mit der Arteriosklerose gleich. Auch Wieting (1908) wendet sich gegen die „nichtssagende Bezeichnung ‚spontan'" und empfiehlt, diese durch „Angiosklerose" zu ersetzen, da die Spontangangrän „der Endausgang einer degenativen Erkrankung der Gefäßsysteme" sei. Obwohl Ortner (1910) bei der Arteriosklerose sowohl degenerative als auch entzündliche Prozesse sieht, weisen Fraenkel im Jahre 1909 [nach 422] als auch Wiesel (1909) in die für die Thrombangiitis obliterans entscheidende Richtung. Für sie ist die Arteriosklerose ein streng degenerativer Prozeß, der von entzündlichen Vorgängen unterschieden werden könne. In Tabelle 3 sind die wegweisenden Beobachtungen diverser Autoren zusammengestellt.

Buerger prägte nun 1908 den Namen „Thrombangiitis obliterans". War die Diskussion um die Endarteriitis obliterans bis zu diesem Zeitpunkt fast ausschließlich von deutschen Autoren bestimmt worden (Tabelle 3), so versiegten ihre Beiträge bis 1922 fast vollständig. Von Hasselbach (1939) [303] meint dazu, daß die „Kenntnis vom Wesen der Endangiitis obliterans in den Jahren von etwa 1908 bis 1924 wieder weitgehend verlorenging". Dies trifft nicht den Kern, denn aus dem angelsächsischen Schrifttum sind etliche Stellungnahmen erfolgt. Auch nach Buergers Hauptwerk von 1924 [107] setzte die Auseinandersetzung mit seinen Beschreibungen in Deutschland und Europa nur äußerst zögerlich ein. Dabei wurde vornehmlich der alte Streit zwischen den beiden Auffassungen v. Winiwarters und Bunges fortgeführt, welcher Natur die zur Spontangangrän führende Arterienerkrankung sei. Die Befunde Buergers wurden meist nur am Rande erwähnt und oft mit denen v. Winiwarters gleichgesetzt. Eine einheitliche Auffassung zeichnete sich zu keinem Zeitpunkt ab.

Bevor auf die Befunde von Buerger einzugehen ist, sind die Arbeiten von Krampf (1922) und Kazda (1924) zu erwähnen, weil sie wesentliche Impulse für die weitere Entwicklung gaben. Krampf geht dabei wohl am schonungslosesten mit den v. Winiwarterschen Befunden um. Ausführlich legt er dar, daß dessen Theorien von dem Wechselspiel zwischen intimaler Wucherung und der Neubildung von Gefäßräumen zu verwerfen seien. „Das ganze anatomische Bild der Endarteriitis obliterans, wie es von v. Winiwarter und seinen Nachfolgern begründet wurde, enthält somit eine Reihe von Unklarheiten, um nicht zu sagen Unmöglichkeiten ..." [422]. Auch die Auffassungen v. Zoege-Manteuffel hält er für nicht bewiesen. Er selbst sieht als Ursache eine primäre arterielle Thrombose an. Die Nähe zu Buergers Befunden ist unverkennbar. Krampf nimmt allerdings auf ihn keinen Bezug, es ist aber kaum anzunehmen, daß er dessen Veröffentlichungen nicht zur Kenntnis genommen hatte. Kazda differenziert nicht nur zwischen Arteriitis obliterans und Arteriosklerose, sondern interpretiert die entzündliche Reaktion als einen Schädigungsmechanismus, der seinerseits zur Arterio-

Tabelle 3. Pathologisch-anatomische und klinische Entwicklung der arteriellen Gefäßerkrankungen nach v. Winiwarter bis Buerger

Jahr	Beobachtung	Autor	Literatur
1886	Arteriitis obliterans mit Gangrän an den oberen Extremitäten	Will	[852]
1891	Spontane Gangrän ist bedingt durch Sklerose („angiosklerotische Gangrän")	v. Zoege-Manteuffel	[869]
1895	Claudicatio intermittens bei Arteriitis infolge Arteriosklerose	Goldflam	[258]
1895	Spontangangrän besonderer Art	Sternberg	[768]
1895	v. Winiwarters Befunde sind identisch mit gewöhnlicher Gefäßsklerose	Weiss	[836]
1897	v. Winiwarters Endarteriitis ist eine primäre Endarteriitis obliterans: Endarteriitis productiva; Schmerzen sind Hauptsymptom	Borchard	[82]
1898	Claudicatio intermittens, Rauchen und Phlebitis bei Spontangangrän	Erb	[204]
1898	Claudicatio intermittens als fakultatives Symptom bei Arteriitis obliterans	Wwedensky	[860]
1900/01	v. Winiwarter beschrieb frühzeitige Gefäßsklerose, adäquate Bezeichnung sei „Arteriosklerosis obliterans"	Bunge	[114] [115]
1900	Endarteriitis obliterans ist eine Hypertrophie der Muskularis	Sternberg	[769]
1901	Endarteriitis ist Arteriosklerose	Fischer	[220]
1901	Claudicatio intermittens bei jüngeren Patienten mit obliterierender Angiosklerose	Higier	[341]
1904	Arteriosklerose bei jungen Menschen	Romberg	[658]
1907	Arteriosklerotische Gangrän bei Diabetikern	Moszkowicz	[557]
1907	Ischämische Ulzeration bei Arteriitis obliterans, „instep claudication"	Weber	[833]
1908	Spontangangrän ist die Ursache der degenerativen Angiosklerose	Wieting	[850]
1909	Arteriitis und Arteriosklerose sind verschiedene Affektionen	Schümann	[697]
1909	Arteriosklerose keine Entzündung	Wiesel	[849]
1910	Arteriosklerose befällt Kinder und Erwachsene	Ortner	[599]
1911	Alle Gefäßprozesse sind Endarteriitis	Rosenbusch	[662]
1912	Claudicatio intermittens bei akuter Endarteriitis ohne Arteriosklerose und Tabakätiologie	Deutsch	[164]
1914	Zusammenhang zwischen Rauchen und Spontangangrän	Deutsch	[165]
1921	Akute Arteriitis bei Patienten unter 30 Jahren und Claudicatio intermittens	Curschmann	[148]
1921	Primäre Endarteriitis obliterans ist im jugendlichen Alter auftretende Gefäßerkrankung der Extremitäten	Niemeyer	[573]
1921	Claudicatio intermittens an den oberen Extremitäten	Tobias	[573]
1921	„Maligne Claudicatio intermittens" ohne Arteriosklerose	Tobias	[812]
1922	Atypische Form der Endarteriitis obliterans bei Claudicatio intermittens	Higier	[342]
1922	Claudicatio intermittens an fast allen Organen	Mendel	[530]

Fortsetzung **Tabelle 3**

Jahr	Beobachtung	Autor	Literatur
1924	Anatomisches Bild der Endarteriitis obliterans ist primär arterielle Thrombose mit Organisation	Krampf	[422]
1924	Zwei verschiedene Formen der Spontangangrän bei Jüngeren und Älteren	Kazda	[398]
1928	Spontane Extremitätengangrän im jugendlichen Alter	Graßmann	[269]
1928	Spontane primäre Endarteriitis ist Form der v.-Winiwarter-Arteriitis	Stahnke	[760]
1929	Periphere Gefäßstörungen bei Jüngeren	Assmann	[29]
1929	„Juvenile" Gangrän	Schum	[699]
1930	Juvenile Gangrän ist Sonderform der Arteriosklerose: „juvenile thrombosierende Angiosklerose"	Stapf	[761]
1931	„Gefäßstörungen" Jugendlicher	Gruber	[272]
1932	Endarteriitis obliterans ist Buerger-Krankheit, die identisch ist mit v.-Winiwarter-Erkrankung	Farkas	[212]
1932	Ursache juveniler Gangrän sind exogene Einflüsse	Neubürger	[567]
1932	Endarteriitis ist nicht Thrombangiitis, sondern v.-Winiwarter-Erkrankung	Röpke	[655]

sklerose führen kann. Er differenziert erstmalig in bezug auf die Lokalisation der Erkrankung. Das von ihm eingebrachte neue Element ist die Darstellung zweier Formen von Spontangangrän (ohne diabetische Gangrän). Zum einen diejenige bei Arteriitis obliterans der Patienten jüngeren und mittleren Alters. Angedeutet wird ein intermittierender Krankheitsverlauf, der segmentale Befall des betroffenen Gefäßsystems und ein charakteristischer Schmerzverlauf. Dazu deutlich unterschieden wird der langsam progrediente Verlauf, die unterschiedliche Schmerz- und Ulkusentwicklung bei älteren Patienten. Für Kazda ist klar, daß sich beide Formen auch pathologisch-anatomisch auseinanderhalten lassen müssen. Allerdings ist ihm auch bewußt, daß die generelle Diagnosestellung am Fehlen „frischen Untersuchungsmaterials" scheitern müsse. Damit hat Kazda etliche heute noch gültige Schlußfolgerungen in bezug auf die klinische Symptomatik der Thrombangiitis obliterans gezogen.

Thrombangiitis obliterans (Buerger)

In seinem ersten Bericht über Patienten mit dem von „den Deutschen so bezeichneten Symptom der ‚Spontangangrän'" [100] berichtet Buerger (1879–1943) über die Befunde, die er an 11 amputierten Gliedmaßen erhoben hatte. In seiner historischen Rückschau bestätigt Buerger, daß die von Friedländer und von v. Winiwarter definierte Endarteriitis obliterans mit dem pathologisch-anatomischen Korrelat der Intimawucherung gängige Lehrmeinung sei. Buerger hat sich daneben ausführlich mit den vorher zitierten deutschen Autoren Weiss, v. Zoege-Manteuffel, Sternberg und Bunge befaßt und stellt die Interpretationen beider Schulen gegenüber. Bereits einleitend nimmt Buerger das Ergebnis seiner Untersuchungen vorweg: Aufgrund seiner eigenen Befunde könne er weder v. Winiwarter noch v. Zoege-Manteuffel zustimmen, sondern kommt zu dem Schluß, daß es sich um einen thrombotischen Prozeß in den Arterien und Venen mit nachfolgender Organisation und Rekanalisation handele und *nicht* um eine obliterierende Endarteriitis [101]. Bei Darstellung der makroskopischen Pathologie findet er neben einer hochgradigen Obliteration von Arterien und Venen auch eine Periarteriitis unterschiedlichen Ausmaßes und geringe arteriosklerotische Veränderungen. Die Verschlüsse sind eher distal als proximal lokalisiert. Er beschreibt verschiedene Altersstufen der Verschlußmasse und findet einen segmentalen Befall. Die besondere Tatsache, daß sich völlig gesunde Gefäßabschnitte mit thrombosierten Regionen abwechselten, deutete bereits eher auf einen thromboarteriitischen bzw. thrombophlebitischen Prozeß als auf einen proliferativen. Die Intima ist in unterschiedlichem Ausmaß verdickt, jedoch auch in den kleinen Arterien nicht so stark, daß es zum Verschluß oder auch nur zu maßgeblicher Obliteration käme. Bei den histologischen Befunden findet er eine beeindruckende Vielfalt vor.

Buerger unterscheidet daher mehrere Gruppen von Befunden:

- rein arteriosklerotische Läsionen (intimale Verdickung),
- Periarteriitis (Proliferation von Bindegewebe),
- verschiedene Stadien des Verschlußprozesses von beginnender Thrombose bis zum endgültigen Verschluß durch festes fibrotisches Material.

Beim älteren Verschlußprozeß findet man ein unregelmäßig gebildetes zentrales Lumen sowie größere Mengen neugeformten Gewebes, das das ursprüngliche Lumen verschließt. Der Eindruck einer intimalen Proliferation im Sinne der Endarteriitis könne dabei tatsächlich entstehen, wie Buerger durchaus zugesteht. Allerdings seien diese Massen nicht intimalen Ursprungs, sondern rührten von organisierten obliterierenden roten Thromben her. Je nach Alter des Prozesses finden sich mehr oder weniger Kapillaren im verschließenden Gewebe. Diese sind auch in der Media zu finden, zusammen mit hoher Aktivität zellulärer Infiltration bei jüngeren Prozessen. Diese feinen Gefäße sprossen von der Adventitia her ein, wandern durch die Media, durchdringen die Membrana elastica interna, um das verschließende Gewebe zu vaskularisieren. Buerger kann diese Bilder von arteriosklerotischen Prozessen wohl unterscheiden, wo neben Plaques zahlreiche elastische Fasern zu finden sind. Das charakteristische histologische Bild ist in Gefäßen zu finden, die durch rotes thrombotisches Material frisch verschlossen sind, das zum Teil in weicheres bräunliches Gewebe übergeht. Diese Übergangsformen von verschließendem Gewebe sind kennzeichnend für ein frühes Stadium der Erkrankung und wurden von Buerger in amputierten Gliedmaßen gefunden, die wegen quälender Schmerzen abgenommen wurden, jedoch noch keine Gangrän aufwiesen. Die Organisation beginnt mit der Adhärenz des Thrombus und mit lymphoider Infiltration der Media als erstem Zeichen der Vaskularisation. Im weiteren Verlauf entstehen in der Peripherie Zellansammlungen, zum einen miliare Herde, die an Tuberkel erinnern, und zum anderen Riesenzellen, die letztendlich wieder verschwinden. Diesen Prozeß der Entwicklung eines Gefäßverschlusses durch einen roten Thrombus, der sich organisiert, vaskularisiert und kanalisiert und mit zellulärer Infiltration der Media und Adventitia einhergeht, sei nicht derjenige Prozeß, den v. Winiwarter beschrieb, und noch viel weniger derjenige von v. Zoege-Manteuffel.

Veränderungen in der Intima sind nach Buerger nicht für die Thrombenbildung verantwortlich. Eher sei ein toxisches Agens auslösend für Periarteriitis und Thrombose. Er schlägt daher den Namen „Obliterierende Thrombo-Angiitis" der unteren Extremitäten für das Krankheitsbild vor. Buerger vermutet eine relativ plötzlich einsetzende Thrombosierung in verschiedenen Gefäßarealen von Arterien und Venen. Nach Organisation könne es Wochen und Monate dauern, ehe sich dieser Vorgang an anderen Abschnitten des Gefäßsystems wiederholt. Ausgangspunkt sind eher kleine bis mittellumige Arterien und Venen, im weiteren Verlauf werden jedoch auch die größeren Gefäße befallen, wobei der Prozeß als aszendierend anzusehen sei.

Die Grundzüge der Krankheit und ihres pathologisch-anatomischen Korrelates waren damit beschrieben. Sie sind, wie eine Diskussion von Fachkollegen bereits 1908 bestätigte [101], wissenschaftlich fundiert und überzeugend begründet worden. Seine weiteren Publikationen präzisierten das Krankheitsbild in klinischen und histopathologischen Aspekten. So kann Buerger bereits 1914 feststellen [103], daß das histologische Bild des akuten Stadiums, das in oberflächlichen und tiefen Venen wie auch in befallenen Arterienabschnitten gleichermaßen zu finden ist, als charakteristisch für die Thrombangiitis obliterans zu bezeichnen ist. Daraus schloß er auch, daß die Gefäßreaktion möglicherweise spezifisch sei, verglichen etwa mit Tuberkulose oder Morbus Hodgkin. Buerger beschreibt eine akute Entzündungsreaktion der Gefäßwand. Die Media ist in dieser Phase diffus mit polymorphkernigen Leukozyten infiltriert. Adventitia und umgebendes Bindegewebe sind an dieser Reaktion nicht beteiligt. Im Gefäßlumen sitzt als Hauptmerkmal der obturierende rote Thrombus, in dem miliare Riesenzellhaufen mit Mikroabszessen zu finden sind. Das geeignetste Untersuchungsmaterial seien oberflächliche Venen; aber es ist schwierig, befallene Teile im frühen Stadium zu finden. So konnte Buerger 1914 über zwei gesicherte Fälle berichten. Andererseits wurde er auf der Suche nach akuten Stadien ganz wesentlich auf den typischen Entwicklungsprozeß aufmerksam. Buerger interpretiert den typischen Verlauf der Organisation und Rekanalisation des Thrombus insoweit als Heilungsprozeß, als die Produkte der entzündlichen Phase verschwinden. Zum Schluß entwickelt sich fibrotisches Gewebe in der Adventitia, das Arterien, Venen und Nerven zusammenbindet. Für die Diagnose ist wichtig festzustellen, daß die akute Läsion nur selten zur Darstellung gelangt, wenngleich sie als spezifisch anzusehen sei. Deshalb sei in den meisten Fällen für die pathologische Diagnose weniger der Einzelbefund maßgeblich als das Auffinden eines Nebeneinanders verschiedener Stadien in demselben Gefäßabschnitt [105].

Der von Buerger aufgrund der speziellen Histologie im Zusammenhang mit der Erstbeschreibung der Thrombangiitis obliterans schon bald geäußerte Verdacht [102], ein spezifischer Erreger könne als Ursache der entzündlichen Reaktion der Gefäßwände in Frage kommen, fällt in den Zeitraum des Durchbruchs der von Magendie geforderten wissenschaftlichen Medizin. Als einer ihrer ersten Höhepunkte waren bereits die Entdeckungen mehrerer Infektionskrankheiten erwähnt worden, womit es erstmals gelang, eine Kausalkette zwischen Symptomatologie und pathologischer Anatomie herzustellen. Die Entdeckung, daß durch verschiedene Erreger bestimmte Krankheitseinheiten nosologisch eingeordnet werden konnten, mag auch Buerger fasziniert haben, und es war deshalb verständlich und wissenschaftlich geboten, auch bei der Thrombangiitis obliterans nach einem Erreger zu fahnden und sie damit als eine Infektionskrankheit zu identifizieren und ihr Wesen als eine entzündliche Reaktion des Organismus auf ein spezifisches Agens zu erkennen. Dies wäre für Buergers Arbeit eine eindrucksvolle Bestätigung gewesen, aber ein Erreger konnte bis heute nicht nachgewiesen werden. Verschiedentlich wurde angenommen, es könne sich um eine Rickettsiose handeln [23, 47, 256, 688]. Die Suche nach dem ätiologischen Faktor hat Buerger (1920) [106] naturgemäß weiterhin stark beschäftigt. Neben dem spezifischen Erreger glaubt er bald an ein multiples Geschehen, und er erwähnt erstmals auch die Rolle des Rauchens, ohne jedoch zu diesem Zeitpunkt einen eindeutigen Bezug zum Krankheitsbild herzustellen.

Buerger ist schon 1915 überzeugt [104], daß auch „nur ein flüchtiger Blick" auf den klinischen Symptomenkomplex dieser „interessanten Erkrankung" genüge, um den Eindruck zu gewinnen, daß sie schwerlich für ein anderes Leiden gehalten werden könne. Bis 1917 konnte Buerger bereits auf über 300 Fälle zurückblicken [105]. Ihm ist selbstverständlich klar, daß die einzelnen Symptome für sich unspezifisch sind und vielfach auch nicht so schwerwiegend, um rechtzeitig zur richtigen Diagnose zu gelangen, da sie nicht in Verbindung mit einer Gefäßkrankheit gesehen werden. Das Fortschreiten des Prozesses – Thrombosierung, Organisation, Rekanalisation – kann außerdem klinisch lange kompensiert werden, insbesondere, da es sich um jüngere Patienten mit sonst gesunden Gefäßabschnitten und in der Regel ohne weitere Begleiterkrankungen handelt. Die Gangrän tritt deshalb zwar plötzlich, aber bei bereits deutlich existierendem Befallsmuster ein. Die differentialdiagnostischen Aspekte erörtert er eingehend [105] und gesteht auch zu, daß die Abgrenzung zur Arteriosklerose gelegentlich schwierig sein kann [106]. Der von Buerger beschriebene Symptomenkomplex ist in Tabelle 4 zusammengestellt.

1924 erschien Buergers Hauptwerk „The Circulatory Disturbances of the Extremities" [107].

Er lieferte in fortschrittlicher Weise eine Syndrombeschreibung mit histopathologischer Einordnung und hat eine klinisch-pathologische Entität deutlich gemacht. Unter Berücksichtigung aller Symptome versucht er, folgende Einteilung in 4 Gruppen zu begründen:

1. typische Thrombangiitis obliterans der unteren Extremitäten,
2. Thrombangiitis obliterans mit Thrombophlebitis migrans,
3. Thrombangiitis obliterans mit Befall der oberen Extremitäten,
4. Thrombangiitis obliterans mit sekundärer Arteriosklerose.

Buerger weiß, daß diese Unterteilung bis zu einem gewissen Grad willkürlich ist, denn etliche Patienten werden sich gleichermaßen in zwei oder mehrere Gruppen einordnen lassen. Trotzdem erweist sich diese Klassifikation zum Beschreiben und Untersuchen der Krankheit als sinnvoll. Wenige Jahre vor seinem Tod (1943) veröffentlicht Buerger (1939) noch einmal eine zusammenfassende Übersicht über seine Konzepte zur Pathogenese und Pathologie der von ihm entdeckten Krankheit [109]. Er zieht die Bilanz seiner mehr als 30jährigen Arbeit und berücksichtigt auch die inzwischen erschienenen Veröffentlichungen zum Thema, insbesondere diejenigen des 3. Jahrzehnts des 20. Jahrhunderts. Er bedauert fast resignierend die dadurch aufgekommene Verwirrung, um aber klarzustellen, daß nur die von ihm aufgestellten pathologischen Konzepte mit seinem Namen vereinbar seien. Fast gnadenlos geißelt er die nunmehr schon 60 Jahre zurückliegenden Ausführungen v. Winiwarters (1879) bis hin

Auf über 600 Seiten entstand das erste Standardwerk der Angiologie in der Weltliteratur. In beeindrukkender Weise trägt er das gesamte Wissen seiner Zeit über die Gefäßkrankheiten zusammen, und darunter ist selbstverständlich ein gebührender Anteil über die Thrombangiitis obliterans zu finden [108]. Ungeachtet der Tatsache, daß sich die Kenntnisse über das Krankheitsbild in den folgenden Jahrzehnten nicht unwesentlich erweiterten, bleiben seine Ausführungen unübertroffen in definitorischer Klarheit, Ausführlichkeit und Brillanz in der Gesamtdarstellung. Sie sind im Laufe der Zeit ergänzt worden, sie mußten aber kaum revidiert werden. Er differenzierte klar zwischen organischen Gefäßerkrankungen, vasomotorischen Störungen, entzündlichen und degenerativen Prozessen. Das klinische Bild der Thrombangiitis obliterans erläutert er an zahlreichen Fallbeispielen und verdeutlicht damit, daß das Erscheinungsbild durch eine Vielfalt von Kombinationen aus dem Symptomenkomplex geprägt ist (Tabellen 4 und 5).

THE

CIRCULATORY DISTURBANCES

OF THE

EXTREMITIES

INCLUDING GANGRENE, VASOMOTOR AND TROPHIC DISORDERS

BY

LEO BUERGER, M.A., M.D.
NEW YORK CITY

*WITH 192 ILLUSTRATIONS
FIVE IN COLORS*

PHILADELPHIA AND LONDON

W. B. SAUNDERS COMPANY
1924

Tabelle 4. Klinische Symptomatologie bei Thrombangiitis obliterans (nach Buerger 1924 [107])

Alter:	20–40 Jahre
Geschlecht:	Fast ausschließlich Männer
Rasse:	Häufig polnische und russische Juden
Schmerzen:	Charakteristische Attacken (paroxysmal, krampfartig) in Wade, Fuß, Zehen, manchmal typische Claudicatio intermittens, lokal intensiv bei Entwicklung trophischer Läsionen
Pulse:	Stark abgeschwächt bis fehlend in A. dorsalis pedis und A. tibialis posterior
Raynaud-Symptomatik:	Taubheits- und Kältegefühl, Hautfarbveränderungen (Erythromelalgie), Parästhesien
Venenbeteiligung:	Thrombophlebitis an oberer und unterer Extremität, oft als Thrombophlebitis migrans, nicht selten als erstes Symptom
Trophische Läsionen:	Ulzerationen an den Zehenspitzen und häufig unter den Nägeln, oft schnelles Auftreten von trockener Gangrän an den Akren
Lokalisation:	Segmentaler peripherer Befall der Gefäße, eher aufsteigend als absteigend
Verlauf:	Intermittierend progredient
Ätiologie:	Toxisches Agens (?)

Tabelle 5. Beispiele klinischer Manifestationen beim Buerger-Syndrom (nach Buerger 1924 [107])

	Hauptkennzeichen	Weitere Merkmale
1	Keine trophischen Läsionen	Thrombophlebitis, Claudicatio intermittens, akrale Schmerzen, Raynaud-Symptomatik, Pulslosigkeit
2	Trophische Läsionen als 1. Symptom	Erythromelalgie
3	Claudicatio intermittens als einziges Symptom oder mit Thrombophlebitis migrans	Oft orthopädische Fehldiagnose
4	Thrombophlebitis als einziges Symptom oder als Hauptproblem	Oft sehr früh auftretend
5	Gangrän innerhalb Stunden oder weniger Tage	Oft mehrere Zehen gleichzeitig betroffen
6	Befall aller Extremitäten	Obere Extremitäten meist zuletzt betroffen
7	Symptome nur in einer Extremität	Symptomlosigkeit, aber Befall anderer Extremitäten
8	Chronischer Verlauf in der einen, akuter in anderer Extremität	Oft jahrelanger Abstand zwischen Befall der beiden Extremitäten
9	Schwerer Befall der oberen Extremitäten	Heftige Thrombophlebitis migrans, nekrotisierend
10	Amputation einer Gliedmaße ohne Gangrän	Nicht beherrschbare Schmerzen
11	Akuter bis subakuter Verlauf mit Verlust der Extremität	Stetige Weiterentwicklung von trophischen Läsionen
12	Häufig heftige Schübe	Oft sehr junge Menschen mit schlechter Prognose
13	Heftiger Befall aller Extremitäten, Befall größerer Arterien und anderer Gefäßprovinzen im Sinne einer generalisierten Exazerbation	Gelegentlich tödlich, sehr schlechte Prognose

zu denjenigen von Jaeger (1932) als „vollkommen unpassend, unvereinbar und unzulässig". Er ist in der Frage der Ätiologie nicht zu einem abschließenden Urteil gelangt, hat aber letztendlich den Zusammenhang mit einem infektiösen Erreger wohl verworfen. Genauso erteilt er Überlegungen eine Absage, die einer „hyperergischen oder allergischen Theorie" zugrunde lagen. Er hadert mit den Pathologen, die wenig sorgfältig seien und aus zufällig gewonnenen Präparaten falsche Schlüsse zögen. Er sieht die Thrombangiitis obliterans trotz aller klinischen Facetten auch eher als pathologische denn als klinische Entität. Er forderte aber auch die Entwicklung und Etablierung von Standards für den Gebrauch des Terminus „Thrombangiitis obliterans", „um Klarheit und Verständnis von der Komplexität dieser und anderer Gefäßkrankheiten zu gewinnen", eine Forderung also, die bis heute immer noch nicht vollständig erfüllt worden ist. Buerger verschließt sich dabei nicht der Möglichkeit, die Krankheit auch rein klinisch zu diagnostizieren. In diesem Fall sieht er die Thrombophlebitis der oberflächlichen Venen als ein obligates Symptom an. Die Diagnose kann seiner Auffassung gemäß auch nur gesichert werden, wenn der Verlauf der Krankheit bekannt ist und nicht nur aufgrund einer kurzen Beobachtung diagnostiziert wird. In seiner Zusammenfassung wird erstmals auch bei ihm das Auftreten der vaskulären Läsionen in anderen Gefäßprovinzen als denjenigen der Extremitäten erwähnt.

Das Werk Buergers ist in mehrfacher Hinsicht bemerkenswert. Buergers Bedeutung als derjenige, der erstmals systematisch die arteriellen Verschlußkrankheiten beschrieben hat, wurde im Jahre 1959 von Ratschow (1904–1963) gebührend gewürdigt. Buerger ist nicht der Entdecker der durch arterielle Gefäßerkrankungen hervorgerufenen Symptome, aber er hat das gesamte damals bekannte Spektrum dieser Erkrankungen analysiert, geordnet und auf eine wissenschaftliche Grundlage gestellt. Er darf daher mit Fug und Recht als Begründer der modernen Angiologie bezeichnet werden [519]. Im Zuge der beschriebenen Entwicklung der wissenschaftlichen Medizin befand er sich auf derselben Ebene wie Magendie und seine Anhänger. Dies ermöglichte es ihm nicht nur, die eigentliche Natur der Thrombangiitis obliterans zu entdecken und das zugehörige klinische Syndrom detailliert zu beschreiben, sondern weitreichende Forschungsergebnisse auch in seinem eigenlichen Fachgebiet, der Urologie und der Bakteriologie zu erzielen (Abb. 1).

Auch die Geschichte der Angiologie verlief nicht geradlinig und nicht kontinuierlich. Bezüglich der Thrombangiitis obliterans entstand eine amerikanische und eine deutsche Richtung. Die letztere war eher eine Fortsetzung der Diskussion einer Gruppe von Autoren, die sich vom Begriff der „Spontangangrän" nicht lösen konnte und ihre Ursachen erörterten [165, 269, 378, 398, 655, 761] (Tabelle 3). Der Begriff kam erst Mitte der 30er Jahre außer Gebrauch und ging später in das von Fontaine definierte Stadium IV der arteriellen Verschlußkrankheit über [230]. Es ist schon angedeutet worden, daß die Ausführungen Buergers wie auch seine Bezeichnungen von den deutschen Autoren wenig beachtet wurden. Ausnahmen sind hier neben dem bereits erwähnten Krampf (1924), z.B. Stahnke (1928) und Grassmann (1928). Letzterer macht als einer der wenigen Deutschen direkt auf Buergers Werk aufmerksam, indem er feststellt, daß er „anscheinend in Deutschland wenig bekannt sei" [269], dessen Studium aber jedem Bearbeiter arterieller Gefäßerkrankungen „eindringlichst empfohlen werden muß". Schum (1929) hatte Buerger offensichtlich nicht zur Kenntnis genommen. Er benutzt den Ausdruck „juvenile Gangrän", die durch eine Gefäßkrankheit

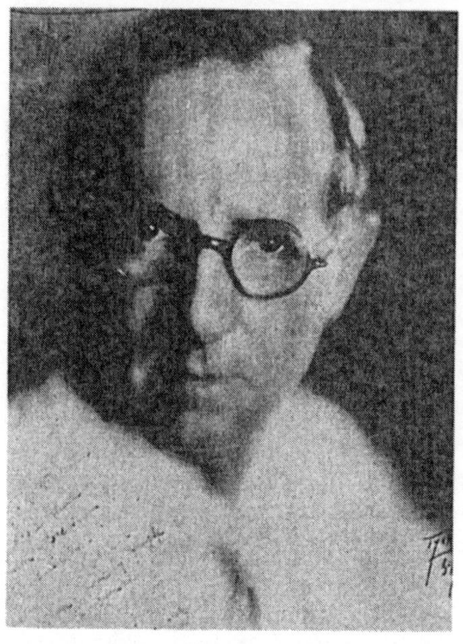

Abb. 1. Leo Buerger (1879–1943)

Leo Buerger wurde am 13. September 1879 in Wien geboren [382]. Bereits im Alter von 1 Jahr kam er mit seiner Familie in die USA. Über seine Kindheit ist wenig bekannt. Als Teenager wollte er Musiker werden, studierte aber schließlich Medizin an der Columbia University, wo er 1908 sein Staatsexamen ablegte. In New York war er am Mount Sinai Hospital (Pathologie) und am Lennox Hill Hospital (Chirurgie) tätig. 1905 verbrachte er in einer chirurgischen Klinik in Breslau, ging dann 1906 als Chirurg zurück ans Mount Sinai Hospital.

1908 veröffentlichte er im *American Journal of Medical Science* den Artikel „Thromboangiitis obliterans: A study of the vascular lesions leading to presenile gangrene" [101]. Unterstützt und ermutigt wurde er durch Emanuel Libman, der am gleichen Krankenhaus tätig war und durch die Erforschung der subakuten bakteriellen Endokarditis bekannt wurde. 1909 legte Buerger eine wichtige Arbeit vor, in der er die Bedeutung der Thrombophlebitis saltans bei der Thrombangiitis obliterans herausstrich.

Im gleichen Jahr beschrieb Buerger eine neue chirurgische Methode zur Anlage einer arteriovenösen Anastomose.

Buerger untersuchte Hunderte von amputierten Gliedmaßen und forschte auch tierexperimentell. Sein Hauptwerk erschien 1924 unter dem Titel: *The circulatory disturbances of the extremities* [107]. Diese Monographie ist das erste Standardwerk der Angiologie und hat insbesondere für den Bereich der Thrombangiitis obliterans wenig an Aktualität verloren.

Buerger war aber kein „Angiologe" oder Pathologe, sondern Urologe. Im Jahre 1909 legte er nach mehrjähriger Forschungsarbeit das später auch nach ihm als „Brown-Buerger-Zystoskop" bezeichnete urologische Instrument vor. Die Anerkennung seines Werkes als auch seiner Konstruktion blieb ihm lange versagt [390].

1917 wurde Buerger zum Professor für Urologie an der New York Medical School ernannt. Weitere Arbeitsgebiete waren die Bakteriologie und osteogene Sarkome. Es gelang ihm jedoch nicht, den lange von ihm prognostizierten Erreger der Thrombangiitis obliterans zu finden.

Buerger war offenbar wenig beliebt und wurde als „schwierig" bezeichnet, aber auch als „genial" und „brillant". So bemühte er sich vergeblich, den Namen „Brown" in der Bezeichnung „Brown-Buerger-Zystoskop" entfernen zu lassen. In seinen eigenen Publikationen sprach er nur vom „Buerger-Zystoskop".

Der Liebe zur Musik blieb er treu. Seine erste Frau war Konzertpianistin, und er selbst erreichte als Geiger ebenfalls Konzertniveau.

Er war teuren Dingen, wie zum Beispiel den Automobilen, nicht abgeneigt. So kam er um 1929 in erhebliche finanzielle Schwierigkeiten, ließ sich scheiden, heiratete wieder und ging als Professor für Urologie an das „College of Medical Evangelists" nach Los Angeles. Er konnte dort jedoch nicht Fuß fassen, weil er vor den urologischen Kollegen öffentlich erklärt hatte, er sei nach Los Angeles gekommen, um die Urologen zu lehren, wie sie ihr Fach zu betreiben hätten.

Er kehrte 1934 nach New York zurück, wurde jedoch nicht mehr im Mount Sinai Hospital oder einer anderen renommierten Klinik akzeptiert. So mußte er die folgenden Jahre in relativer Obskurität an verschiedenen kleinen Häusern verbringen.

Er starb am 6. Oktober 1943 im Alter von 64 Jahren in New York [69, 158, 690].

bedingt sei, die nichts mit gewöhnlicher Arteriosklerose zu tun habe. Assmann (1929) diskutiert Buergers Befunde und identifiziert sie klinisch mit den Fällen jugendlicher Spontangangrän in Deutschland. Im Gegensatz zu Neumann (1930), der Buerger als einer der wenigen anerkennt, lehnt Stapf (1930) die Bezeichnung „Thrombangiitis obliterans" ab, weil das „Krankheitsbild in Deutschland schon viel eher und unter anderem, ..., richtigerem Namen, umschrieben worden ist" [761]. Gemeint war hier der „deutsche Name" v. Winiwarter. Bei ihm handelt es sich um eine progrediente Erkrankung degenerativer Art, die alle Wandschichten der Arterien betrifft und herdförmig auftritt. Auf dem Boden der Gefäßschäden wie bindegewebiger Intimaproliferation, narbiger Schwielenbildung in der Media und sklerosierender Prozesse kommt es zur Thrombenbildung. Dem Wesen nach befindet er sich auf der Linie v. Zoege-Manteuffels, wie er selbst zugibt. Er führt wieder einen neuen Begriff ein, nämlich die „juvenile, thrombosierende Angiosklerose" der Extremitäten, zur Unterscheidung der verschiedenen Formen der Arteriosklerose.

Stapf wie auch Farkas (1932), Röpke (1932) und ebenso Merkelbach (1933) sind nicht bereit, die Ergebnisse Buergers zur Kenntnis zu nehmen. Sie wollen die „Endarteriitis obliterans" wiederbeleben. Farkas setzt sie mit der „Buergerschen Krankheit" gleich, Röpke sieht bei v. Winiwarter die klinischen Erscheinungen der Endarteriitis obliterans „damit vollkommen geschildert". Nach Merkelbach hat v. Winiwarter in „klaren und schönen Untersuchungen und Ausführungen" die Endarteriitis klinisch und pathohistologisch beschrieben. Wagner (1939) wundert es nicht, daß Buerger sich in „Deutschland nicht durchzusetzen vermochte". Auch er meint, die „deutschen Forscher" hätten – im Gegensatz zu den amerikanischen – die Ansicht v. Winiwarters mehr und mehr bestätigt. Da v. Winiwarter Wesen und Pathogenese richtig erkannt habe, sollte die Krankheit nur seinen Namen tragen [832].

Die amerikanischen Autoren akzeptierten die Erkenntnisse Buergers vorerst voll und berichteten vorwiegend über eigene Beobachtungen und untersuchten das Vorkommen der Thrombangiitis obliterans an allen Gefäßabschnitten des Körpers. Prominenteste Amerikaner neben Buerger waren Allen (1928–1942), Brown (1928–1934) und Silbert (1922–1948), Telford und Stopford (1924–1937), aber auch Samuels (1932, 1960), Barker (1946–1962), Edwards (1943–1950), Theis (1958) und später Abramson (1963–1973) sind hier zu nennen. Insbesondere Allen, Samuels und Silbert haben sich über Jahrzehnte intensiv mit Diagnose und Differentialdiagnose [18] der Krankheit befaßt. Deutsche Forscher beschäftigten sich in den 30er Jahren vorwiegend damit, das Vorkommen der Thrombangiitis obliterans zu dieser Zeit außerhalb der Extremitätenarterien zu beschreiben, so z.B. Foerster u. Guttmann (1933), Merkelbach (1933), Stauder (1934), Marchesani (1935), Spatz (1935), Stender (1936), Lisch (1937), Schmelzer (1937) sowie Lindenberg u. Spatz (1939).

Die erste umfassende deutsche Abhandlung über die Thrombangiitis obliterans erschien 1939. Hanskarl von Hasselbach, chirurgischer Oberarzt an der Universitätsklinik München, veröffentlichte in der *Spezialmedizinischen Schriftenreihe aus dem Gebiete des Reichsarbeitsministeriums* „Arbeit und Gesundheit" das Buch „Die Endangiitis obliterans". Der Ausdruck „Endangiitis obliterans" ist seinen Angaben zufolge 1930 auf der Tagung der Deutschen Pathologischen Gesellschaft vorgeschlagen worden [302]. Constam [136] hat ihn allerdings schon 1927 verwendet. Es handelt sich bei diesem Buch um eine ungewöhnliche Fleißarbeit, die fast die gesamte bekannte

Literatur berücksichtigt – mit Ausnahme der wichtigen Erstveröffentlichung von Buerger und einiger anderer Schlüsselarbeiten. Dieser Tatbestand deutet bereits darauf hin, daß es sich bei dem v. Hasselbachschen Werk um ein eher trauriges Kapitel in der Geschichtsschreibung des Buerger-Syndroms handelt. Es liegt auf derselben Linie, die schon bei den oben erwähnten Autoren, etwa Farkas, Röpke, Merkelbach, Wagner und anderen, zu erkennen gewesen war. Sie scheuten sich nicht, unter vermutlich bewußter Ignoranz der Buergerschen Ergebnisse ein „Deutschtum" dieser Gefäßerkrankung zu postulieren, für das vornehmlich v. Winiwarter als Zeuge angerufen wurde. Um diesen Sachverhalt hinreichend fundiert belegen zu können, sei im folgenden vorab der Beitrag v. Winiwarters zur Beschreibung des Krankheitsbildes und zur Definition des Krankheitsbegriffs kritisch gewürdigt.

Thrombangiitis obliterans als entzündliche Gefäßerkrankung und Arteriosklerosis obliterans als degenerative Gefäßerkrankung werden seit Buerger differentialdiagnostisch gegeneinander abgegrenzt. Bevor Buerger klarstellte, daß seine Erkrankung keine Endarteriitis sei, wurde dieser Ausdruck sowohl für atheromatöse Veränderungen als auch für entzündliche Gefäßerkrankungen verwendet, wobei eine klare Abgrenzung ohnehin nicht vorgenommen werden konnte. Schon Virchow hatte, wie bereits erwähnt, auf die uneinheitliche Verwendung des Atherombegriffs verwiesen [177]. Noch 1904 definierte Marchand [nach 849] die Arteriosklerose folgendermaßen: „Wir werden (also) zur Arteriosklerose im weiteren Sinne des Wortes alle diejenigen Veränderungen der Arterien zu rechnen haben, die zu einer Verdickung der Wand, besonders der Intima führen, in deren Entwicklung degenerative Veränderungen, Sklerosierung und Verkalkung, aber auch entzündliche und produktive Prozesse auftreten."

Friedländer und v. Winiwarter sprachen von „Endarteriitis" wegen der von ihnen beschriebenen intimalen Proliferation. Angesichts des wenig klaren Atherombegriffs und einer wenig eingrenzenden Definition der Arteriosklerose scheint die deutliche Abgrenzung, die v. Winiwarter mit seinen intimalen Wucherungen gegen die Atherome vornimmt, erstaunlich. Von Winiwarter selbst bezieht aber seinen Atherombegriff auf ein bereits sehr fortgeschrittenes Stadium. Andererseits kann er sich selbst die Herkunft „der zellreichen, sehr nachgiebigen Gewebsmasse" [855] nicht erklären. Der ausdrückliche Bezug v. Winiwarters auf die Arteriitis obliterans Friedländers und die Übernahme des Begriffs für seine Befunde, ohne jedoch selbst die von Friedländer gegebene pathogenetische Deutung zu übernehmen, legt den Schluß nahe, daß sich v. Winiwarter nicht festlegen wollte, ob seine „eigenthümlichen" [855] Befunde eine Variante im Sinne der Virchowschen Pathologie oder der Friedländerschen Befunde waren.

Hat Friedländer schon keine Arterienerkrankung sui generis beschrieben, so ist auch v. Winiwarters unitäre Beschreibung der Befunde an einigen Arterien keine Definition einer neuen pathologischen Entität. Er hat im übrigen nie selbst behauptet, daß seine Befunde auf ganz anderen ätiopathogenetischen Vorgängen beruhen würden als bis dato bekannt waren. Dagegen spricht die Beibehaltung der Bezeichnung „Endarteriitis" und die Hinzufügung des Wortes „eigentümlich". Wie schon ausgeführt, hat v. Winiwarter keinen unmittelbaren Gegensatz zwischen entzündlicher und degenerativer Gefäßveränderung beschrieben, sondern unterschied eher zwischen einem atheromatös-entzündlichen Prozeß und einem nichtatheromatös-entzündlichen. Für

v. Winiwarter ist der Thrombus ein sekundärer Prozeß, der erst nach der intimalen Wucherung entsteht. Diese Wucherungsmasse ist für die Obliterationen verantwortlich. Borchard bestätigt dies noch 1897 [82]. Buerger hat demgegenüber den Thrombus als okkludierendes Element identifiziert und intimale Schwellungen als nicht zur Stenosierung ausreichend festgestellt [101]. Möglicherweise hätte v. Winiwarter eine analoge Bezeichnung zur Thrombangiitis obliterans vorgeschlagen, wenn er nicht diese „intimale Wucherungen" als Hauptprozeß angesehen hätte.

Es ist nicht nur aus den gegebenen Schilderungen ersichtlich, daß v. Winiwarter und Buerger verschiedene Vorgänge beschrieben haben [415], sondern von Buerger selbst auch wohlweislich betont worden [100, 109]. Im Gegensatz zu Buerger, der wissenschaftlich vorgeht, befindet sich v. Winiwarter noch in der Tradition der empirischen Pathologen, der Buerger als Amerikaner nie verhaftet war, und ersetzt mangelnde Erkenntnisse durch Spekulationen. Die Bezeichnung der seinen Befunden zugrundeliegenden Prozesse als „Kampf zwischen zwei Gewalten, deren eine die Propulsionskraft des Blutes und deren andere die dem Gewebe innewohnende eigenthümliche Tendenz zur Wucherung ist" [855], bedeutet einen Rückgriff auf Rokitansky. Einerseits haben v. Winiwarter und Buerger verschiedene Erscheinungen beschrieben, andererseits stellten sich v. Zoege-Manteuffel und andere gegen die „Wucherungstheorie". Es ist unter dem hier in Rede stehenden Aspekt unerheblich, ob letztere Autoren „recht hatten" und es sich um „angiosklerotische" Prozesse handelte. Von Winiwarters Beschreibungen schließen jedoch nicht aus, daß es sich um einen Teil desjenigen Prozesses handelte, der heute in der Atheroskleroseentstehung beschrieben wird als „Faserbildung zur Vermehrung und Veränderung der Grundsubstanz mit konsekutiver bindegewebiger Intimaverdickung" [353]. Man wird dies nicht für unwahrscheinlich ansehen können, am ehesten wahrscheinlich ist jedoch, daß bei dem beschriebenen Patienten die Folgen einer Frostgangrän vorgelegen haben. Bei kältegeschädigtem Gewebe findet man nämlich charakteristischerweise erhebliche Intimaverdickungen an Arterien und Venen mit entzündlichen Infiltraten [674].

Auch die weiteren von v. Winiwarter erwähnten Einzelheiten sprechen gegen die Thrombangiitis obliterans bei seinem Patienten. So sieht Buerger die entzündliche Infiltration der Media im frühen Stadium von der Adventitia her kommend [105], während bei v. Winiwarter die zellige Infiltration der Media erst in den späteren Stadien durch Übergreifen der Wucherung von der Intima auf die Media bedingt ist. Von Winiwarter sieht seinen Obliterationsprozeß primär an den großen Gefäßstämmen auftreten, eine für die Thrombangiitis obliterans eher untypische Lokalisation. Er hat damit ganz unspezifisch und allgemein die Aufmerksamkeit auf einen stenosierenden Prozeß der größeren Arterien gelenkt, der nicht bedingt war durch das, was ihm bisher unter atheromatösen Einlagerungen bekannt war. Letztlich hatte er überhaupt keine frühen Stadien untersuchen können, so daß auch hier kein charakteristisches oder typisches Bild vorgelegen haben kann [545].

Die Frage nach der Beschreibung einer klinischen Entität stellt sich aufgrund v. Winiwarters Ausführungen ebenfalls nicht. Zum einen ist nur der Krankheitsverlauf eines einzigen Patienten beschrieben worden, der kaum Charakteristika aufweist, die diagnostisch klar auf eine Zugehörigkeit zum Symptomenkomplex des Buerger-Syndroms hindeuteten [415] zum anderen war der Patient bei Diagnosestellung 57 Jahre alt, hatte Schmerzen beim Gehen, die schließlich in Ruheschmerzen übergingen. Eine

Gangrän entwickelte sich an der vor 8 Jahren erfrorenen rechten Großzehe. Weitere einschlägige Befunde werden nicht mitgeteilt. Ist also schon der eine klinische Fall ohne konkrete Hinweise auf die Übereinstimmung mit Buergers Krankheitsbild geblieben, so kann erst recht nicht davon gesprochen werden, daß v. Winiwarter ein eigenständiges Krankheitsbild entwickelt hätte. Hat Buerger seiner ersten Mitteilung [100] weitere folgen lassen, hat er seine histologischen und klinischen Befunde ergänzt und präzisiert und letztlich seine Aussagen auf Untersuchungen von über 500 Patienten stützen können, so beließ es v. Winiwarter bei der Darstellung eines einzigen Falles, strenggenommen nur der Untersuchung eines Teils des Unterschenkels eines Patienten, den er selbst nie gesehen hatte. Er hat weder weitere Befunde nachgereicht noch in den sich erhebenden Gelehrtenstreit um die Natur der Verschlüsse eingegriffen, der von Borchard, Erb, Weiss, v. Zoege-Manteuffel, Bunge und anderen geführt wurde. Auch nachdem Buerger aufgrund seiner Untersuchungen einen neuen Terminus technicus einführte und dabei v. Winiwarter direkt ansprach, äußerte sich dieser bis zu seinem Tode im Jahre 1931 nicht mehr.

Von Winiwarter hat also auch nie selbst den Anspruch erhoben, dieselben pathologischen oder klinischen Erscheinungen wie Buerger beschrieben zu haben oder seinen Namen mit demjenigen der Thrombangiitis obliterans oder der Buerger-Krankheit zu verknüpfen, wie dies mit Vehemenz von seinen deutschen Apologeten versucht wurde. Berücksichtigt man die erwähnten Umstände, unter denen Billroth seinem Mitarbeiter die Untersuchung des Amputats übertrug, so ist zu fragen, unter welcher Fragestellung Billroth die Untersuchung der Gefäße veranlaßt hatte. Vermutete Billroth bereits einen entsprechenden Befund in Richtung auf die Existenz einer nichtatheromatös bedingten Gangrän, so wäre zu fragen, ob die Untersuchung v. Winiwarters überhaupt ein anderes Ergebnis hätte bringen können oder dürfen; denn wäre es v. Winiwarter möglich gewesen, eine andere Auffassung als die seines berühmten Chefs äußern zu dürfen [410]? Auch die Annahme, daß v. Winiwarter möglicherweise einen anderen als den atheromatösen Prozeß beschrieben hat bzw. Affektionen an den Venen sah, würde ihn nicht in die unmittelbare Nähe Buergers rücken, zumal in jedem Fall Friedländer ähnliche Befunde erhoben hat, d.h. unter diesen Gesichtspunkten noch vor v. Winiwarter zu nennen wäre. Leiber u. Olbrich (1981) bezeichneten Friedländer sogar neben v. Winiwarter und Buerger als Erstbeschreiber des Syndroms. Adler u. Stefani sprechen später (1970) von „Endangiitis obliterans Friedländer". So hat also v. Winiwarter kein eigenständiges Krankheitsbild beschrieben, denn seine Befunde sind einerseits nicht als Buergers Thrombangiitis obliterans identifiziert worden und zum anderen nicht hinreichend deutlich von bekannten pathologischen Verhältnissen separiert worden.

Die Zuordnung des Namens v. Winiwarter bei der Bezeichnung des klinisch-pathologischen Syndroms, das auf die Befunde Buergers bei Patienten mit Thrombangiitis obliterans zurückzuführen ist und in den folgenden Jahrzehnten als klinische, pathologische und radiologische Entität präzisiert wurde, ist daher kaum zu rechtfertigen.

Bei der Akribie, mit der v. Hasselbach vorgegangen ist, können ihm die vorstehend geschilderten Tatsachen nicht entgangen sein. In seinen Ausführungen zur pathologischen Anatomie [302] schwenkt er fast vollständig auf die 1879 von v. Winiwarter vorgegebene Linie ein [855]. Es handelt sich bei der Präsentation v. Hasselbachs nicht nur um unterschiedliche Auffassungen über das pathologisch-anatomische Korrelat der

Thrombangiitis obliterans, sondern um eine bewußt einseitige Darstellung. Eine kritische Auseinandersetzung mit den Befunden Buergers und v. Winiwarters findet nicht statt. Beruhten die Befunde Buergers ausschließlich auf eigenen Untersuchungen, so zieht v. Hasselbach seine „Befunde" zu mehr als 90% aus Versorgungsakten von Patienten aus „fast allen Gauen des Altreiches" [299]. Das Bestreben dieses Autors, wie auch dasjenige einiger vorerwähnter anderer deutscher Ärzte, die Erstbeschreibung wie auch möglichst das alleinige Verdienst an der Entdeckung der Krankheit einem „deutschen Forscher" zuzuschreiben, wird in peinlicher Weise deutlich. Von Winiwarter war im übrigen Österreicher, durfte aber nach dem „Anschluß" 1938 im Jahre 1939 von v. Hasselbach als Deutscher bezeichnet werden. So wendet er sich auch mit einiger Schärfe gegen die Bezeichnung „Buergersche Krankheit" und meint, „wenn überhaupt ein Eigenname angewendet werde, so sollte das Leiden ‚Winiwartersche Krankheit' heißen" [302]. Es muß daher der geschichtlichen Wahrheit die Ehre gegeben werden, und entgegen der Auffassung v. Hasselbachs ist festzulegen, daß die Kenntnis der Thrombangiitis obliterans sehr wohl in erster Linie „diesem amerikanischen Autor" zu verdanken ist [502].

Dem widerspricht keineswegs die Tatsache, daß etliche Autoren zahlreiche Berichte über Patienten mit Symptomen der arteriellen Verschlußkrankheit und insbesondere der Spontangangrän veröffentlichten. Die Spontangangrän oder juvenile Gangrän war weder spezifisch für die besondere Art der Gefäßobliteration noch gehörten die meisten so beschriebenen Patienten dem zugehörigen Symptomenkomplex an. Virchow hatte den Ausdruck „Spontangangrän" bereits 1854 als zu unklar abgelehnt [nach 302]. Sicherlich waren darunter auch einige Patienten, deren Leiden heute dem Buerger-Syndrom zugerechnet werden würden, die Mehrzahl erfüllte die Anforderungen dafür aber nicht. Was die pathologisch-anatomische Seite angeht, so ist bereits festgestellt worden, daß die Vorgänger von Buerger die wahre Natur der Gefäßerkrankung nicht erkannt hatten und ihnen deshalb auch das Recht an der Krankheitsbezeichnung nicht zusteht. Für das Adaptieren des Namens v. Winiwarter vornehmlich im deutschen Schrifttum dürfte die ideologisch verfärbte Darstellung v. Hasselbachs wesentlich mit verantwortlich sein. Die nur teilweise Übernahme in die angelsächsische Literatur beruhte wohl eher auf Unkenntnis des tatsächlichen Beitrags v. Winiwarters, der in englischsprachigen Artikeln außer von Buerger selbst nur wenig zitiert und diskutiert wurde, oder erfolgte aus Referenz „an die europäischen Kollegen" [483].

Die Entwicklung zum Begriff des Buerger-Syndroms

Buerger hatte insbesondere in seinem Hauptwerk die Vielfalt der klinischen Erscheinungsformen dargestellt, unter denen eine Thrombangiitis obliterans auftreten könne. Für ihn war es selbstverständlich, die Patienten sehr intensiv zu untersuchen und sie über lange Zeit zu beobachten und möglicherweise die Diagnose erst im Laufe der Jahre endgültig zu stellen. Diese Vielfalt führte aber im Zuge der Entwicklung zu einer gewissen Unsicherheit bezüglich der Bewertung der einzelnen Symptome. So wurden immer wieder Patienten als Thrombangiitis-obliterans-Patienten beschrieben, die von anderen dieser Diagnose nicht zugeordnet wurden. Nach dem 2. Weltkrieg rückte dann die arterielle Verschlußkrankheit als klinisches Bild der Arteriosklerose immer mehr in den Vordergrund, so daß jüngere Patienten mit den Symptomen von Durchblutungsstörungen häufig in einen Meinungsstreit zwischen Arteriosklerosis obliterans und Thrombangiitis obliterans gerieten. Begünstigend für die immer heftiger werdende Diskussion war einerseits die rapide Zunahme der Arteriosklerose allgemein als auch ihr häufigeres Auftreten in jüngeren Altersklassen und andererseits die Problematik der richtigen Einordnung der Symptome. Das Krankheitsbild „Thrombangiitis obliterans" als solches war aber spätestens seit 1924 in Amerika und auch in Deutschland nicht ernsthaft in seiner Existenz angezweifelt worden.

Erst die oben beschriebene Entwicklung ließ – ausgerechnet in Buergers Heimat, den USA – Zweifel aufkommen [265], die 1960 mit der Veröffentlichung Wesslers und seiner Mitarbeiter: „A critical evaluation of thromboangiitis obliterans. The case against Buerger's disease" [840] zum Eklat führte. Um den Grad der Provokation und die Reaktion auf diesen Artikel ermessen zu können, ist daran zu erinnern, daß nach Buerger die Belange der Thrombangiitis obliterans von namhaften Autoren, wie z.B. Abramson, Allen, Ratschow (1938, 1959) und Silbert, weltweit vertreten wurden. Wessler und Mitarbeiter schlagen vor, den Ausdruck „Thrombangiitis obliterans" nicht mehr zu verwenden, da die mit dieser Diagnose bedachten Patienten in der Art ihrer Gefäßerkrankung nicht von denen mit Arteriosklerose zu unterscheiden seien. Sie stellen völlig zu Recht fest, daß es kein akzeptiertes klinisches Profil gebe, welches zur Diagnose der Thrombangiitis obliterans führe. Buerger selbst hatte sich dieser Forderung noch nicht derart deutlich gegenübergesehen, weil er die Diagnose meist erst im Verlauf seiner Beobachtungen stellte. Die schon von ihm beschriebene Symptomenvielfalt als auch die nicht erfolgte hinreichend eindeutige Beschreibung des Krankheitsbildes ließen die Notwendigkeit einer Syndromdefinition erkennen. Im Wesslerschen Beth Israel Hospital in New York sind im Jahr 1929 doppelt so viele Patienten mit der Diagnose „Thrombangiitis obliterans" behandelt worden wie Patienten mit anderen arteriellen Verschlußkrankheiten. In den folgenden 3 Jahren waren diese beiden Kollektive in etwa ausgeglichen und im weiteren Verlauf verschob sich das Verhältnis stetig zuungunsten der Zahl von Patienten mit Thrombangiitis obliterans. Nach 1949 bis 1960 seien keine weiteren Patienten diagnostiziert worden, obwohl die arteriellen Verschlußkrankheiten insgesamt enorm zunahmen.

Es kann keinem Zweifel unterliegen, daß bei weitem nicht alle Patienten, die seit Einführung des Begriffs „Thrombangiitis obliterans" als solche diagnostiziert wurden, tatsächlich diese Diagnose verdienten. In der Geschichte der arteriellen Verschlußkrankheiten ist es bemerkenswert, daß die Thrombangiitis obliterans viel früher und viel deutlicher als Krankheitsbild beschrieben wurde als die Arteriosklerosis obliterans. Dies geschah weniger durch Buerger selbst als durch seine Nachfolger. Außer denjenigen Patienten, die „offensichtlich" eine „senile" Gangrän erlitten, wurden die meisten anderen mit trophischen Läsionen als Thrombangiitis obliterans diagnostiziert, weil sie in diesen Zeiten fast synonym mit „arterieller Verschlußkrankheit" war (Ratschow 1959). Dieser Begriff wurde im heute verwendeten Sinn erst 1958 von Ratschow eingeführt [417]. Noch 1942 wurde im Lehrbuch der inneren Medizin von A. von Domarius [180] als Gefäßkrankheit nur die Endangiitis obliterans erwähnt (!). Nachdem die Zuordnung der Claudicatio intermittens zur arteriellen Verschlußkrankheit allgemein anerkannt war und die Arteriographie sich zu etablieren begann, konnten die arteriosklerotisch bedingten arteriellen Verschlußkrankheiten besser erkannt und differenziert werden. Es wurde die diagnostische Möglichkeit geschaffen, echte Unterschiede zwischen beiden Krankheiten zu erkennen. Es mußte so mehr oder weniger zwangsläufig die Situation entstehen, daß die Thrombangiitis obliterans zum einen immer seltener diagnostiziert wurde, zum anderen die differentialdiagnostische Abgrenzung gegenüber der Arteriosklerose immer schwieriger erschien. In Ermangelung einer vernünftigen Syndromdefinition wurde eher der nunmehr auch viel häufigeren Arteriosklerose als Diagnose der Vorzug gegeben, und an die Thrombangiitis obliterans wurde vielfach nicht mehr gedacht.

Mit Wessler schlug das Pendel in den USA allerdings etwas zu weit in die entgegengesetzte Richtung aus. In Deutschland war diese Situation schon vor Jahrzehnten durch v. Zoege-Manteuffel vorweggenommen worden, und später bestand kein Interesse mehr, das Krankheitsbild anzuzweifeln. Um seine Schlußfolgerung zu belegen, untersuchten Wessler und seine Mitarbeiter verschiedene Kollektive von Patienten mit arteriellen Durchblutungsstörungen im Alter unter 45 Jahren mit und ohne klinischer Evidenz von Arteriosklerose oder koronarer Herzkrankheit. Er zitiert Silbert [733], der feststellte, daß es kein pathognomisches klinisches Symptom gebe und die Diagnose erst bei Ausschluß einer anderen Art von arteriellen Durchblutungsstörungen gestellt werden dürfe. Dies hatte allerdings Buerger schon in aller Deutlichkeit vermerkt und darauf hingewiesen, daß eine Diagnose nie aufgrund eines einzigen Symptoms gestellt werden dürfe. Wessler und Mitarbeiter folgern nun aus ihrem Krankengut, daß weder aus der Histologie noch aus den klinischen Symptomen auf ein originäres Krankheitsbild geschlossen werden könne, weil jede einzelne Erscheinung auch bei der Arteriosklerose vorkomme. Von einigen Ausnahmen abgesehen – so maß er z.B. dem Fortsetzen des Rauchens keine Bedeutung für die Progression der arteriellen Durchblutungsstörungen bei – kann dieser Feststellung auch nicht widersprochen werden. Diese Kompatibilität einzelner Symptome mit derjenigen der Arteriosklerosis obliterans ist aber gerade kennzeichnend für die Thrombangiitis obliterans. Erst die spezifische Kombination einzelner Symptome und des klinischen Verlaufs führte zu einer Teilmenge von Patienten, die nicht dem Kollektiv der degenerativen arteriellen Verschlußkrankheiten zugerechnet werden darf und hinreichend genau abgegrenzt werden kann. Wie diese Abgrenzung vorzunehmen sein würde, war auch zu Wesslers Zeiten unklar. So zieht er aus einer Reihe von richtigen Beobachtungen den falschen Schluß.

Da das Krankheitsbild mindestens seit 1908 „etabliert" war, konnte es nicht ausbleiben, daß insbesondere diejenigen Autoren, wie z.B. Silbert, die sich teilweise über Jahrzehnte mit Diagnose und Therapie der Thrombangiitis obliterans befaßt hatten, der Auffassung Wesslers vehement widersprachen. Es entstand selbstverständlich auch eine Diskussion unter den Fachleuten, die sich nun um die Frage der Existenz des Krankheitsbildes drehte. Trotz – oder vielleicht auch wegen – der radikalen Forderung Wesslers schlossen sich nur wenige seinen Auffassungen voll an. In aller Deutlichkeit trat allerdings das Fehlen der Syndromdefinition zutage, und man könnte es als Hauptverdienst Wesslers bezeichnen, das Unspezifische der einzelnen Symptome verdeutlicht zu haben [216]. Die adäquateste Stellungnahme erscheint noch im selben Jahr in den „Annotations" von The Lancet [178], in der klargestellt wird, daß zu häufige Diagnosen zu Zweifeln geführt haben, aber daß deshalb das Gesamtkonzept nicht verworfen werden darf. Ähnlich argumentiert auch Lewes (1961) [478]. Weniger höflich geht der ehemalige Mitarbeiter Buergers, Samuels (1960) [673], mit Wesslers Vorschlag um. Mit beißender Schärfe nennt er Wessler und Mitarbeiter eine „esoterische Gruppe", die das monumentale Werk Buergers und anderer zerstören wollten, indem sie die fundamentalen pathologischen und klinischen Unterschiede zur Arteriosklerose ignorierten. Jeder Student wisse, daß eine Infiltration polymorphkerniger Leukozyten und Lymphozyten der befallenen Gefäßwände, verschließender Thromben und umgebender periadventitieller Gebiete eine entzündliche Reaktion sei, die bei der Arteriosklerose nicht vorkomme. Der Befall der oberen Extremitäten, Thrombophlebitis und Spontanheilungen, als Ursache der spezifischen Kollateralbildung, seien weitere wichtige Unterschiede. Jeder seriöse Angiologe müsse den phantastischen Versuch einer kleinen Gruppe verbannen, das Lebenswerk sorgfältiger und international renommierter Wissenschaftler zu diskreditieren.

Unter Schützenhilfe des British Medical Journal (1960) [110] bekräftigt Wessler seine Auffassung kurze Zeit später durch den Artikel: „Thrombangiitis obliterans – Tatsache oder Phantasie" (1961) [842], in etwas lächerlicher Weise. Horwitz (1961) [364] meint dazu lapidar, er könne sich einfach nicht vorstellen, daß alle Patienten unter 45 Jahren mit arteriellen Obstruktionen an Arteriosklerose erkrankt seien. In der Tat wäre die Auswahl eines solchen Teilkollektivs wenig beweiskräftig. Mit Recht weist er auch auf McKusicks (1961) Berichte über Thrombangiitis obliterans im Orient hin [524], wo Arteriosklerose ausgesprochen selten ist. Er vergleicht die Situation der arteriellen Verschlußkrankheit mit derjenigen der Gelbsucht, bevor Morgagni 1761 das pathologisch-anatomische Korrelat beschrieb. Bis zurück zu Hippokrates war sie bekannt, und ikterische Patienten in verschiedenen Situationen wurden verschiedenen Krankheitsbildern zugeordnet. Möglicherweise könne also die Unterscheidung bei arteriellen Verschlußkrankheiten einmal ähnlich klar werden, wenn die pathologischen Techniken die Existenz eines entsprechenden Korrelats zutage förderten. Klinisch gesehen reiche es aus, wenn ein Bündel von Symptomen ein Charakteristikum definiere. Glücklicherweise liege die Bürde des Beweises auf demjenigen, der behaupte, die Buerger-Krankheit sei nur Phantasie.

Die eigentliche Antwort bekommt Wessler 1962 von Barker [41] durch den Artikel: „The case for retention of the diagnostic category ‚Thromboangiitis obliterans'";

Barker war neben Silbert und Abramson einer der renommiertesten Angiologen der USA, der sich ebenfalls über Jahrzehnte mit peripheren arteriellen Gefäßerkrankungen befaßte. Sachlich fundiert und distanziert widerlegt er Wessler im selben Publikationsorgan, in dem dieser die Thrombangiitis obliterans als Phantasie bezeichnet hatte. Er beschreibt eine „nicht allgemein verbreitete, aber auch nicht seltene" Gruppe von Patienten mit persistierender Ischämie der Füße, segmentalen arteriellen peripheren Verschlüssen ohne Befall proximaler Gefäßabschnitte, mit analogen Verhältnissen an den oberen Extremitäten und rezidivierenden Thrombophlebitiden im Alter zwischen 20 und 40 Jahren, bei denen diese Symptome mehr oder weniger gemeinsam vorhanden sind. Diese Patienten wiesen keine Anzeichen von Fettstoffwechselstörungen, Diabetes mellitus, arteriellen Aneurysmen, röntgenologisch sichtbaren Verkalkungen oder organischen Herzerkrankungen auf. Diese Patienten, deren histopathologisches Korrelat in einem das Lumen der Arterie verschließenden zellreichen Thrombus besteht, mit diffus verdickter Intima ohne Ablagerungen bei intakter Lamina elastica interna und leichter bis mäßiger zellulärer Infiltration der Media und Adventitia, sind diagnostiziert worden als Thrombangiitis obliterans. Barker spricht also einen Symptomenkomplex an, dessen Einzelsymptome nicht auf Arteriosklerose schließen lassen, z.B. das Fehlen intimaler cholesterinhaltiger Plaques und dem Befall der Venen. Er entgegnet Wessler auch, daß das Auftreten etwa von koronarer Herzkrankheit im Verlauf der Krankheit oder frühe arteriosklerotische Veränderungen der Aorta ohne erkennbare klinische oder radiologische Symptome keine Beziehung zu den peripheren arteriellen und venösen Verschlüssen bei Thrombangiitis obliterans habe.

Die Diskussion um die Existenz des Krankheitsbildes kreiste bei Wessler und bis heute um die Frage, ob es sich um eine (eigene) „klinische Entität" einerseits und um akute, „spezifische" oder „primäre" Läsionen andererseits handele. Barker erkennt sehr wohl an, daß es dabei letztlich um eine Definitionsfrage geht. So sei ja jede untersuchte vaskuläre Läsion zumindestens einige Stunden oder Tage alt. Sicher ist aber, daß es eine Anzahl von Patienten gibt, deren histologisch-pathologisches Bild einer Thrombophlebitis sich unterscheidet von Bildern, die bei postoperativer Thrombophlebitis, viszeralen Tumoren oder Varikosis zu beobachten sind. Auch kann die zelluläre Proliferation in den Thrombi, Endothelien und Gefäßwänden als eigentümlich und charakteristisch bezeichnet werden. Zusammen mit dem klinischen Bild und der Lokalisation wird hier eine kleine Gruppe von Patienten abgrenzbar von einem größeren Kollektiv mit Arteriosklerose. Da sich aus den so definierbaren Patienten für diese auch therapeutische und prognostische Implikationen ergeben, ist die separate Betrachtung auch nicht nur von medizin-theoretischem Interesse. Ob der Begriff „Entität" gewählt werden sollte, ist sicher nicht wichtig für das Wesen der Krankheit. Die Bezeichnung „Syndrom" erscheint jedoch am zweckmäßigsten.

Die Forderung Wesslers, den Begriff „Thrombangiitis obliterans" zu verwerfen, weil die Ätiologie unbekannt und die Läsionen „unspezifisch" seien, sind eine unerfüllbare Konsequenz, denn dann würden sehr viele Diagnosen, etwa „rheumatoide Arthritis" oder „multiple Sklerose", dieser Anschauung zum Opfer fallen. Im speziell vorliegenden Fall übersieht Wessler außerdem offenbar bewußt den engen Zusammenhang zwischen Rauchen und Thrombangiitis obliterans. Barker kommt schließlich auch zu dem Schluß, daß es sich um die Frage von diagnostischen Kategorien handelt, die nur geklärt werden könne, wenn man allgemein die Wertigkeit diagnostischer Systeme festgelegt hat. Zu klären wäre insbesondere, inwieweit Ätiologie, Pathogenese, Morphologie, Metabolismus, Biochemie oder einfach menschliches Verhalten zu bewerten seien. Wie bereits oben angedeutet, sollten sie dem Zweck des Verständnisses vom Krankheitsbild, seiner guten Diagnostizierbarkeit und Behandelbarkeit Rechnung tragen. In diesem Sinne hat sich nach Barker die bisherige Einteilung der arteriellen Verschlußkrankheiten bewährt. Wessler stellte und beantwortete auch nicht die Gegenfrage, wie diese Patienten zu klassifizieren seien, wenn die Krankheitsbezeichnung „Thrombangiitis obliterans" abgeschafft würde. Die schlichte Unterordnung unter „arterielle Verschlußkrankheit" oder „venöses Thrombosesyndrom X" wäre ein Rückschritt. Barker spricht zwar nicht direkt von der Notwendigkeit einer erforderlichen Präzisierung, wenn er den Begriff „Thrombangiitis obliterans" zumindestens „für die nächste Zukunft" beibehalten wissen will, aber es ist deutlich erkennbar, daß er diese anmahnt und befürchtet, daß der Begriff sich möglicherweise nicht wird halten können, wenn diese Voraussetzung nicht erfüllt wird.

Weitere Stellungnahmen stellen ebenfalls das Faktum der fehlenden Krankheits- oder Syndromdefinition in den Mittelpunkt. De Takats (1960) [163] argwöhnt, Wesslers Publikation sei eine Überreaktion auf zu häufig vorangegangene Fehldiagnosen. Während Wessler (1960) [841] antwortet, daß die Beschreibung der Symptome kein Krankheitsbild definierten, schlägt Dible (1960) [171] vor, eben nur noch von „Thrombangiitis obliterans", aber nicht mehr von dem immer häufiger verwendeten Begriff „Buergersche Krankheit" zu sprechen. Oldham (1961) [591] sieht die Existenz der Krankheit bereits dadurch bewiesen, daß weiteres Rauchen nach seinen Erfahrungen immer zu Amputationen führe. McKusick (1962) [525] hat erstmals den Terminus „Buerger-Syndrom" verwendet und die radiologischen Kriterien als integralen Bestandteil erkannt. Das klinische Bild definiert er klar. Er kann sich dabei auf Untersuchungen stützen, die er eigens in Korea vorgenommen hatte, bei einer Bevölkerungsgruppe also, bei der die degenerative Arteriosklerose kaum gefunden wird [524]. Die Unkenntnis bezüglich Ätiologie und Pathogenese stehen bei ihm der Existenz einer klinischen Entität ebensowenig im Wege wie die durchaus zugestandene Tatsache, daß die Diagnose oft schwierig ist und daß es der Logik nicht entgegensteht, daß gemischte Fälle von „Buerger-Syndrom" und Arteriosklerose vorkämen. Auch Strandness (1965) und andere [40, 111, 259, 294] bekräftigten die Aussagen McKusicks, bevor in The Lancet (1969) [112] und von van Dellen (1969) [161] noch einmal die Existenzberechtigung diskutiert wurde.

Wessler hat sicherlich dazu beigetragen, daß die Betrachtungen in eine klärende Richtung gelenkt wurden, ohne daß diese Klärung jedoch in seinem Jahrzehnt erfolgt wäre. Wessler (1969) [843] war es aber selbst, der einen gewissen Schlußpunkt unter die von ihm ausgelösten Kontroversen setzte. Er resümiert die mangelnde Unterstützung für seine Empfehlungen und mußte feststellen, daß die meisten Kommentatoren seine Position für nicht akzeptabel hielten. Er wiederholt zwar noch einmal die – auch von allen anderen ernsthaften Autoren nie bestrittene – Tatsache der mangelnden Spezifität einzelner Befunde, konzediert aber nun die Existenz einer besonderen Gruppe von Patienten, die separat von Arteriosklerosis obliterans anzusiedeln sei. Er würde am liebsten von „idiopathischer peripherer arterieller Thrombose" sprechen, läßt aber den Ausdruck „Buerger-Syndrom" dafür gelten, weil immerhin ein Mann dadurch geehrt werde, der die entscheidenden Anstöße zur Untersuchung peripherer arterieller Verschlußkrankheiten gegeben hat. Wessler sieht auch einen „praktischen" Vorteil in der Beibehaltung der von McKusick eingeführten Terminologie. Damit rückt er gleichzeitig schonungslos einen weiteren Schwachpunkt und ein wenig rühmliches Kapitel in der Geschichte des Buerger-Syndroms in den Mittelpunkt: die therapeutischen Ansätze. So hofft er, daß die nicht als Buerger-Syndrom diagnostizierten Kranken von noch empfohlenen Therapieverfahren wie Malariatherapie nach Corelli (1960) [139], hyperbarer Sauerstoffbehandlung [622], Gabe von Tolbutamid nach Singh u. Brara (1960), Phenylbutazon und Prednison nach Monserrat (1959) verschont bleiben mögen. Die „Anerkennung" einer Gruppe von Patienten mit eigenständigem Krankheitsbild nur deshalb zu akzeptieren, um dadurch indirekt andere Patienten vor einer zweifelhaften Therapie „zu schützen", darf wohl als wenig wissenschaftlich, ärztlich oder ethisch bezeichnet werden. Diese zynische Haltung hat aber ungewollt verdeutlicht, wo letztendlich die Bedeutung der Syndromdefinition liegt: in der therapeutischen Konsequenz. Wessler konnte nämlich zu diesem Zeitpunkt noch nicht ermessen, daß diese Patienten, im Gegensatz zu solchen mit Arteriosklerose, von einer rekonstruktiven chirurgischen Therapie nur sehr begrenzt profitieren würden und somit vordringlich eine konservative Therapie benötigten.

Die Existenz des Krankheitsbildes wurde fortan nicht mehr ernsthaft in Zweifel gezogen. Allerdings versäumten es die wenigsten Autoren zukünftig, in jedem einzelnen Beitrag erneut zu bekräftigen, daß es sich beim Buerger-Syndrom um eine von der Arteriosklerose getrennt zu beschreibende klinisch-pathologisch-radiologische Entität handele [257, 259, 396, 506, 559, 563, 575, 586, 682, 754, 780]. Im Mittelpunkt der 70er und 80er Jahre stehen zusammenfassende Darstellungen von Bankl (1971), Welling (1982), Shionoya (1983), Adar u. Papa (1984), Widmer (1986) und Müller-Bühl et al. (1988). Beiträge zur Ätiologie und Pathogenese von Leu u. Brunner (1973), Hess et al. (1974) und Horsch et al. (1977), zur Epidemiologie z.B. von Hill et al. (1973, 1974) und zur Therapie z.B. von Corelli (1973), Hill (1974) und Shionoya et al. (1974–1980). Die Vielzahl zusammengetragener Befunde kann aber nicht darüber hinwegtäuschen, daß neue, grundlegende Erkenntnisse kaum zu verzeichnen sind. Sowohl das Warschauer Symposium von 1973 [788, 789] als auch dasjenige von Bad Gastein 1986 [318] reflektierten den jeweiligen Forschungsstand, ohne jedoch eine verbindliche Syndromdefinition vorzugeben, wie dies schon Brunner et al. (1972) und Adar (1974) forderten. Die Akzeptanz des Krankheitsbildes bedeutete aber nicht eine Periode ohne Kontroversen. So war Shionoya (1983) der Auffassung, es gäbe immer noch Diskussionen um seine Existenz, was Adar u. Papa (1984) zurechtrückten. Die Auseinandersetzung beider Autoren über die adäquaten diagnostischen Kriterien begann bereits 10 Jahre vorher [8, 703, 704]. Sie führte leider zu keiner Synthese. Die Definitionen von Shionoya (1983), Guilmot u. Lasfargues (1988) sowie Fiessinger u. Housset (1985) sollten den heute diagnostizierten Patienten am ehesten zugrunde liegen. Sie sind jedoch keineswegs identisch, und somit wird durch diese Untersucher keine hinreichend einheitliche Patientengruppe definiert. Es soll daher im nächsten Kapitel der Versuch unternommen werden, eine stringente und praktikable Syndromdefinition zu entwickeln.

B. Das Buerger-Syndrom

Die Begriffe „Morbus" und „Syndrom"

Bezeichnungen für Krankheitsbilder, Symptome und Diagnosen dienen dem Zweck einer eindeutigen Beschreibung. Jeder Arzt sollte bei Verwendung derartiger Begriffe dasselbe verstehen. „Die vielfältigen Erfahrungen der Ärzte mit Kranken, und ‚ihrem' Kranksein sollten auf diese Weise beschreibbar, reproduzierbar und so gut allgemeingültig gemacht werden, daß Regeln erkennbar ... werden" [459].

Die Erfüllung dieser Forderung bei der Schaffung von Definitionen und Begriffen gehört unmittelbar zum wissenschaftlichen Anspruch der Medizin. Kein Physiker oder Chemiker verwechselt z.B. die Begriffe „Atom", „Molekül", „Ion", oder „Isotop", während die Mediziner mit Begriffen wie „Krankheit", „Morbus", „Krankheitsbild", „Syndrom" oder „Symptomenkomplex" völlig undifferenziert umgehen. Die Zahl der Krankheitsbezeichnungen im Zusammenhang mit Thrombangiitis obliterans (Tabelle 6) sind dafür ein eklatantes Beispiel. Sie reflektieren allerdings auch die erhebliche Unsicherheit bei der Definition und Diagnose dieses Krankheitsbildes. Dabei ist eine einheitliche Einordnung unbedingt anzustreben, denn hiervon hängen unter Umständen sehr entscheidende Konsequenzen ab. Es ist erstaunlich, daß es die Angiologie bis heute nicht vermochte, diese notwendige Klärung herzustellen. In anderen Gebieten der Medizin, etwa der Kinderheilkunde, ist die Fähigkeit der Definition von Syndromen weitaus stärker ausgeprägt. Bereits 1978 lagen hier etwa 8000 Syndrombeschreibungen vor, zu denen jedes Jahr etwa 200 hinzukommen sollen [457]. Die Definition eines Krankheitsbegriffs ist ohne Zweifel eine schwierige Gedankenarbeit – im Abstrakten –, denn „in Wirklichkeit gibt es ja keine Krankheit in selbständiger Existenz, sondern nur Menschen mit bestimmten, umschriebenen krankhaften Störungen" [459]. Bei seiner Entwicklung wird gewissermaßen ein Prototyp geschaffen, der für ähnlich gelagerte Fälle als Vergleichsobjekt zur Verfügung steht.

Der engste und klarste Begriff ist die klassische „Krankheit", der „Morbus im engeren Sinne". Er ist nur dann anzuwenden, wenn praktisch sämtliche bestimmende Faktoren, insbesondere Ätiologie und Pathogenese, bekannt sind [459]. In diesem Fall wird sie sich nicht weiter unterteilen lassen. Die Infektionskrankheiten sind auch hier wieder als Beispiel anzuführen. Für die Thrombangiitis obliterans ist ein spezifischer Erreger nicht gefunden worden, so sehr ihn Buerger über lange Zeit postuliert hatte. So liegt hier trotz der nicht zu bestreitenden Rolle des Rauchens als ätiologischer Faktor nicht dieser Idealfall vor, wie er für die Anwendung des Begriffes „Morbus" zu fordern ist. Demgegenüber werden heutzutage „Syndrom" und „Symptomenkomplex" annähernd gleichbedeutend verwendet [459]. Logischerweise muß der Syndrombegriff schwächer sein als der Begriff „Morbus", denn er ist zwangsläufig behaftet mit „einigen oder mehreren negativen, durch Nichtwissen bedingten Auslesemerkmalen" [459]. In Abhängigkeit vom jeweiligen Erkenntnisstand wird der gültige Syndrombegriff in der schwächsten Form aus eher zufälligen Symptomen bestehen und sich bei hohem Wissensstand dem „Morbus" annähern.

Tabelle 6. Krankheitsbezeichnungen im Zusammenhang mit Thrombangiitis obliterans (Buerger-Syndrom)

Jahr	Bezeichnung	Autoren	Literatur
1867	Arteriitis obliterans	Friedländer	[237]
1879	Endarteriitis/Endophlebitis	v. Winiwarter	[855]
1880	Endarteriitis hyperplastica	Billroth	[nach 302]
1880	Endarteriitis proliferans	Billroth	[nach 302]
1891	Angiosklerose	v. Zoege-Manteuffel	[1359]
1895	Arteriosclerosis juvenilis	Weiss	[nach 302]
1897	Primäre endarteriitis productiva	Borchard	[82]
1908	Thrombangiitis obliterans	Buerger	[809]
1921	Primäre endarteriitis obliterans	Niemeyer	[573]
1925	Thromboarteriitis	Eloesser	[198]
1927	Buerger's disease	Constam	[136]
1927	Endangiitis obliterans	Constam	[136]
1927	Buergersche Krankheit	diverse dt. Autoren	[nach 302]
1929	Panangiitis obliterans	Schum	[699]
1930	Akute Thrombangiitis obliterans	Neumann	[568]
1930	Teleangiostenosis elastohyperplastica	Krompecher	[427]
1930	Endangiitis obliterans	Dt. Path. Ges.	[nach 302]
1930	Winiwartersche Krankheit	Dt. Path. Ges.	[nach 302]
1930	Juvenile thrombosierende Angiosklerose	Stapf	[761]
1933	Endarteriitis obliterans Winiwarter	Merkelbach	[533]
1936	Billroth-Buergersche Krankheit	Ratschow	[642]
1939	Thromboendarteriitis obliterans	Lindenberg u. Spatz	[495]
1948	Reaktive, unspezifische Thrombendangiitis obliterans	Llavero	[501]
1950	Juvenile obliterierende Arteriitis	Boyd	[89]
1962	Buerger-Syndrom	McKusick	[525]
1968	Thrombangiosis	Fontaine	[233]
1969	Idiopathische periphere arterielle Thrombose	Wessler	[843]
1970	Endangiitis obliterans Friedländer	Adler u. Stefani	[12]
1972	Morbus Buerger	Brunner et al.	[97]
1972	Buerger-Syndrom	Schoop	[693]
1978	Arteriitis juvenilis Buerger	Abitol	[1]
1979	Morbus v.-Winiwarter-Buerger	Bollinger	[78]
1981	von-Winiwarter-Buerger-Syndrom	Leiber u. Olbrich	[458]
1988	Morbus Winiwarter-Buerger	Heidrich	[314]
1988	Winiwarter-Buerger-Arteriitis	Rüthlein et al.	[666]

Um Klarheit darüber zu gewinnen, welche Bezeichnung für die Thrombangiitis obliterans angemessen ist, ist zunächst abzuklären, wo die Grenzen zwischen den Begriffen „Morbus" und „Syndrom" abzustecken sind. Ätiologie und Pathogenese sind bis heute unbekannt geblieben. Selbst wenn man sich der Auffassung von Hess und Frost (1969) [331, 332] von der Polyätiologie bei einheitlicher Pathogenese der obliterierenden Angiopathien anschließt, liegt nur ein Syndrom vor. Die Anwendung des Begriffs „Morbus" wäre nur gerechtfertigt, wenn zumindestens Ätiologie oder Pathogenese bekannt, definierbar, einheitlich und konstant sind [459]. Diese Forderung ist für die Thrombangiitis obliterans derzeit nicht erfüllbar. Es muß daher der Begriff

„Syndrom" verwendet werden. Für die Benennung des Syndroms bietet sich der Autorenname an. Bezeichnungen nach Patientennamen, Ätiologie, Pathogenese, anatomischer Lokalisation oder Hauptbefunden sind nach den vorliegenden Gegebenheiten nicht sinnvoll. Unabhängig davon erfolgt bei Verwendung des Eponyms keine Festlegung in bezug auf künftige Erkenntnisse, die evtl. eine Namensänderung erforderlich machen könnten. Der so verwendete Begriff ist in sich primär voraussetzungs- und deutungsfrei. Nach den obigen Ausführungen kommt der Name v. Winiwarter nicht in Betracht.

Die klinische Bezeichnung der Thrombangiitis obliterans sollte also „Buerger-Syndrom" lauten. Die Bezeichnung „Thrombangiitis obliterans" ist ergänzend als pathologisch-anatomische Diagnose zu verwenden. Die Bezeichnungen „Morbus Buerger" oder „Buergersche Krankheit" („Buerger's disease") sollten nicht mehr verwendet werden. Ebensowenig sollte die Bezeichnung „Endangiitis obliterans" weiter verwendet werden, da diese den anatomisch-pathologischen Verhältnissen nicht entspricht [311].

Eine histologische Diagnose ist nur in wenigen Fällen möglich und für den klinischen Alltag nicht praktikabel. Das Krankheitsbild könnte kaum noch diagnostiziert werden. Aus diesem Grund ist die Bezeichnung „Buerger-Syndrom" schon von McKusick (1961–1964), Schoop (1972), Brunner et al. (1972), Herman (1975), Kurozumi u. Tanaka (1978) sowie Leiber u. Olbrich (1981), Fagrell (1982) und Scharf (1986) diskutiert worden. In den folgenden Abschnitten werden Entwicklung und gegenwärtiger Kenntnisstand des Buerger-Syndroms zusammengestellt. Als Fazit entsteht eine aktualisierte Syndromdefinition.

Die pathologische Anatomie der Thrombangiitis obliterans

Definition

Die Thrombangiitis obliterans ist eine nichtarteriosklerotische, segmentale, entzündliche Gefäßerkrankung im Sinne einer Panangiitis [540, 684], die vornehmlich bei jüngeren männlichen Rauchern auftritt. Betroffen sind in erster Linie kleine bis mittelkalibrige Extremitätenarterien und -venen [167]. Die chronisch-schubweise verlaufende Entzündung betrifft vorwiegend die Intima und führt zu schnellen thrombotisch bedingten Gefäßverschlüssen [471]. Die diagnostisch verwertbaren Anteile von untersuchten Abschnitten von Blutgefäßen sind nicht sehr zahlreich, d.h., neben histologisch normalen Zonen findet man nebeneinander verschiedene Stadien des Krankheitsprozesses. Die charakteristischen Bilder werden nur in wenigen Fällen angetroffen [170]. Allein aus diesem Grund kann eine praktikable Diagnostik sich nur an klinischen Kriterien orientieren. Die Thrombangiitis obliterans ist einzuordnen in die Gruppe der generalisierenden und nekrotisierenden Entzündungen wie die Panarteriitis nodosa, Riesenzellarteriitis oder hyperergische Vaskulitis – im Gegensatz zu banalen, nicht spezifischen Entzündungen auf der einen und „spezifischen" Gefäßwandveränderungen auf der anderen Seite. Die Aufarbeitung der Pathologie führte zu den heute histopathologisch voneinander zu unterscheidenden drei Stadien: akut, subakut, chronisch [231, 471, 484, 853].

Akute Läsionen

Sie sind charakterisiert durch das Vorhandensein eines frischen okkludierenden Thrombus in der betroffenen Arterie oder Vene [145]. Als lokale Voraussetzung der Thrombose fungiert eine entzündlich veränderte Intima. Typisch sind Proliferation von Endothelzellen [593, 859], Bildung von Intimapolstern mit Ansammlungen von Lymphozyten [465] und fibrinoide Intimanekrosen [466, 467]. Vorwiegend polymorphkernige Leukozyten kennzeichnen die entzündliche Infiltration der Gefäßwand und des Thrombus. „Mikroabszesse" können am Rand des Thrombus zu finden sein [654]. Sie enthalten einen oder mehrere Riesenzellhaufen (tuberkuloide Granulome) verschiedener Typen [712]. Diese Ausbildung tuberkuloider Strukturen schafft ein grundsätzlich unterschiedliches Bild zur blanden Thrombose der Arteriosklerose [37]. Die Elastica interna ist intakt, die Media noch gut erhalten.

Subakute Läsionen

Sie fallen zusammen mit der frühen Phase der Organisation des Thrombus. Dieser Vorgang ist auf die Thrombangiitis obliterans beschränkt, weil die deutliche zelluläre Proliferation und entzündliche Reaktion kaum bei der Organisation eines gewöhnlichen, blanden arteriellen oder venösen Thrombus zu sehen sind. Lymphomononukleäre als auch polymorphkernige Leukozyten sind Teil der zellulären Infiltration. Eosinophile Zellen sind gelegentlich zu finden. Die Elastica interna ist im allgemeinen weiterhin unbeschädigt, oft aber verdickt [484].

Chronische Läsionen

Sie entsprechen der Rekanalisation des organisierten Thrombus und perivaskulärer Fibrose. Sie sind die am wenigsten spezifischen unter den 3 morphologischen Stadien. Allerdings ist die deutliche Vaskularisation der Gefäßwand durchaus ein Charakteristikum der chronischen Thrombangiitis obliterans. Rundzellinfiltrate sind nur noch vereinzelt zu finden. In der Regel sind keine Kalzifizierungen vorhanden. Die Elastica interna ist teilweise zerstört. Für alle Stadien gilt im übrigen, daß die Grundstruktur der Gefäßwand in der weit überwiegenden Zahl der Fälle erhalten bleibt [705]. Die Histopathologie der vaskulären Läsionen bei Thrombangiitis obliterans ist als spezifisch, gelegentlich gar als pathognomonisch bezeichnet worden – u.a. von Buerger (1908), Dible (1956), McKusick (1962), Williams (1969) und Lie (1986). Zur umfassenden Beurteilung müssen Arterien und Venen verschiedener Lokalisationen untersucht werden. Die Erscheinungen der Gefäßveränderungen unterscheiden sich in Abhängigkeit vom „Alter" der Läsionen, bezogen auf den Zeitraum zwischen Beginn der Erkrankung und dem Zeitpunkt der Biopsie oder Autopsie. Die Spezifität der Histologie bei Thrombangiitis obliterans ist am größten in den Phasen der akuten Läsionen [718] und am geringsten in den chronischen Stadien [56, 383]. Die subakuten Perioden nehmen eine Mittelstellung ein. Der entzündlich verschließende Thrombus mit Mikroabszessen und Riesenzellen ist nach Lie [484, 489] fast pathognomisch für Thrombangiitis obliterans, zumindest ist ein solches Bild bei einem anderen Typ von Gefäßerkrankung noch nicht beobachtet worden [484]. Die Riesenzellen liegen intraluminal im Thrombus und nicht in der Gefäßwand. Wenn sie vorhanden sind, können sie deshalb nicht mit den Befunden bei Riesenzellarteriitis verwechselt werden. Die charakteristischen, aber nicht spezifischen Stadien sollten nicht als alleiniges diagnostisches Kriterium verwendet werden, sondern sind immer im Zusammenhang mit klinischen und angiographischen Befunden zu bewerten [484]. Es gibt demnach nicht „den" pathologisch-anatomischen Befund einer Thrombangiitis obliterans [416, 466], obwohl sie auch pathologisch-anatomisch nicht einfach „eine Spielform" der Arteriosklerose ist, sondern eine eigenständige Erkrankung [679]. Dies manifestiert sich auch in den aus der Intimawucherung und den Parietalthromben entstehenden Sprungläsionen („skip lesions"). Während es in kleineren Arterien durch die Intimaschädigung direkt zum Gefäßverschluß kommen kann, bleibt sie in den größeren auf einen Teil der Gefäße beschränkt, die bei erneuten Schüben durch Thrombenbildung an den Skipläsionen zum Verschluß führen [722].

Die Abbildungen 2–6 zeigen die typischen histologischen Stadien und Verlaufsformen der Thrombangiitis obliterans.

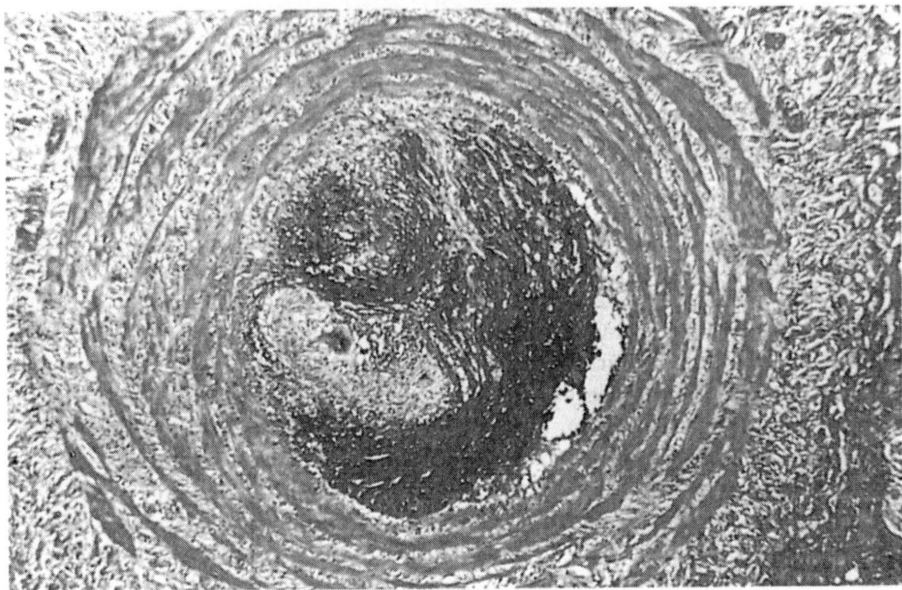

Abb. 2a. Typische Histologie der akuten Läsionen bei Buerger-Syndrom in einer Vene mit intensiver Thrombangiitis obliterans (HE-Färbung, Vergr. 64:1)
(Quelle Abb. 2–6: J.T. Lie, Mayo-Klinik, Rochester/MA, USA)

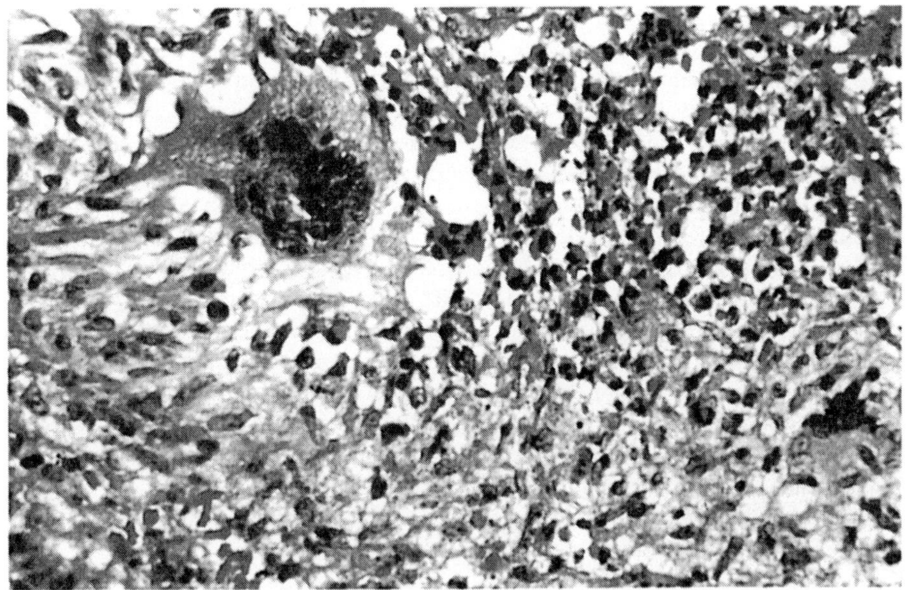

Abb. 2b. Ausschnittvergrößerung des intraluminalen Thrombus mit multinukleären Riesenzellen im „Mikroabszeß" (HE, Vergr. 400:1)

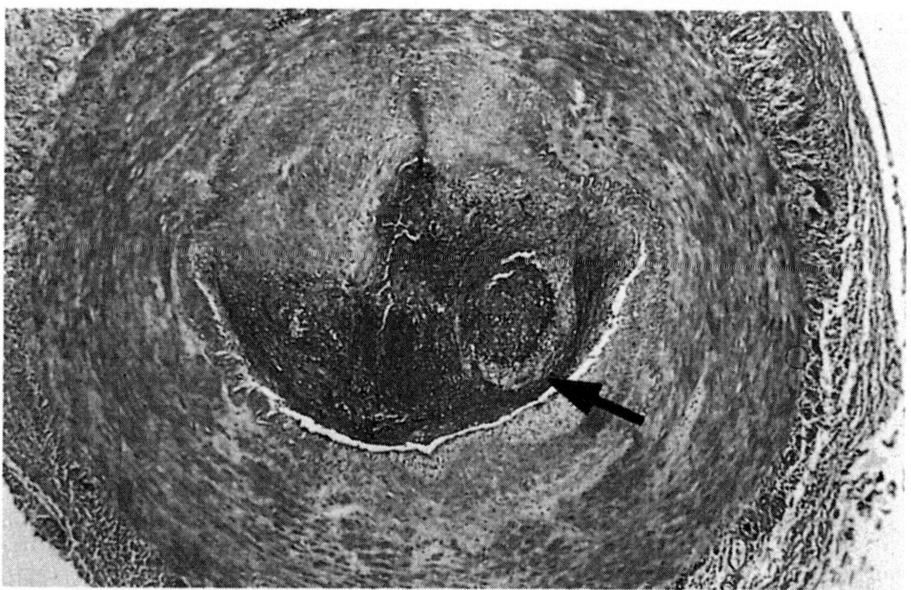

Abb. 3a. Typische Histologie der akuten Läsion bei Buerger-Syndrom in einer Arterie mit intraluminalem „Mikroabszeß" im Thrombus *(Pfeil)* (HE, Vergr. 40:1)

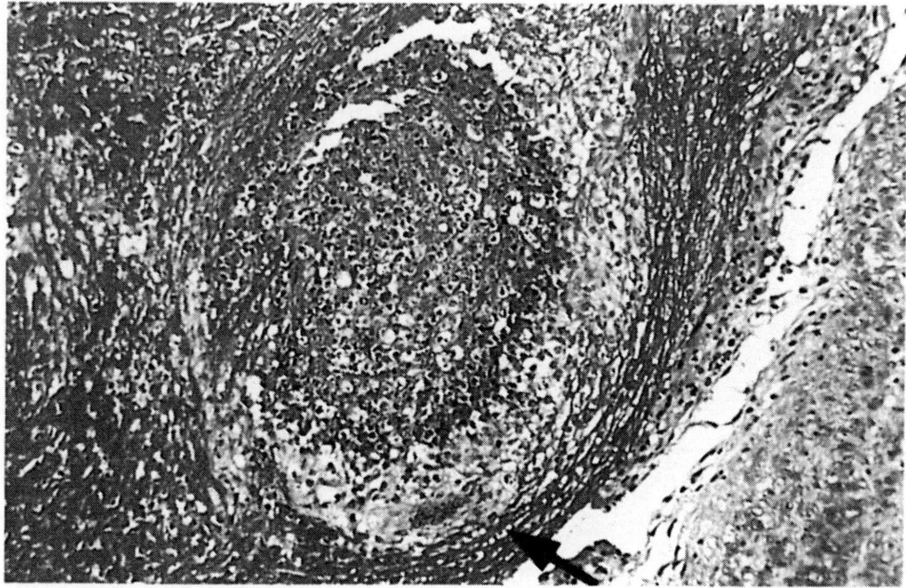

Abb. 3b. Ausschnittvergrößerung des intraluminalen „Mikroabszesses" mit Riesenzellen im Thrombus (HE, Vergr. 160:1)

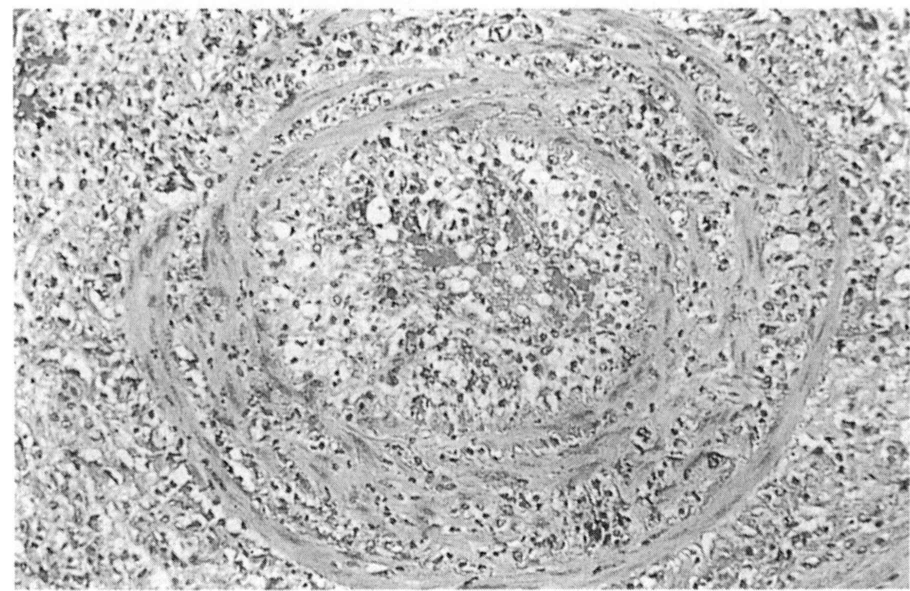

Abb. 4a. Typische Histologie der subakuten Läsion bei Buerger-Syndrom in der Vene (HE, Vergr. 64:1)

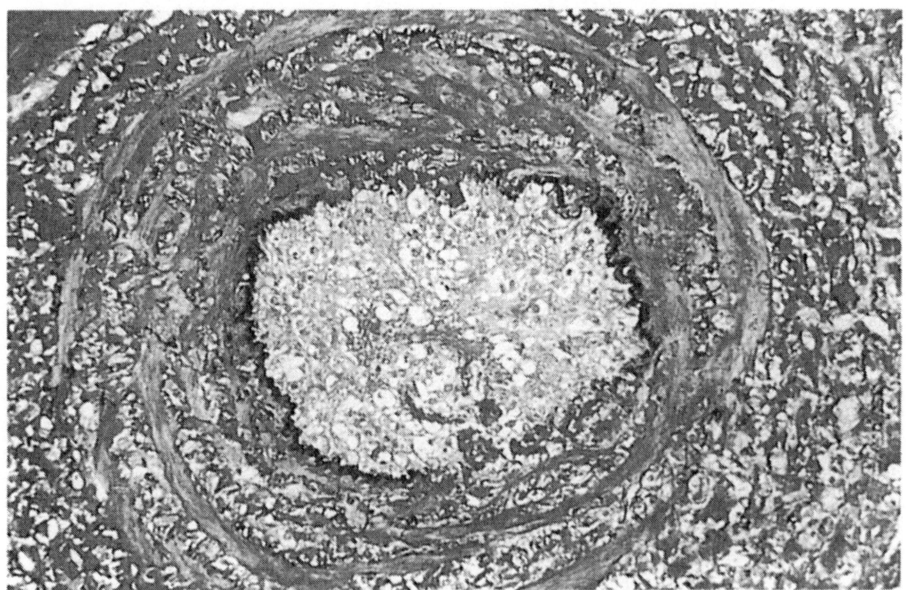

Abb. 4b. Schnitt derselben Vene (wie 4 a) in Elasticafärbung (Vergr. 64:1)

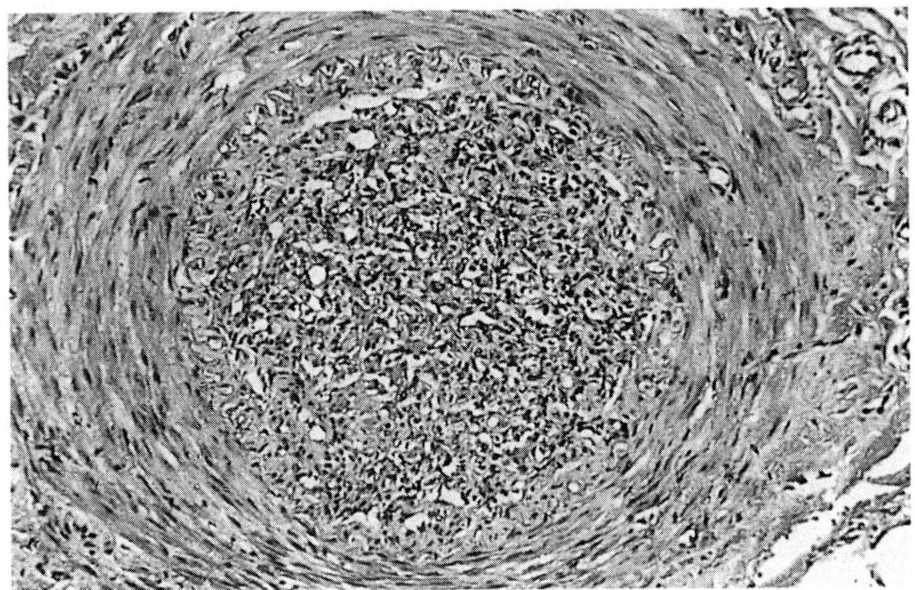

Abb. 5a. Typische Histologie der subakuten Läsion bei Buerger-Syndrom in der Arterie (HE, Vergr. 64:1)

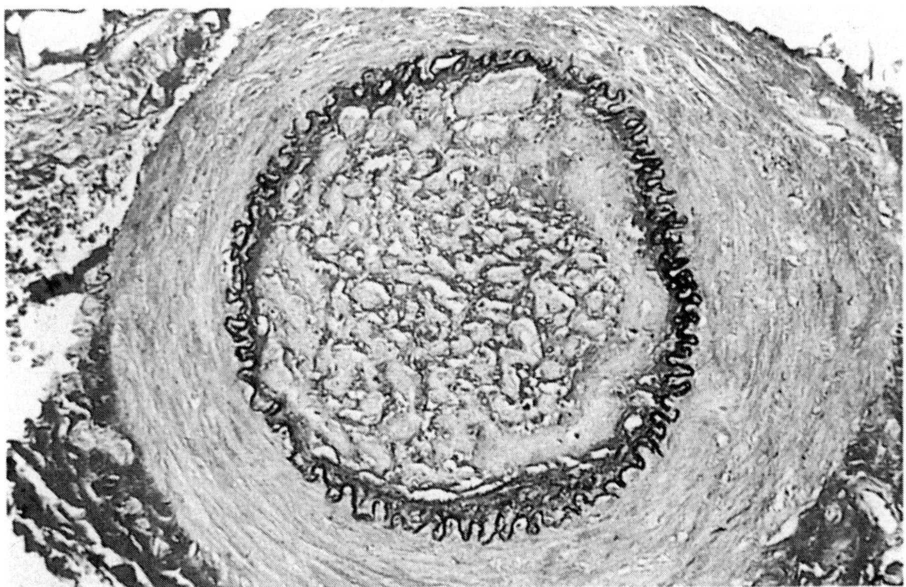

Abb. 5b. Schnitt derselben Arterie (wie 5 a) in Elasticafärbung (Vergr. 64:1)

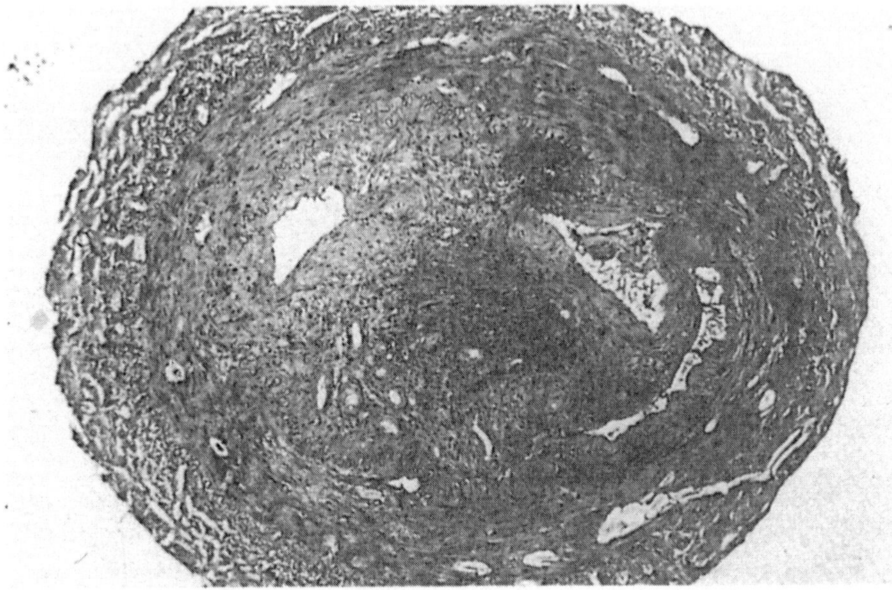

Abb. 6a. Typische Histologie der chronischen Läsion bei Buerger-Syndrom in einer Arterie mit extensiver Rekanalisation des organisierten Thrombus, deutlicher Vaskularisierung der Gefäßwand, intakter Lamina elastica interna und vereinzelte mononukleärer Zellinfiltrate (HE, Vergr. 64:1)

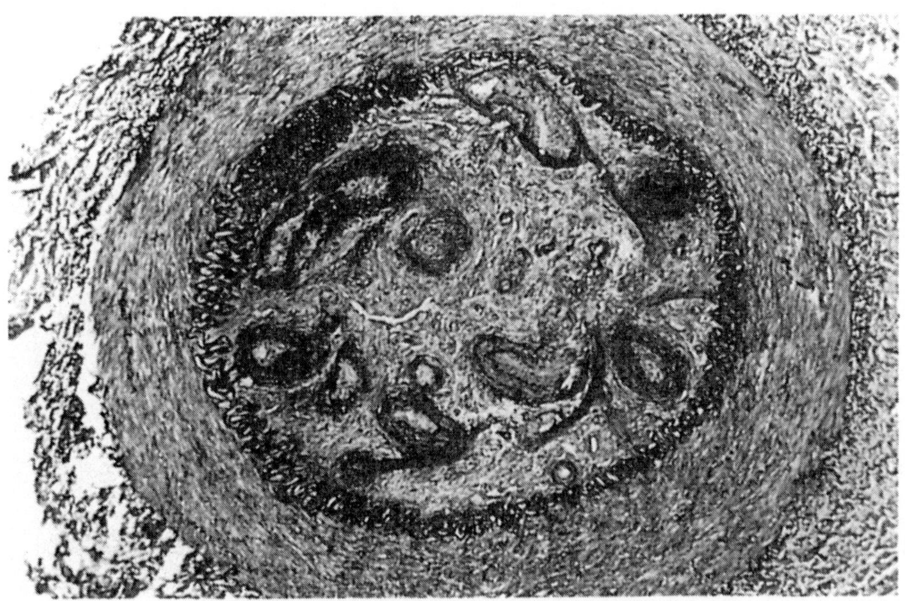

Abb. 6b. Schnitt derselben Arterie (wie 6 a) in Elasticafärbung (Vergr. 64:1)

Ätiologie der Thrombangiitis obliterans

Die Ursache der Thrombangiitis obliterans ist bisher unbekannt geblieben, aber die enge Korrelation zwischen Krankheitsaktivität und *Rauchen*, insbesondere des Zigarettenkonsums, ist nahezu unbestritten (Tabelle 7). Unklar ist, ob das Nikotin selbst der auslösende Faktor ist [392, 409, 475] oder ob etwa eine mehr oder weniger einheitliche Reaktionsweise des Organismus auf sehr verschiedene Reize irgendwie disponierter Individuen vorliegt [452, 729]. So ist die Zahl der („aktiven?") Nichtraucher zwar sehr klein [382, 485], aber es gibt sie. Heidrich [312] sah bei seinen Patienten nur 92% nachgewiesene Raucher gegenüber 93%–99% in der Weltliteratur [363, 475, 771]. Lie (1987) [486] demonstriert die besondere Aktivität durch das Rauchen an einem 56jährigen Mann, der seit 40 Jahren mehr als 40 Zigaretten täglich rauchte und einen autologen koronaren Venenbypass erhielt. Bei diesem Patienten entwickelte sich eine Thrombangiitis obliterans nur in diesem implantierten Gefäß. Die Extremitätenarterien waren nicht befallen. Bei Patienten mit sicherer Raucheranamnese bringt endgültiges Einstellen des Rauchens die entzündliche Aktivität zum Erliegen [824]. Mit vermehrtem Zigarettenkonsum bei der weiblichen Bevölkerung ist auch der Anteil weiblicher Fälle von Thrombangiitis obliterans gestiegen. So waren bei Buerger nur 1% der Erkrankten Frauen, bei Leu (1985) [471] lag das Verhältnis nur noch bei 3,4:1 zugunsten der männlichen Patienten. Es gibt aber auch einige wenige Beiträge, die im Rauchen nicht unbedingt [436] oder keinen ätiologischen Faktor sehen, so z.B. Kinmonth (1948), DeBakey und Cohen (1963), Morris-Jones und Jones (1973) und natürlich Wessler et al. (1960) [840], die aber auch die gesamte Existenz des Krankheitsbildes bestritten hatten. Unklar ist auch, ob es sich bei der Thrombangiitis obliterans um eine den Gesamtorganismus befallende Erkrankung handelt, was schon Borchard (1897) und Jaeger (1932) behaupteten, oder im wesentlichen auf die Gefäße der Extremitäten beschränkt bleibt. Dieser Frage wird bei der Betrachtung von Organmanifestationen der Thrombangiitis obliterans noch nachgegangen werden, doch gibt es aus ätiologischer Sicht keinen Grund, weshalb nicht Gefäße aller Körperregionen betroffen sein könnten. Wie sich dieser Befall dann symptomatisch zu erkennen gibt und wie er zu diagnostizieren wäre, sind die dann dabei zu erörternden Fragen. Eine genetische Determination ist durch gewisses familiäres Vorkommen und HLA-Befunde (Tabelle 7) diskutiert worden. Chromosomale Aberrationen konnten nicht gefunden werden [308]. Eine rassische Disposition wurde ebenfalls nicht bestätigt [426]. Sie wurde zuerst von Buerger (1908) [101] selbst ins Spiel gebracht, da er eine Häufung bei Juden beobachtete. Dies dürfte aber eher mit der Tatsache zusammengehangen haben, daß er an einem jüdischen Krankenhaus tätig war.

Der wahrscheinlich bedeutsamste und am ehesten gesicherte Faktor scheint eine charakteristische Erhöhung der Antielastin-Antikörper im Serum zu sein, auf den däher näher eingegangen werden soll. McKusick (1962) [525] hatte schon auf die charakteristische Form des Umbaus der Arterienwand bei Thrombangiitis obliterans

Tabelle 7. Diskutierte ätiologische Faktoren der Thrombangiitis obliterans

Ätiologischer Faktor	Jahr	Autoren	Literatur
1. Zigarettenrauchen	1914	Deutsch	[165]
	1918/20	Meyer	[537]
	1935	Silbert	[732]
	1939	v. Hasselbach	[301]
	1945	Silbert	[733]
	1949	Campbell et al.	[120]
	1951	Gifford u. Hines	[252]
	1963	Abramson et al.	[2]
	1966	Eisen	[196]
	1967	Birnstingl et al.	[71]
	1969	Kjelden u. Mozes	[409]
	1970	Cabezas u. Dragstedt	[117]
	1970	Mozes et al.	[558]
	1972	Juergens	[382]
	1973	Hill et al.	[344]
	1975	Birkenstock et al.	[70]
	1976	Schoop	[694]
	1980	Gulati	[282]
	1983	Adar et al.	[9]
	1983	Fernandez et al.	[215]
	1985	Breddin	[92]
	1985	Simic und Pirnat	[735]
	1985	Leu	[471]
	1985	Sharma et al.	[701]
	1987	Lie	[485]
	1987	O'Dell et al.	[582]
	1988	Heidrich	[312]
	1988	Kasprzak u. Kapsrzak	[392]
	1988	Riso u. Heidrich	[652]
	1988	Shionoya et al.	[720]
2. Immunologische Parameter			
Antielastin-Antikörper	1979	Bollinger et al.	[77]
	1985	Horsch et al.	[357]
	1988	Müller-Bühl et al.	[559]
Zirkulierende	1978	Smolen et al.	[741]
Immunkomplexe	1979	Bollinger et al.	[77]
	1984	Gulati et al.	[285]
	1985	Lambrecht et al.	[442]
Komplementfaktor C3	1986	Gulati et al.	[286]
Komplementfaktor C4	1979	Bollinger et al.	[77]
	1988	Lambrecht u. Heinrich	[444]
Autoantikörper gegen Kollagen	1983	Adar et al.	[9, 10]
	1987	Menzel et al.	[531]
	1988	Menzel u. Weidinger	[532]
Autoantikörper gegen Tabakantigen	1988	Lambrecht u. Heinrich	[444]
Autoantikörper gegen Gefäß-antigen	1988	Lambrecht u. Heinrich	[444]
Antikörper gegen glatte	1978	Storch u. Voigt	[773]
Muskelzellen	1984	Baumgart u. Vetter	[50]
Veränderte Kollagenstruktur	1966	Peracchia u. Vassallo	[611]
	1978/83	Smolen et al.	[741, 742]

Fortsetzung **Tabelle 7**

Ätiologischer Faktor	Jahr	Autoren	Literatur
Ablagerung von	1984	Berlit et al.	[59]
Immunglobulinen	1984	Gulati et al.	[284]
	1985	Lambrecht et al.	[442]
Pathologische Spiegel von	1985	Simic u. Pirnat	[735]
Immunglobulinen	1987	Sooch et al.	[748]
Antinukleäre Antikörper	1982	Gulati et al.	[283]
	1983	Antoni u. Schütz	[25]
CRP	1987	Menzel et al.	[531]
Histokompatibilitätsantigene	1976	McLoughlin et al.	[527]
	1976	Ohtawa	[587, 588]
	1978	Smolen et al.	[741]
	1979	Bollinger et al.	[77]
	1979	De Moerloose et al.	[157]
	1982	Gulati	[283]
	1983	Adar	[9]
	1986	Numano et al.	[580]
3. Allergisch-hyperergische	1943	Rössle	[656]
Genese	1959	Hieronymi	[339]
	1961	Corelli	[140]
	1985	Sharma et al.	[701]
4. Hämatologische Parameter			
Blutplättchen	1981	Hess	[335]
Hyperkoagulabität	1939	Theis u. Freeland	[806]
	1988	Riso u. Heidrich	[652]
	1989	Zheng et al.	[868]
Fibrinogenerhöhung	1967/68	Craven u. Cotton	[143, 144]
Viskositätserhöhung	1931	Friedländer u. Silbert	[238]
	1968	Solvsteen u. Kristjansen	[745]
	1982	Nishioka et al.	[576]
	1988	Szendro et al.	[791]
Hyperprothrombinämie	1947	Sposito et al.	[756]
Erhöhte Plasmakinine	1972	Kaniak et al.	[388]
Blutgruppen	1978	Gupta u. Papiha	[287]
5. Familiäres Vorkommen	1932	Samuels	[672]
	1937	Weber	[834]
	1938	Wilensky u. Collens	[851]
	1952	Martorell	[518]
	1954	Biddlestone u. LeFevre	[65]
	1956	Pennock u. Primas	[610]
	1965	Goodman et al.	[264]
	1980	Juergens	[382]
6. Exogene Faktoren			
Infektion allgemein	1914	Buerger	[102]
	1928	Allen u. Brown	[19]
	1944	v. Albertini	[15]
Typhus	1916	Goodman u. Bernstein	[263]

Fortsetzung **Tabelle 7**

Ätiologischer Faktor	Jahr	Autoren	Literatur
Rickettsiose	1968	Giroud u. Capponi	[256]
	1972	Schneider	[688]
	1980	Benyahia et al.	[57]
	1980/87	Bartolo et al.	[46–48]
Kälte	1936	Ratschow	[nach 642]
	1939	v. Hasselbach	[300]
	1974	Hill	[347]
Trauma	1988	Shionoya et al.	[720]
Chemische Gifte	1939	v. Hasselbach	[300]
Lebensweise	1988	Cachovan	[118]
7. Endogene Faktoren			
Angeborene Arteriopathie	1979	Latour et al.	[453]
Unterfunktion der Nebenniere	1964	Kamiya	[387]
Veränderte Morphologie der Nebenniere	1972	Beskid et al.	[62, 63]
Glukokortikoidrezeptoren	1987	Krasznai et al.	[423]
Erhöhte Permeabilität der Gefäßwand	1975	Denisink	[nach 642]
Endokrine Unterfunktion (beim Rauchen)	1980	Som	[746]
Hyperreaktivität des Gefäßendothels	1988	Kasprzak u. Kasprzak	[392]
8. Psychosomatische Faktoren			
Streß- und Konfliktsituationen	1948	Llavero	[501]
	1963	DeBakey u. Cohen	[155]
	1973	Kunlin et al.	[432]
	1975	Leu	[468]
	1985	Heidrich	[309]
	1988	Pirnat u. Simic	[618]
Persönlichkeitsstruktur	1956	Baker u. Massel	[34]
	1970	Cabezas u. Dragstedt	[117]
	1979	Farberow u. Nehemkis	[211]
	1988	Heidrich et al.	[316]
9. Epidemiologische Faktoren **– höhere Länderprävalenzen**			
Orient	1961	McKusick u. Harris	[524]
Israel	1965	Goodman et al.	[264]
	1970	Mozes et al.	[558]
	1983	Adar et al.	[9]
Japan	1921/22	Koyano	[420]
	1962	Ishikawa et al.	[375]
	1976	Nakata et al.	[563]
	1977	Mishima u. Ishikawa	[548]
	1978	Kawai	[397]
	1980	Shionoya et al.	[710]
Indonesien	1974	Hill u. Smith	[346]
Java	1973	Hill et al.	[345]

Fortsetzung **Tabelle 7**

Ätiologischer Faktor	Jahr	Autoren	Literatur
Indien	1962	Chakrabarti	[126]
	1967	Choudhary	[132]
	1976	Kinare et al.	[407]
	1980	Nigam et al.	[575]
Polen	1980	Nielubowicz et al.	[572]
China	1920	Whyte	[846]
	1925	Meleney u. Miller	[529]
Iran	1977	Chahidi	[125]
Bangladesh	1975	Lewis	[480]

hingewiesen, der möglicherweise zu einer Freisetzung von Elastin aus der Gefäßwand führt. Horsch et al. zeigten 1977 an eigenen Kollektiven an 29 [355] und 1985 an 46 Patienten [357] signifikant erhöhte Titer von Antielastin-Antikörpern im Vergleich zu Gesunden, Patienten mit degenerativer Arteriosklerose und solchen mit venösen Erkrankungen (Abb. 7). Baydanoff et al. (1987) [51] fanden bei Patienten mit Arteriosklerose niedrigere Spiegel als bei Gesunden. Das Alter dieser Patienten lag jedoch zwischen 50 und 75 Jahren. Bei von Müller-Bühl et al. (1987) untersuchten Patienten mit obliterierender Arteriosklerose liegen die Durchschnittstiter bei 1:32, d.h. auch mindestens 2 Titerstufen unter denjenigen, die Horsch et al. bei Patienten mit Buerger-Syndrom ermittelten. Bei Bollinger et al. (1979) sind die Befunde weniger klar. 16 von 28 Patienten weisen einen höheren Titer als 1:8 auf. Bollinger und Mitarbeiter interpretieren dies mit einem möglicherweise nicht vollständig vergleichbaren Aktivitätszustand im Krankheitsverlauf der Kollektive.

Es muß offen bleiben, ob diese Autoantikörper selbst pathogenetische Potenz besitzen oder „unspezifische Folgeerscheinungen im Krankheitsprozeß darstellen" [357].

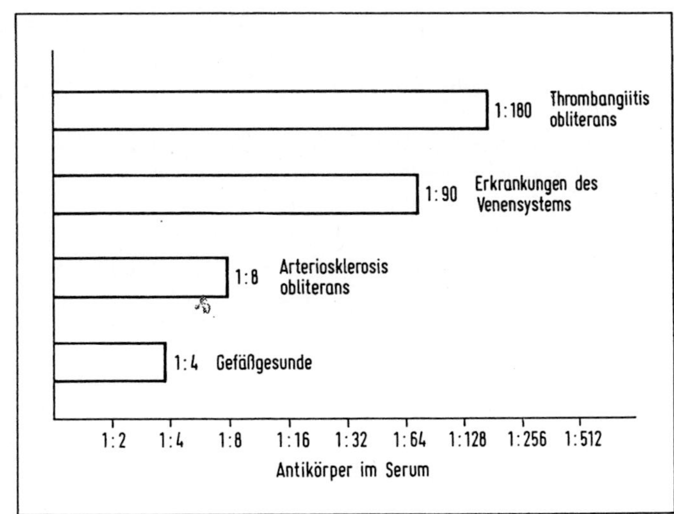

Abb. 7. Durchschnittliche Titer von Antielastin-Antikörper bei verschiedenen Patientenkollektiven. (Nach [357])

Der Antikörpertiter ist jedoch als diagnostisches Hilfsmittel zu verwenden, obwohl das Titerprofil nicht als spezifisch zu bezeichnen ist. Insbesondere im Bereich bis 1:64 ergeben sich Überlappungen in den Kollektiven. Möglicherweise ist eine eindeutigere Abgrenzung bei Horsch et al. deshalb nicht gelungen, weil die diagnostischen Kriterien nicht stringent genug angewendet wurden [314]. So sind auch solche Patienten in das untersuchte Kollektiv aufgenommen worden, die nur 2 der sogenannten „Hauptkriterien" erfüllten. Über die Relevanz der aufgeführten „Nebenkriterien" ist nichts gesagt, insbesondere der Stellenwert der Angiographie ist nicht deutlich. Angemerkt werden muß auch, daß ein Kriterium als Haupt- und als Nebenkriterium geführt wird. Die Frage, wieviele von diesen Patienten bei strengerer Handhabung der Kriterien nicht in die Untersuchung einbezogen worden wären und ob das Ergebnis anders ausgesehen hätte, ist naturgemäß im Nachhinein nicht beantwortbar. Dasselbe gilt für die Untersuchung von Adar et al. (1983) [9], die das Vorkommen von Autoantikörpern gegen Kollagen Typ I und Typ III bei Gesunden, Patienten mit Arteriosklerose und solchen mit Buerger-Syndrom analysierten. Von 39 Patienten waren nur 17 mit gesicherter Thrombangiitis obliterans, dagegen 16 mit wahrscheinlicher und 6 mit möglicher Diagnose. Die Ergebnisse weisen auf eine Beteiligung des Immunsystems hin. Ihre mögliche Bedeutung für die Diagnostik ist noch nicht abschätzbar. Die Befunde von Horsch et al. reichen aber aus, um den Antielastin-Antikörper-Titer als den einzigmöglichen relevanten Laborparameter [225, 314, 360] anzusehen, auch wenn er nicht pathognomonisch ist [559].

Neuere Daten der Arbeitsgruppen von Menzel (1987) sowie Heidrich (1989) zeigen, daß von den immunologischen Parametern ein erhöhtes CRP (Tabelle 7) und insbesondere der Nachweis von Antikörpern gegen Kollagen Typ IV (Basalmembrankollagen) und Immunkomplexen der conglutininbildenden Art für die Diagnose der Thrombangiitis obliterans von Bedeutung sein könnten. Die genannten Autoren sehen in ihrem Nachweis eine differentialdiagnostisch wichtige Hilfe, weil Antibasalmembran-Antikörper bei degenerativer Arteriosklerose sehr viel seltener als bei Thrombangiitis obliterans vorkommen würden und Immunkomplexe der conglutininbildenden Art gar nicht [319]. Obwohl die letztgenannte Aussage nicht mit den publizierten Daten [531] übereinstimmt, ragen diese Befunde aus der Fülle der Einzelmitteilungen (Tabelle 7) hinaus. Für die Bestimmungen und Bewertungen dieser immunologischen Befunde gilt zur Zeit noch ähnliches wie für die Histologie. Sie sind keine Routineverfahren, und ihr Ergebnis kann nur im Zusammenhang mit anderen Befunden gedeutet werden. Eine ausführliche Übersicht über die diskutierten ätiologischen Faktoren gibt Tabelle 7. Die Häufung immunologischer Befunde bedeutet dabei nicht den Nachweis, daß es sich bei der Thrombangiitis obliterans tatsächlich um eine Autoimmunerkrankung handelt. Heidrich sieht in ihr aber eine „eigene immungenetische Entität". Bollinger (1979) rückt sie in den Formenkreis der Kollagenosen.

Zur Pathogenese der Thrombangiitis obliterans

Lambrecht u. Heinrich (1988) bezeichnen die Thrombangiitis obliterans als Immun-komplexvaskulitis wegen erhöhten Vorkommens zirkulierender Immunkomplexe, zirkulierender Antikörper und Nachweises gewebsgebundener Immunkomplexe. Die Immunpathogenese werde auch durch erhöhte Werte bei Autoantikörpern gegen Gefäßantigen als auch bei Antikörpertitern gegen Tabakantigen wahrscheinlich. Ebenfalls für eine Immunpathogenese sprechen die übrigen in Tabelle 7 zusammengestellten immunologischen Faktoren. Die Befunde sind jedoch keineswegs einheitlich [58, 153, 281, 322, 772, 871], teilweise überhaupt nicht einzuordnen [749] oder schwierig zu interpretieren [755, 773]. Cupps (1981), Lehmann (1988) und Peter (1987) betrachten die Thrombangiitis obliterans als Sonderform einer systemischen Vaskulitis im Gegensatz zu primären und sekundären Vaskulitiden. Zu den letzteren gehören auch die Autoimmunerkrankungen. Horsch (1975, 1979) untersuchte den Einbau von markierter Ölsäure in die Lipide verschiedener Arterien. Die Inkorporation des Isotops war bei der Thrombangiitis obliterans und bei normaler Intima ähnlich und unterschied sich deutlich von dem Einbau in atherosklerotische Intima. Daraus zieht Horsch den Schluß einer eigenständigen, von der Atherosklerose unabhängigen Pathogenese der Thrombangiitis obliterans.

Demgegenüber vertreten Hess et al. (1969–1988) die Auffassung von einer einheitlichen Pathogenese von Arteriosklerose und Thrombangiitis obliterans, die auch schon Asang u. Mittelmeier (1957) in ihrer „systematisierten Endangiitis obliterans" favorisierten. Die Ursprünge dieser Auffassung gehen allerdings noch weiter zurück. So vermutete Meyer (1947), daß der Arteriosklerose als auch der Thrombangiitis obliterans derselbe entzündliche Vorgang zugrunde liege. Rössle (1943) spricht von „akuter Arteriosklerose" in dem Sinne, daß die Thrombangiitis obliterans eine zu akuten Schüben neigende Arteriosklerose sei. Die pathogenetische, morphologische und möglicherweise auch klinische Überlappung verschiedener Krankheiten schließt aber nicht das Entstehen unterschiedlicher Entitäten aus.

Die Deutung der Pathogenese versucht Erklärungen dafür bereitzuhalten, warum sowohl Art der Schädigung, Lokalisationen, Verlauf und Remission als auch ein therapeutischer Erfolg so auftreten, wie es sich pathologisch-anatomisch und klinisch darstellt. Für das Verhältnis aller arteriellen Verschlußkrankheiten ist von der existentiellen Funktionseinheit zwischen Blutgefäß und strömendem Blut auszugehen [332, 335]. Blut und Gefäßwand befinden sich physiologischerweise in einem regulativen Gleichgewicht. Wie bei vielen anderen Regulationssystemen des Körpers auch, wird diese Homöostase durch komplexe Steuerungsmechanismen aufrechterhalten. Bei Überbeanspruchung der Regulationsbreite kann sie sich in verschiedene Richtungen pathologisch verändern.

So ist eine funktionsfähige Mikrozirkulation mit chronisch trophischen Läsionen nicht vereinbar. Der Zustand kritischer Ischämie der Extremitäten wird heute angesehen als eine Situation, in der die Regulation der Mikrozirkulation und der arteriellen Perfusion zusammengebrochen ist. Als Folge ergeben sich eine pathologische Vasomotion und eine inadäquate Verteilung des Blutflusses insbesondere in den nutritiven Kapillaren der Haut. Das Regulationssystem ist als „microvascular defence system" (MDS) definiert worden, das unter physiologischen Bedingungen gegenüber Läsionen und Infektionen agiert und bei pathologischer Dysregulation einen Circulus vitiosus zwischen aktivierten Plättchen und Leukozyten und beschädigtem Endothel unterhält, der zu lokaler Ischämie und Gewebsschäden führen kann [208].

Eine Therapie kann daher unter dem Gesichtspunkt definiert werden, diesen pathologischen Zustand zu durchbrechen und die Regulation zu normalisieren. Shionoya (1980/81) konnte bei Patienten mit Thrombangiitis obliterans sogar eine Stagnation der mikrovaskulären Zirkulation feststellen. Unter Verwendung von ^{133}Xe fand er eine Erhöhung der verminderten Flußgeschwindigkeit, die mit dem Ausmaß der trophischen Störungen korrelierte. Einen weiteren Hinweis auf ein Bestehen mikrozirkulatorischer Veränderungen sehen Shionoya et al. (1977, 1988) in der Tatsache, daß eine Verschlechterung der akralen Beschwerden oder Rezidive in der Ischämiesymptomatik nicht mit angiographisch nachweisbaren Veränderungen einhergeht. Die Störungen der Blut-Gefäßwand-Homöostase, die zu den pathologischen Verhältnissen in der Mikrozirkulation im akralen Gewebe führen [709, 722], könnten auf Veränderungen von Bestandteilen des Blutes oder der Gefäßwand zurückzuführen sein. So fand Ende (1964) [331] Gerinnungsparameter und fibrinolytisches Verhalten bei Patienten mit Thrombangiitis obliterans völlig verschieden von normalen (Gefäßgesunden) als auch von Patienten mit obliterierender Arteriosklerose. Eine pathogenetische Bedeutung wurde diesen Befunden jedoch nicht beigemessen. Hingegen setzten sich Betrachtungen durch, die in den Thrombozyten „die Schlüsselfigur in der Pathogenese" der Thrombangiitis obliterans als auch der Arteriosklerosis obliterans sehen [91, 332] wenngleich ihre Rolle in der Genese früher Läsionen nicht (mehr) allgemein akzeptiert wird. Physiologischer Reiz für das Anhaften von Thrombozyten in Bereichen von Endotheldefekten ist das subendotheliale Kollagen. Kommt es durch die Defektabdeckung zu einer Restitutio ad integrum, besteht keine Reizwirkung für die Thrombozyten mehr und die Blut-Gefäßwand-Homöostase ist wiederhergestellt [332]. Hess et al. (1974) bezeichnen die Blutplättchen als „mobile Phase" der Gefäßwand. Pathologische Verhältnisse können zu erhöhter Aggregations- und Adhäsionsbereitschaft führen, so daß z.B. bei permanentem Rauchen es auch zu Anlagerungen von Thrombozyten auf anscheinend intaktem Arterienendothel kommt. Vergleichbare Verhältnisse können bei Vorliegen anderer Risikofaktoren (z.B. Cholesterin) gefunden werden [332]. Der Grad der Aggregationsneigung scheint jedoch bei Patienten mit Arteriosklerosis obliterans und Thrombangiitis obliterans unterschiedlich ausgeprägt zu sein [413]. Bei Persistieren der pathologischen Reize wird die Aggregationsneigung weiter gesteigert. Entstehende Mikroparietalthromben und größere Thromben können in die Gefäßwand inkorporiert werden und über mesenchymale Reaktionen zum arteriosklerotischen Plaque führen. Bei der Thrombangiitis obliterans kommt es rasch zu intravasalen Thromben, „an deren Anfang die Reizwirkung von der veränderten Gefäßwand auf die Blutplättchen steht" [332]. Mit einer Latenz von 1–3 Tagen induzieren adhärierende Plättchen die Proliferation glatter Muskelzellen. Gerinnungsthrombosen können deshalb auf dem Boden der Thrombozytenadhäsionen zustande kommen und den für die Thrombangiitis obliterans charakteristischen segmentalen Verschluß auslösen. Die frühe Thrombusbildung erfolgt mit rascher Organisation durch ein zell- und gefäßreiches Gewebe. Die innerste Wandschicht bezeichnet Leu als „Erfolgsorgan" der Krankheit [477]. Bei der Arteriosklerose ist die frühe Endothelzerstörung mit der schnellen thrombotischen Reaktion wegen der degenerativen Veränderungen häufig nicht möglich. Grundsätzlich läuft aber der gleiche Prozeß ab. Bemerkenswert ist der „Reichtum an Zellen mit Eigenschaften glatter Muskelzellen", der bei der gewöhnlichen Thrombose nicht zu finden ist [477].

Weiteren Schüben „liegen jeweils neu entstandene, thrombotisch bedingte segmentale Strombahnhindernisse zugrunde" [334]. Bei der Thrombangiitis obliterans entstehen die Thromben durch das ständige Einwirken der exogenen Noxe. Bei der Arteriosklerose spielen sowohl arteriosklerotische Läsionen als auch endogene und exogene Bedingungen eine Rolle. Diese Verhältnisse können einerseits das viel häufigere Vorkommen der Arteriosklerose als auch die Remissionstendenz nach Absetzen des Rauchens bei Thrombangiitis obliterans erklären. Die Plättchenadhäsionen sind also nicht eine Komplikation, sondern stehen am Beginn der Entwicklung einer obliterierenden Arteriopathie, die durch das Fortwirken der Risikofaktoren progredient wird.

Neben dem System der Thrombozyten und Leukozyten sind an der autoregulatorischen Aufrechterhaltung von Integrität der Gefäßwand, Fließfähigkeit des Blutes und der Gefäßwand-Blut-Homöostase die Systeme der Gerinnung und Fibrinolyse sowie biophysikalische und biochemische Faktoren beteiligt. Erst das dynamische Gleichgewicht aller beteiligter Komponenten sichert physiologische Verhältnisse [335]. Die überragende Bedeutung der Thrombozyten fand ihre Bestätigung durch die Entdeckung des Prostaglandinsystems und seiner Wichtigkeit für die Stabilität der Blutplättchen durch Moncada et al. (1976). Aus der Arachidonsäure synthetisiert der Thrombozyt mittels Zyklooxygenase den stärksten endogenen Stimulator der Thrombozytenaggregation, das Thromboxan A$_2$. In der Gefäßwand entsteht auf gleichem Weg der Antagonist des Thromboxans A$_2$, das Prostazyklin, ein starker Inhibitor der Thrombozytenaggregation mit desaggregierender Potenz. Ein Gleichgewicht zwischen diesen beiden „biochemischen Mediatoren" [190] wird heute als eine wesentliche Voraussetzung dafür diskutiert, daß es nicht zu pathologischen Plättchenadhäsionen kommt. Die Endothelzelle nimmt somit unter verschiedenen Aspekten eine Schlüsselstellung in der Pathogenese der Thrombangiitis obliterans ein [681]. Die unterschiedlichen Ausprägungen obliterierender Arterienprozesse können sich so aus der unterschiedlichen Art, Intensität, Wirkungsdauer und Frequenz der die thrombozytäre Adhäsion begünstigenden Reize bzw. Bedingungen erklären lassen [331]. Damit ist eine einheitlich formale Pathogenese bei bestehender Polyätiologie der stenosierenden Arteriopathien begründet, die es sinnvoll erscheinen läßt, die verschiedenen Stadien nicht nur nach der klinischen Symptomatik, sondern auch nach dem Zustand der Funktionseinheit Gefäßwand und Blut zu beschreiben, wie es mittels des MDS versucht wird. Dies eröffnet auch die Möglichkeit, unterschiedliches Ansprechverhalten von Patienten mit Arteriosklerose und Thrombangiitis obliterans auf eine Therapie mit Prostaglandinen oder Prostazyklinen unter den oben erwähnten pathogenetischen Gesichtspunkten zu interpretieren, denn die Befunde von Hess, die das intravasale Gerinnsel als primär ansehen, sind nicht nur eine Bestätigung der ursprünglichen Auffassungen Buergers, sie begründen auch die Hoffnung, in jedem

Stadium der Erkrankung noch therapeutisch wirksam eingreifen zu können. Hess konnte darüber hinaus zeigen, daß bei der Thrombangiitis obliterans nicht nur ein Sistieren, sondern durch vollständiges Einstellen des Rauchens auch eine deutliche Regression der stenosierenden und obliterierenden Gefäßprozesse erzielt werden konnte [338].

Psychosomatische Aspekte beim Patienten mit Buerger-Syndrom

Es wurde immer wieder diskutiert, ob Patienten mit einem Buerger-Syndrom besondere Persönlichkeitsmerkmale aufweisen [316]. Als Eigenschaften wurden beschrieben:

- sprunghaft, negativistisch-ambitiös, feindlich-aggressiv,
- schwach supprimierte Feindseligkeit, oft in Verbindung mit Schuldgefühlen wegen Feindseligkeit und Aggression,
- autodestruktive Züge,
- „der Patient steht neben seinem Körper",
- Negativismus bei gleichzeitigem Wunsch nach Konformität.

Viele klinisch erfahrene Angiologen vertreten sogar die Auffassung, daß es einen „Buerger-Typ" gibt (Abb. 8).

Buerger selbst hat eindrucksvoll den typischen Patienten beschrieben: „ein hageres, abgehärmtes Aussehen mit starren Augen, mit gebeugtem Rumpf umklammert er das Knie und den Fuß des betroffenen Beines". Die meisten Patienten sind schmerzgezeichnet und niedergeschlagen. In einigen Fällen wurde über Suizidversuche berichtet [108].

Nahezu alle Patienten sind Zigarettenraucher und sind trotz erheblichem Leidensdruck nicht gewillt, den Nikotinabusus einzustellen. Liegt die Chance zur Nikotinentwöhnung beim Patienten mit Claudicatio intermittens um 20%, so wird die realistische Chance der Nikotinentwöhnung beim Patienten mit Buerger-Syndrom auf unter 5% geschätzt. Die meisten Patienten haben immer wieder Auseinandersetzungen mit den behandelnden Schwestern, Pflegern und Ärzten wegen des Nikotinabusus und wegen der Einnahme von Schmerzmitteln. Die meisten Patienten müssen wiederholt stationär aufgenommen werden. Nur in den wenigsten Kliniken und Gefäßzentren ist eine psychosomatische Betreuung möglich.

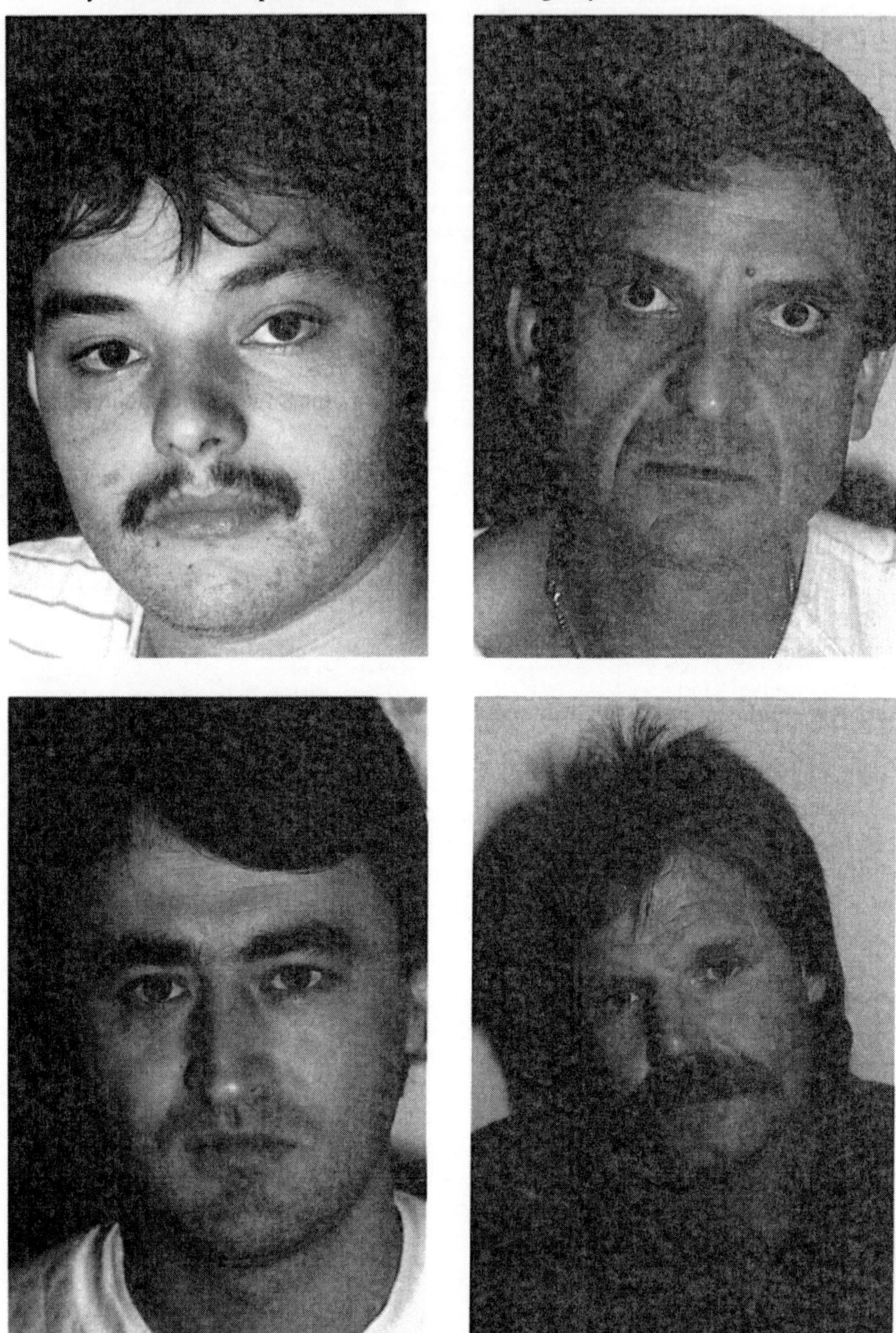

Abb. 8. Portraits von Patienten mit gesicherter Diagnose einer Thrombangiitis obliterans

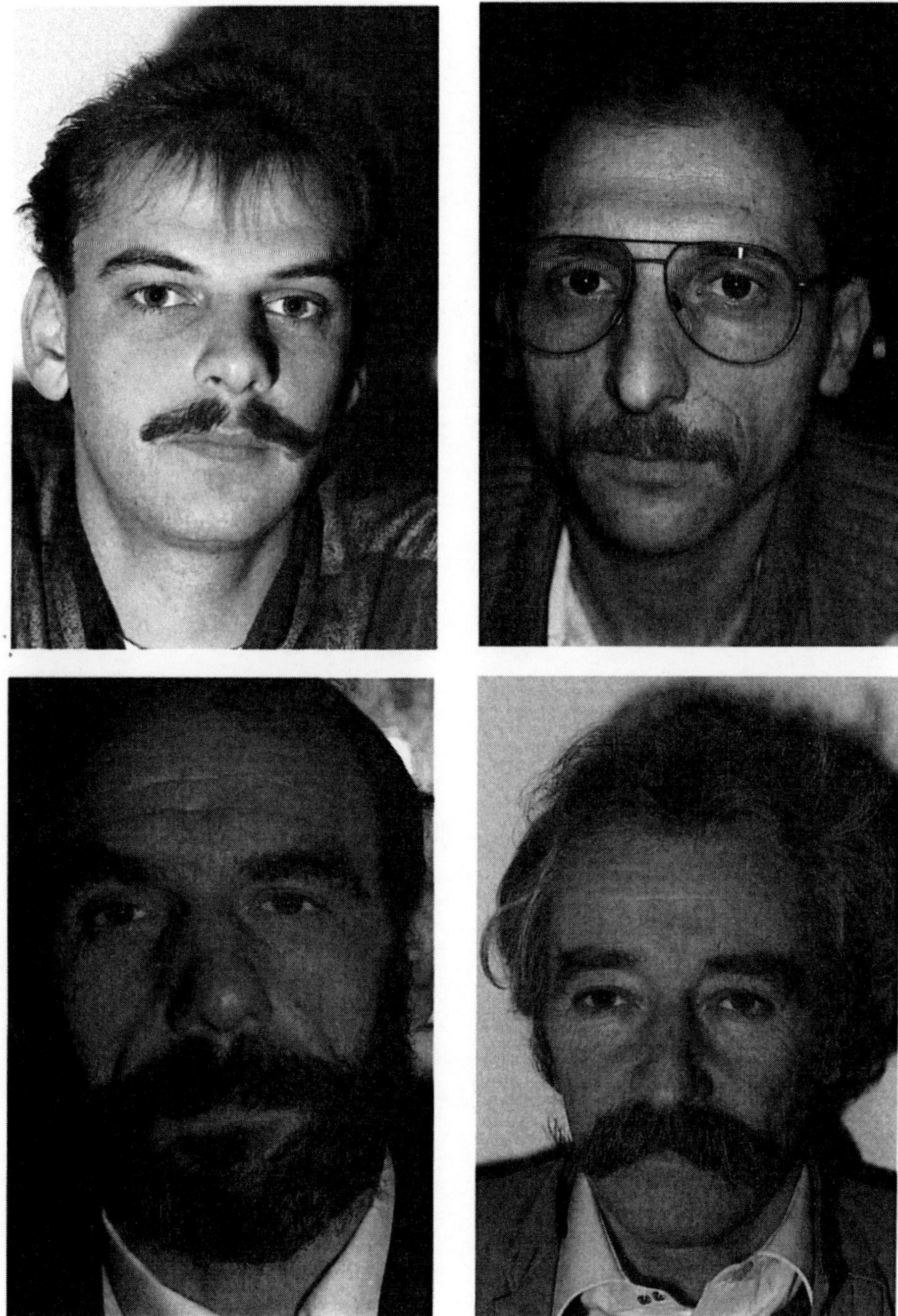

Abb. 8. Portraits von Patienten mit gesicherter Diagnose einer Thrombangiitis obliterans

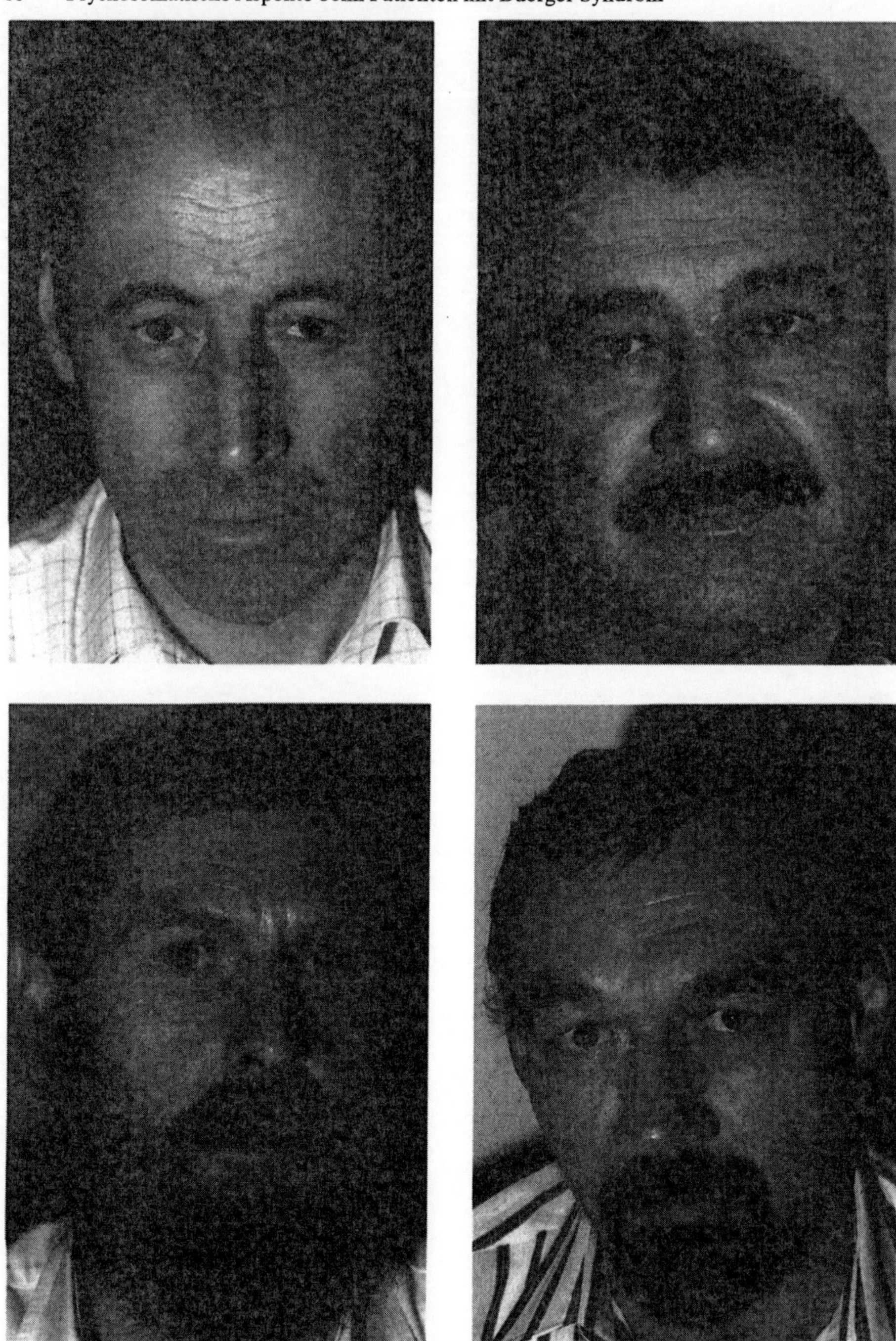

Abb. 8. Portraits von Patienten mit gesicherter Diagnose einer Thrombangiitis obliterans

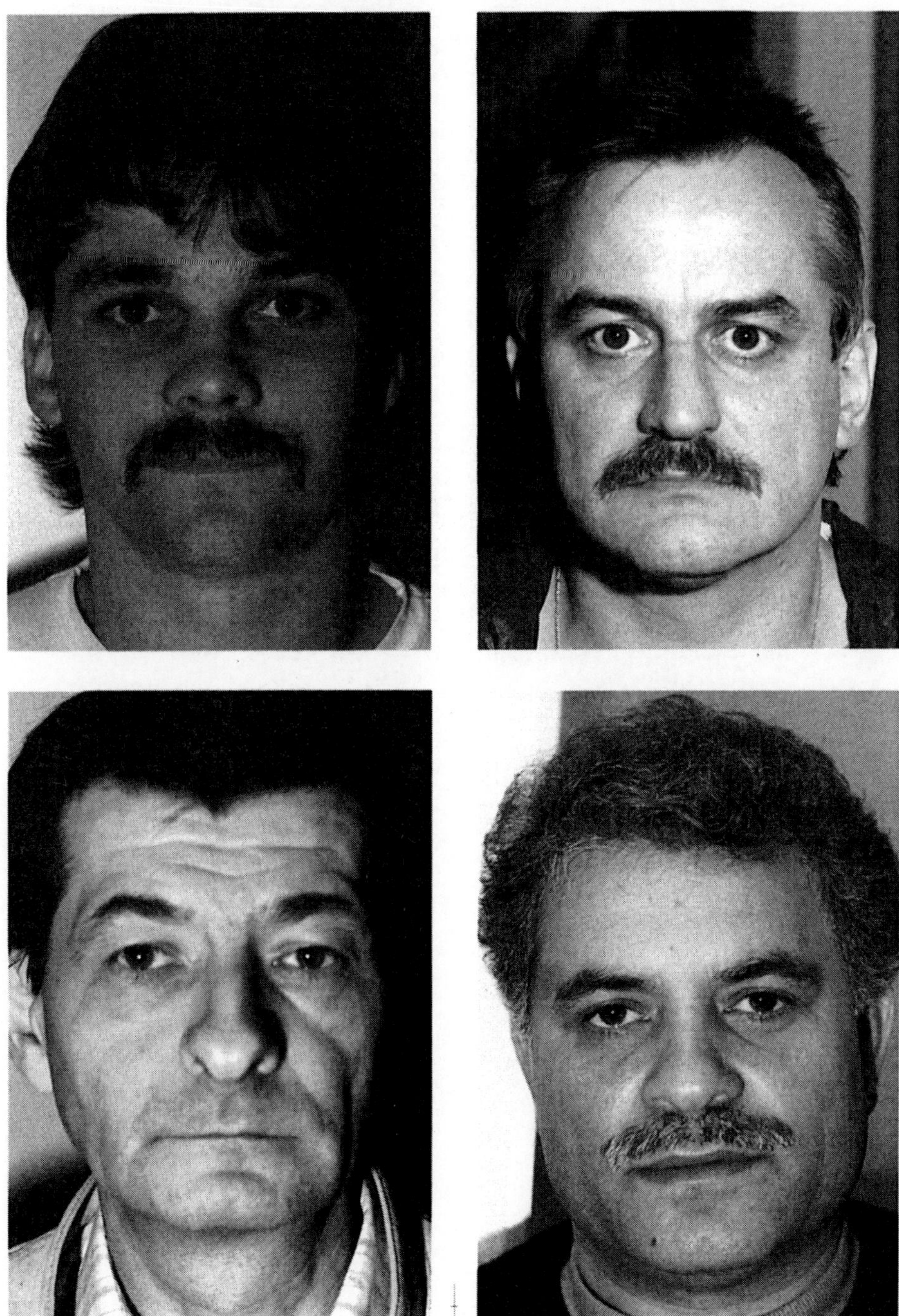

Abb. 8. Portraits von Patienten mit gesicherter Diagnose einer Thrombangiitis obliterans

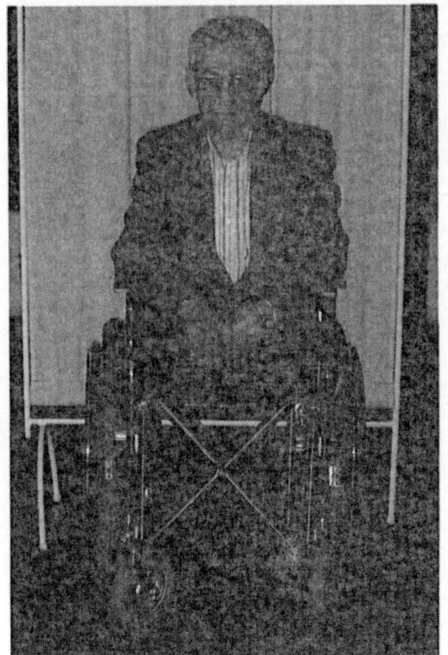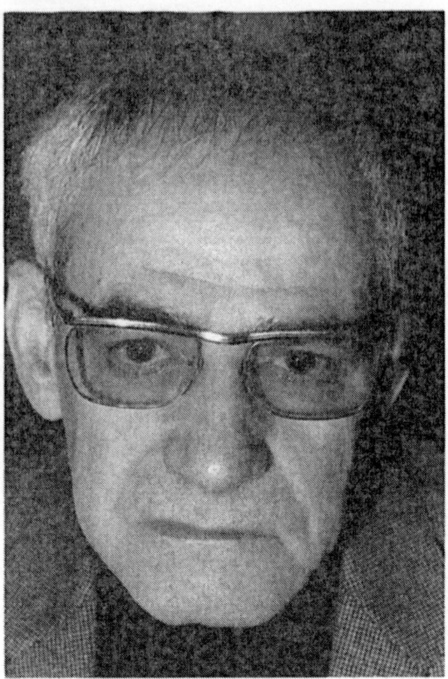

Abb. 8. Portraits von Patienten mit gesicherter Diagnose einer Thrombangiitis obliterans

Epidemiologie des Buerger-Syndroms

Die Erhebung epidemiologischer Daten stößt auf vergleichbare Schwierigkeiten wie bei den Erhebungen anderer Daten bei dieser Patientengruppe. Zum einen sind die angewendeten diagnostischen Kriterien nicht einheitlich, und zum anderen wird an die Thrombangiitis obliterans entweder häufig nicht gedacht, oder die Kriterien werden nicht genau genug beachtet. Aus diesem Grund ist es auch sehr schwer zu beurteilen, in welchem Ausmaß die Zahlen durch Fehldiagnosen oder tatsächliche Veränderungen in der Häufigkeit beeinflußt werden. Die folgenden Zahlenangaben sind unter diesem Gesichtspunkt zu sehen.

Geographisches Verteilungsmuster

Nach Adler u. Stefani (1970) ist die Thrombangiitis obliterans „keine seltene Erkrankung". Sie kommt in verschiedenen Ländern und Regionen der Erde allerdings sehr unterschiedlich häufig vor. Früher neigten die Autoren dazu, in ihrem eigenen Land das Auftreten am häufigsten zu sehen [29, 246]. Heute liegen fundiertere Schätzungen vor. Tabelle 8 zeigt die geschätzte relative Häufigkeit der Thrombangiitis obliterans an der Gesamtzahl der Patienten mit peripherer arterieller Verschlußkrankheit in verschiedenen Gebieten der Erde. Der Anteil liegt weltweit zwischen 0,5% und 66% [99, 118, 480, 502, 509, 615, 847].

Tabelle 8. Relative Häufigkeit (in %) von Thrombangiitis obliterans an arteriellen Verschlußkrankheiten. (Nach [99, 118, 502, 509, 546, 574, 781, 810])

Westeuropa, Nordamerika, Südafrika	0,5–5
Osteuropa, Südosteuropa, Israel	2–20
Indien, Japan, Ferner Osten	20–66

Die absolute Häufigkeit oder der Anteil der Thrombangiitis-obliterans-Patienten an der Gesamtbevölkerung kann daraus nicht entnommen werden. So geben Shionoya et al. (1988) [721] in einer Hochrechnung für Japan (1985) eine Zahl von 9000 (ca. 9/100000) in Krankenhäusern behandelter Patienten an. Sie gibt daher allerdings weder die Inzidenz des Jahres 1985 noch die Prävalenz in der Gesamtbevölkerung wieder. Die Verhältnisse an zwei japanischen Kliniken sind in Abb. 9 wiedergegeben; sie zeigt, daß sich zwar das Verhältnis von Patienten mit Thrombangiitis obliterans zu denjenigen mit Arteriosklerose zwischen 1955 und 1980 von 6:1 auf 1:1 (Tokio) bzw. zwischen 1945 und 1980 von 4:1 auf 0,6:1 (Okayama) verändert hat, was aber fast ausschließlich durch eine Zunahme von Patienten mit Arteriosklerose bedingt ist. So hat sich deren Anzahl mehr als verfünffacht. Die dramatische Zunahme der Patienten mit

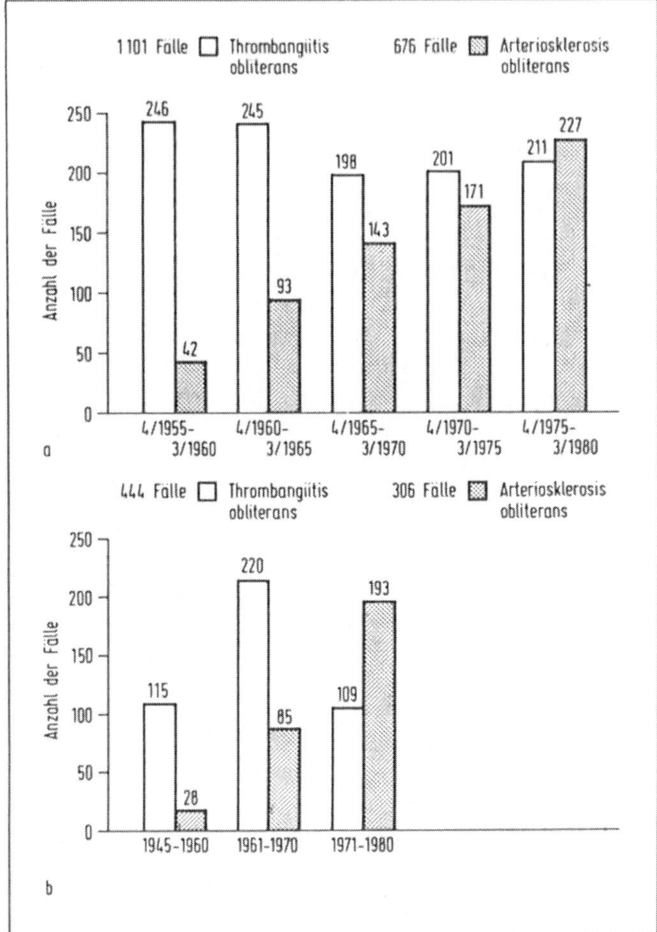

Abb. 9. Häufigkeit von Arteriosklerosis obliterans und Thrombangiitis obliterans in 2 japanischen Kliniken: *a* Chirurgische Abt., Medizinische Fakultät der Universität Tokio; *b* Chirurgische Abt., Medizinische Fakultät der Universität Okayama. (Nach [628])

Arteriosklerose insbesondere in den hochindustrialisierten Ländern nach dem 2. Weltkrieg hinterließ offensichtlich den Eindruck einer entsprechend verminderten Inzidenz der Thrombangiitis obliterans. Die tatsächlich relative Konstanz der Inzidenz an diesen beiden Krankenhäusern zeigt aber zum einen, daß die absolute Zahl der Buerger-Patienten wahrscheinlich kaum gesunken ist [491], und zum anderen ist dies ein weiterer Hinweis für die Eigenständigkeit der Krankheit. Verringert hat sich die Bedeutung am Gesamtkontingent der Patienten mit arteriellen Durchblutungsstörungen. Die Aufmerksamkeit am Krankheitsbild ging zurück, was wiederum eine Minderung der Diagnosehäufigkeit nach sich zieht.

In der Bundesrepublik Deutschland wird die Zahl der Patienten mit Thrombangiitis obliterans auf ca. 20000 geschätzt [807]. Etwa 100000 Männer im Alter von 35–45 Jahren (Prävalenz 2,4%) und 300000 Männer im Alter von 45–55 Jahren (Prävalenz 7,2%) sollen an arterieller Verschlußkrankheit leiden [99]. Damit beträgt der Anteil von Thrombangiitis-obliterans-Patienten am Kollektiv von Patienten mit peripheren arteriellen Verschlußkrankheiten etwa 5%. Aus den Zahlen von Kummer et al. (1977) läßt sich die Höhe der Inzidenz in der betroffenen Bevölkerungsschicht ermessen (Tabelle 10). In der Schweiz dürfte die Zahl der an Buerger-Syndrom erkrankten Patienten zwischen 2000 und 3000 liegen [371]. Tabelle 9 zeigt die Schätzungen für eine Anzahl europäischer Länder. Anteile von 36% für Italien [542] differenzieren nicht unter verschiedenen Typen von Arteriitiden. In einer schwedischen Studie betrug der

Tabelle 9. Schätzung der Prävalenzen von Thrombangiitis obliterans in europäischen Ländern. (Nach [118, 371, 619, 807])

1.	Polen	60000	13.	Niederlande	4000
2.	Jugoslawien	45000	14.	Griechenland	4000
3.	Rumänien	30000	15.	Portugal	3000
4.	Türkei	25000	16.	Belgien	2500
5.	Bulgarien	20000	17.	Schweiz	2500
6.	CSFR	20000	18.	Schweden	2000
7.	Ungarn	20000	19.	Österreich	2000
8.	Deutschland	20000	20.	Finnland	1500
9.	Frankreich	20000	21.	Dänemark	1500
10.	Italien	17000	22.	Norwegen	1000
11.	Spanien	12000	23.	Irland	1000
12.	England	5000			

Tabelle 10. Inzidenzen von Thrombangiitis obliterans

Jahr	Fälle/100000	Land	Autoren	Literatur
1949	104	USA	Lie	[484]
1955	49	USA	Juergens	[382]
1958	82	USA	Gore u. Burrows	[265]
1960	36	USA	Juergens	[382]
1963	7	USA	DeBakey u. Cohen	[155]
1965	19	USA	Juergens	[382]
1969	12	USA	Juergens	[382]
1978	10	USA	Lie	[484]
1982	8	USA	Satiani u. Sowden	[676]
1989	14	USA	Lie	[491]
1975	6–7	Japan	Shionoya et al.	[710]
1984	8	Japan	Ueyama	[817]
1985/88	5–9	Japan	Shionoya et al.	[721, 722]
1965	20	Israel	Goodman et al.	[264]
1977	60	Schweiz	Kummer et al.	[429][a]
1977	5	Schweiz	Kummer et al.	[429]
1973	5	Java	Hill et al.	[345]
1971	1	Schweden	Tibell	[810][b]
1987	5	Deutschland	Kappert	[391]

[a] Nur bei 35- bis 44jährigen Männern.
[b] Nur Krankenhauseinweisungen aus Malmö von Patienten mit arteriellen Durchblutungsstörungen.

Anteil von 34 in Malmöer Krankenhäusern diagnostizierter Patienten mit Thrombangiitis obliterans zwischen 1949 und 1965 an nichtdiabetischen Patienten mit arterieller Verschlußkrankheit 7,4%, am Gesamtkollektiv 4,1% [810]. Die Zahl der als
Buerger-Syndrom diagnostizierten Patienten hat in den USA von 104/100 000 im Jahre
1949 auf 10/100 000 im Jahre 1978 abgenommen und ist derzeit wieder auf 14/100 000
angestiegen [484, 491]. Weitere Inzidenzen sind in Tabelle 10 zusammengestellt. Inzidenzen, die auf die Gesamtbevölkerung bezogen sind, sind jeweils zu verdoppeln,
wenn nur Männer bzw. nur Patienten ohne Diabetes mellitus betrachtet werden; bei
Männern ohne Diabetes mellitus sind sie demgemäß zu vervierfachen. Eine Sonder-
situation wurde 1941 von Fatherree u. Hurst [213] aus dem Ort Soap Lake im Bundes-
staat Washington (USA) berichtet. Dort seien 34 von 619 Einwohnern an Thrombangiitis obliterans erkrankt. Angeblich waren Erkrankte aus anderen Landesteilen
dorthin gekommen, um sich einer Badekur mit Mineralsalzen zu unterziehen und
dann teilweise ansässig geworden.

Alter- und Geschlechtsverteilung

Die meisten Autoren fordern in ihren Diagnosekriterien ein Manifestationsalter von
unter 40 Jahren [280, 358, 450, 620, 627], um eine Abgrenzung gegenüber der Arteriosklerose zu erzielen. Das Alter bei Diagnosestellung und der tatsächliche Eintritt der
Krankheit orientiert sich an dieser eher willkürlichen Grenze nur bedingt, denn es ist
kaum definierbar oder feststellbar, wann der Zeitpunkt der Manifestation eingetreten
ist. Als praktikabler Bezugspunkt kann daher nur das Alter bei Erstdiagnose dienen.
Tabelle 11 gibt eine Übersicht von Altersverteilungen bei Stellung der Diagnose.

Tabelle 11. Altersverteilung bei Diagnosestellung von Patienten mit Buerger-Syndrom

Jahr	Zahl	Bereich	Durchschnitt	Autoren	Literatur
1920	4	30–40	33	Ludlow	[503]
1921	120	14–60	37	Koyano	[420]
1925	25	27–60	39	Meleney u. Miller	[529]
1925	41	20–45	33	Perla	[612]
1931	15	26–38	32	Noble	[578]
1932	10	30–71	39	Horton u. Brown	[362]
1936	22	21–53	33	Lindenbaum u. Kapitza	[494]
1941	32	27–56	42	Fatherree u. Hurst	[213]
1943	4	24–37	31	Edwards u. Edwards	[192]
1944	767	20–55	32	DeBakey u. Cohen	[155]
1948	77	16–48	35	Kinmonth	[408]
1949	149	15–53	35	Campbell et al.	[120]
1949	120	18–55	36	Lynn u. Burt	[505]
1950	6	27–39	33	Edwards	[194]
1951	103	19–65	35	Martorell et al.	[517]
1955	6	26–48	36	Mavor	[522]
1963	182	17–44	29	Abramson et al.	[2]
1964	28	17–40	30	Louw	[502]
1965	80	16–38	30	Goodman et al.	[264]

Fortsetzung **Tabelle 11**

Jahr	Zahl	Bereich	Durchschnitt	Autoren	Literatur
1966	41	18–49	31	Schatz et al.	[682]
1968	110	19–50	35	Kunlin u. Lengua	[431]
1969	7	21–45	31	Brown et al.	[96]
1970	16	23–45	30	Lambeth u. Yong	[439]
1972	28	21–50	40	Piza u. Kretschmer	[623]
1975	15	19–44	35	Krähenbühl et al.	[421]
1975	38	27–50	37	Leu	[468]
1976	25	16–50	35	Kinare et al.	[407]
1976	20	16–41	38	Rao et al.	[640]
1980	46	21–40	27	Horsch	[359]
1981	11	24–63	47	Erlandson et al.	[205]
1982	25	21–40	33	Chopra et al.	[131]
1982	119	20–50	35	Suzuki et al.	[787]
1983	33	19–39	30	Bollinger et al.	[80]
1983	20	21–65	42	Hoshino et al.	[367]
1983	6	28–37	31	Payen et al.	[609]
1983	115	19–49	36	Shionoya	[715]
1983	5	35–52	44	Tan et al.	[794]
1985	53	23–56	41	Leu	[471]
1985	12	25–42	35	Maurya et al.	[521]
1986	10	21–38	28	Scharfetter et al.	[681]
1986	12	23–43	34	Lie	[484]
1987	10	25–53	40	Krasznai et al.	[423]
1987	26	16–45	33	Mills et al.	[545]
1987	13	20–45	33	Mokhtari et al.	[551]
1988	1120	15–40	30	Kasprzak u. Kasprzak	[393]
1988	23	31–44	35	Lambrecht et al.	[443]
1988	335	13–50	32	Pirnat u. Simic	[619]
1988	25	16–45	30	Heidrich u. Riso	[317]
1988	328	23–63	41	Ohta u. Shionoya	[586]
1988	193	19–49	36	Shionoya et al.	[722]
	4631	14–71	33		

Weibliche Patienten mit Thrombangiitis obliterans waren insbesondere vor dem
2. Weltkrieg ausgesprochen selten. Vielfach werden diese Fälle auch heute noch ge-
sondert berichtet (Tabellen 12 und 13). Erst in den letzten 10 Jahren wird ein deutlicher, wenn auch nicht dramatischer Anstieg des Anteils von Frauen am Gesamtkollektiv registriert [81, 471, 491, 665, 829]. Über den gesamten beobachteten Zeitraum beträgt die Quote 3,7%, wobei sie von 0,9% in den ersten beiden Jahrzehnten
(1908–1928) bis 7,6% im letzten Jahrzennt angestiegen ist (Abb. 10). Bei Autoren, die
über relativ kleine Kollektive berichten [290, 317, 359, 429, 471, 545, 680, 808], ist zu
berücksichtigen, daß die prozentualen Werte nur ihrem Gewicht an der Gesamtzahl
gemäß in die Endberechnung eingehen. Es zeigt sich auch hier ein Unterschied zur
Arteriosklerose, die bei Frauen unter 45 Jahren einen prozentual niedrigeren Anstieg
aufweist als bei Thrombangiitis obliterans. Bis zum Jahr 1973 akzeptierten Morris-
Jones u. Jones [556] aus überhaupt nur 22 histologisch verdächtigen Fällen von

Tabelle 12. Anteile von weiblichen Patienten mit Thrombangiitis obliterans

Jahr	Gesamtzahl	Weiblich	[%]	Autoren	Literatur
1920	4	0	0,0	Ludlow	[503]
1921	120	1	0,8	Koyano	[420]
1924	500	2	0,4	Buerger	[108]
1925	25	1	4,0	Meleney u. Miller	[529]
1925	41	0	0,0	Perla	[612]
1926	106	3	2,8	Herzberg	[329]
1930	11	1	9,1	Stapf	[761]
1931	15	1	6,7	Noble	[578]
1935	1000	2	0,2	Silbert	[731]
1936	350	1	0,3	Herrell	[327]
1936	22	1	4,6	Lindenbaum u. Kapitza	[494]
1938	948	21	2,2	Horton u. Brown	[363]
1941	32	0	0,0	Fatherree u. Hurst	[213]
1941	7	0	0,0	Klostermeyer	[410]
1946	750	2	0,3	Williams u. Barker	[854]
1948	77	1	1,3	Kinmonth	[408]
1948	600	23	3,8	Silbert	[734]
1949	149	2	1,3	Campbell et al.	[120]
1949	180	2	1,1	Hamlin et al.	[295]
1949	120	2	1,7	Lynn u. Burt	[505]
1951	103	0	0,0	Martorell et al.	[517]
1953	85	1	1,2	Richards	[648]
1955	6	0	0,0	Mavor	[522]
1961	981	77	7,9	McKusick u. Harris	[524]
1962	28	0	0,0	McKusick et al.	[525]
1963	767	0	0,0	DeBakey u. Cohen	[155]
1963	17	1	5,9	Abramson et al.	[2]
1964	28	1	3,6	Louw	[502]
1964	22	2	9,1	Szilagyi et al.	[792]
1965	8	4	50,0	Thieme et al.	[808]
1965	80	2	2,5	Goodman et al.	[264]
1966	41	0	0,0	Schatz et al.	[682]
1967	125	3	2,4	Razdan et al.	[645]
1967	25	0	0,0	Talwar et al.	[666]
1968	136	4	2,9	Chinas Medicine	[814]
1968	51	4	1,8	Czyzewski et al.	[150]
1968	110	3	2,7	Kunlin u. Lengua	[431]
1968	32	1	3,1	Godeau et al.	[257]
1969	7	1	14,3	Brown et al.	[96]
1969	46	1	2,2	Kjelden u. Mozes	[409]
1970	16	1	6,3	Lambeth u. Yong	[439]
1971	34	1	2,9	Tibell	[810]
1972	28	0	0,0	Piza u. Kretschmer	[623]
1973	106	1	0,9	Hill et al.	[345]
1973	303	8	2,6	Stojankoviec et al.	[771]
1973	7	0	0,0	Zannini u. Cotrufo	[865]
1974	54	0	0,0	Agarwal et al.	[14]
1974	236	4	1,7	Inada et al.	[373]
1974	70	0	0,0	Reddi	[646]
1975	158	3	1,9	Pirnat u. Simic	[619]
1975	15	2	13,3	Krähenbühl et al.	[421]

Fortsetzung **Tabelle 12**

Jahr	Gesamtzahl	Weiblich	[%]	Autoren	Literatur
1975	38	5	13,2	Leu	[468]
1976	20	0	0,0	Rao et al.	[640]
1976	3034	104	3,4	Shionoya et al.	[721]
1976	25	0	0,0	Kinare et al.	[407]
1976	316	10	3,3	Oohashi et al.	[595]
1977	36	11	30,6	Kummer et al.	[429]
1978	113	4	3,5	Kurozumi u. Tanaka	[434]
1978	105	4	3,8	Wong et al.	[858]
1979	16	5	31,3	Heine et al.	[322]
1980	32	1	3,1	van der Horst et al.	[361]
1980	23	1	4,4	Benyahia et al.	[57]
1980	46	7	15,2	Horsch	[359]
1980	102	8	7,8	Nielubowicz et al.	[572]
1980	106	1	0,9	Nigam	[574]
1980	325	8	2,5	Shionoya	[712]
1981	11	1	9,1	Erlandson et al.	[205]
1982	119	6	5,0	Suzuki et al.	[787]
1983	18	1	5,6	Becquemin et al.	[54]
1983	20	1	5,7	Hoshino et al.	[367]
1983	6	1	16,7	Payen et al.	[609]
1983	21	0	0,0	Lambrecht et al.	[440]
1983	115	2	1,7	Shionoya	[715]
1984	44	13	29,6	Hagen u. Lohse	[290]
1984	335	48	14,3	Pirnat u. Simic	[619]
1985	80	10	12,5	Baoguo et al.	[38]
1985	12	0	0,0	Maurya et al.	[521]
1985	53	12	22,6	Leu	[471]
1986	25	1	4,0	Kaushik et al.	[396]
1986	91	16	17,6	Largiadèr et al.	[450]
1986	109	12	11,0	Lie	[484]
1986	12	2	16,7	Scharf et al.	[680]
1986	10	0	0,0	Scharfetter et al.	[681]
1987	31	4	12,9	Khouzam et al.	[404]
1987	10	3	30,0	Krasznai et al.	[423]
1987	26	5	19,2	Mills et al.	[545]
1987	13	1	7,7	Mokhtari et al.	[551]
1988	328	9	2,7	Ohta und Shionoya	[586]
1988	193	4	2,1	Shionoya et al.	[722]
1988	1120	80	7,1	Kasprzak u. Kasprzak	[393]
1988	25	1	4,0	Heidrich u. Riso	[317]
	15946	593	3,7		

Tabelle 13. Einzelfallberichte von Thrombangiitis obliterans bei Frauen

Jahr	Anzahl	Autoren	Literatur
1925	1	Meleney u. Miller	[529]
1927	2	Telford u. Stopford	[800]
1932	10	Horton u. Brown	[362]
1935	2	Silbert	[731]
1936	1	Herrell	[327]
1937	1	Elliot	[197]
1937	1	Littauer u. Wright	[500]
1937	1	Uyama	[821]
1937	1	Van Dellen u. Wright	[160]
1938	1	Millman	[543]
1938	1	Wilensky u. Collens	[851]
1943	1	Atlas	[30]
1944	2	LeFevre u. Burns	[455]
1946	2	Williams u. Barker	[854]
1949	1	Hughes	[369]
1950	6	Edwards	[194]
1951	1	Fisher et al.	[223]
1952	1	Frank	[236]
1953	2	Selvaag	[700]
1953	1	Smith et al.	[740]
1956	1	Hiertonn et al.	[340]
1956	2	Poteete u. Lynch	[626]
1957	1	Gaylis	[244]
1959	1	Cutler	[149]
1960	2	Kaiser et al.	[385]
1961	1	Montorsi u. Ghiringhelli	[555]
1962	5	Sunder-Plassmann u. Isfort	[784][a]
1965	1	Gerth	[249][a]
1965	1	Isfort u. Blümcke	[374][a]
1972	1	Stefanko et al.	[765][a]
1973	1	Morris-Jones u. Jones	[556]
1973	1	Satodate et al.	[677][a]
1973	1	Zelikovsky et al.	[866]
1978	1	Olsson u. Thyresson	[594]
1981	1	Biller et al.	[67][a]
1981	1	Quenneville et al.	[633]
1981	1	Laslett et al.	[451]
1983	1	Fernandez et al.	[215]
1983	1	Young et al.	[862]
1985	1	Cavallaro et al.	[124]
1985	1	Pallua u. Hepp	[602]
1986	1	Leavitt et al.	[454]
1986	12	Lie	[484]
1987	1	Hansen et al.	[296]
1988	1	Mandel u. Vidmar	[511]
1988	1	Saddler u. Crosse	[668]

[a] Nur Fälle von sogenannter Thrombangiitis cerebri.

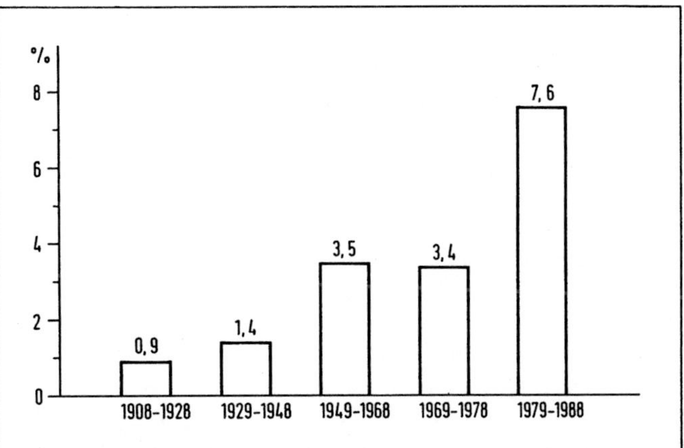

Abb. 10. Prozentuale Anteile von Frauen am Gesamtkollektiv von Patienten mit Thrombangiitis obliterans (nach Tabelle 12)

Aus Tabelle 12 ergibt sich folgende Verteilung:

1908–1928	796 Erkrankte, davon	7	=	0,9% Frauen
1929–1948	3812 Erkrankte, davon	53	=	1,4% Frauen
1949–1968	3094 Erkrankte, davon	109	=	3,5% Frauen
1969–1978	4767 Erkrankte, davon	160	=	3,4% Frauen
1979–1988	3477 Erkrankte, davon	264	=	7,6% Frauen
1908–1988	15946 Erkrankte, davon	593	=	3,7% Frauen

Thrombangiitis obliterans bei Frauen aufgrund eines strikten Scores nur 8 als gesichert. Insgesamt wurde bis Mitte der 70er Jahre nur über knapp 60 Erkrankte weiblichen Geschlechts berichtet, von denen noch mindestens 11 der zweifelhaften Diagnose „Thrombangiitis cerebri" zufallen (Tabellen 12 und 13). Horton u. Brown vermuteten allerdings schon 1932 ein häufigeres Vorkommen bei Frauen, da die Diagnosen häufig übersehen werden [362]. Lie (1986) gibt einen zusammenfassenden Bericht über die Situation von Thrombangiitis obliterans bei Frauen. In einem Zeitraum von 5 Jahren hatte er 12 Patientinnen unter insgesamt 109 Erkrankten zu verzeichnen (Tabelle 12). Der Anteil der Frauen dürfte derzeit bei 10% liegen ([1, 488, 492], Tabelle 10 und Abb. 10).

Raritäten sind Berichte von Thrombangiitis obliterans bei Kindern. Der jüngste Fall (5jähriger Junge) wurde von Marandian et al. (1985) aus Teheran berichtet. Geisler et al. (1965) diagnostizierten eine zerebrale Thrombangiitis obliterans bei einem 9jährigen Kind, Krayenbühl (1945) einen 11jährigen Jungen ebenfalls bei einem Prozeß der Hirngefäße. Geisler et al. wollen den Obduktionsbefund eines noch nicht 4jährigen Jungen von Ford (1948) (nach [245]) als Thrombangiitis obliterans cerebri interpretieren. Die 1985 von Pallua u. Hepp beschriebene Erkrankte war 16 Jahre alt.

Klinik und Diagnostik des Buerger-Syndroms

Die Diagnose „Buerger-Syndrom" ist eine *klinische Diagnose* [343, 590, 678], unge-achtet der gelegentlich möglichen histologischen Bestimmung oder der eventuellen Feststellung des Titers von Antielastin-Antikörpern, anderen immunologischen Para-metern [531] oder auch von vitalkapillarmikroskopischen Befunden [636, 637, 639]. Bei Anwendung des Syndromkonzeptes stellt sich die Frage nicht mehr, ob die Dia-gnose „Thrombangiitis obliterans" nur histologisch „gesichert" werden könne [311, 515]. Unabhängig von der technischen Unmöglichkeit wäre ein derartiges Verlangen wegen der zu erwartenden Unspezifität des histologischen Bildes [295] als auch wegen der therapeutischen Konsequenzen medizinisch nicht sinnvoll. Dies haben u.a. Leu u. Shionoya deutlich gemacht [311]. Letzterer betont aber auch, daß eine diagnosti-sche Kategorie für den Untersucher nur dann von praktischem Wert ist, wenn er Kenntnis von den einzelnen Charakteristika des Syndroms besitzt, die ihn zu Diagno-se, Behandlung und Prognose führen [703]. Für diese klinische Diagnose ist bereits das Charakteristikum des Auftretens der Thrombangiitis obliterans bei vornehmlich jüngeren Männern und starken Rauchern in den vorangegangenen Abschnitten dar-gestellt worden. Im folgenden werden die weiteren für die Diagnostik wichtigen Krite-rien abgehandelt [712].

Allgemeine Symptomatik der peripher-arteriellen Verschlußkrankheiten

Die arterielle Verschlußkrankheit auf der Basis einer obliterierenden Arteriosklerose wird nach Fontaine in Stadien I–IV eingeteilt, die die klinische und pathophysiologi-sche Situation dieser Erkrankung widerspiegeln. Diese Einteilung ist aufgrund des meist nicht kontinuierlichen Verlaufs für Patienten mit Buerger-Syndrom nicht zu empfehlen [397, 715], was insbesondere dann zutrifft, wenn die Stadieneinteilung in ihrer Abfolge so verstanden wird, wie Fontaine sie gemeint hat. So können Ruhe-schmerzen und trophische Läsionen bei Thrombangiitis obliterans auch ohne das vorherige Durchlaufen eines Stadiums II der „Claudicatio intermittens" entstehen. Ausgenommen bei Patienten mit erfolgreicher arterieller Rekonstruktion kann das Symptom der Claudicatio bei Verschluß nutritiver Gefäße der Skelettmuskulatur per-sistieren, auch wenn alle anderen Erscheinungen einer peripher-arteriellen Verschluß-krankheit verschwunden sind [715].

Das Stadium II der arteriellen Verschlußkrankheit, also klinisch die Phase der Clau-dicatio intermittens, tritt in der typischen Weise, die dieser Namensgebung zugrunde liegt, bei der Thrombangiitis obliterans nur bei einer Minderheit der Patienten auf [317]. Charakteristischer ist eine Form der Claudicatio, die weniger in der Wade als im Fußgewölbe oder in der Hohlhand lokalisiert ist und als „instep claudicatio" [775] bzw. „Fußsohlenclaudicatio" [429, 712, 715] bezeichnet wird und gelegentlich Anlaß zu orthopädischer Fehldeutung gibt [78, 606]. Dieses Symptom wird z.T. als spezifisch für das Buerger-Syndrom angesehen [348].

Die Mehrzahl der Patienten kommt im Stadium heftiger akraler Schmerzen, meist in Form von Ruheschmerzen und trophischen Störungen an den Akren zur Diagnose [411]. Die Lokalisation ist anfangs oft periungual [633] von der Art einer arrodierten Blase. Ulzerationen und Nekrosen können sich schnell ausbreiten, auf Sehnen und Knochen übergreifen, sich infizieren und ein bizarres Bild bieten [280]. Die Ruheschmerzen werden als typisch rasend und bohrend [98] und wesentlich heftiger und intensiver als bei Arteriosklerose beschrieben [277]. Häufig sind vasospastische Beschwerden bzw. Raynaud-Symptomatik [73] wie Kältegefühl, Hautfarbveränderungen, Schweißausbrüche, Taubheitsgefühl und Parästhesien [820]. Diese klinischen Ischämiezeichen sind meist als Prodrome in einem früheren Stadium mit dem Akrenschmerz vergesellschaftet. Bei Übergriff auf die Hauptstammarterien, z.B. der A. tibialis anterior oder der A. tibialis posterior, können Ulzerationen und Nekrosen auch ohne dieser Erscheinung auftreten.

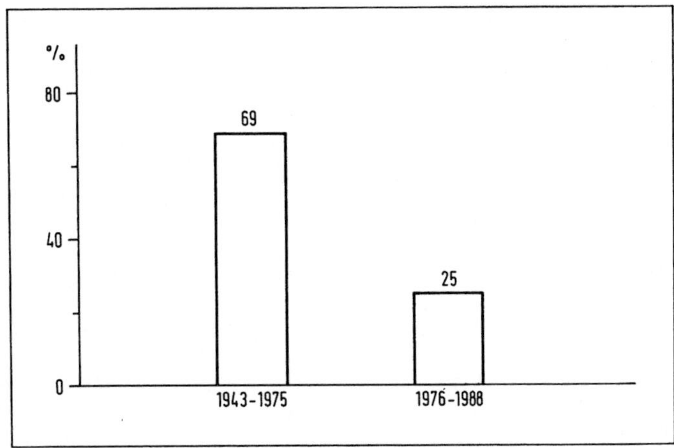

Abb. 11. Prozentuale Anteile von Patienten mit vasospastischen Symptomen bzw. Raynaud-Symptomatik am Gesamtkollektiv (nach Tabelle 15)

Aus Tabelle 15 ergibt sich folgende Verteilung:
1943–1975   1918 Erkrankte, davon   1331   =   69% Patienten mit vasospastischen Symptomen
1976–1988   833 Erkrankte, davon   211   =   25% Patienten mit vasospastischen Symptomen

1943–1988   2751 Erkrankte, davon   1542   =   56% Patienten mit vasospastischen Symptomen

Tabelle 14 zeigt für 3 Kollektive von Shionoya die Verteilung der Hauptsymptome, also jeweils desjenigen Symptoms, welches den Patienten überwiegend zum Arzt geführt hatte. Ein Vergleich mit der allgemeinen Häufigkeit (Tabellen 15–18) zeigt im Verlauf deutlich die Verlagerung der Symptomatik hin zum Auftreten von trophischen Läsionen und zu Thrombophlebitiden (trotz Behandlungen). Außerdem zeigen die wachsenden Anteile von trophischen Läsionen als Hauptklage bei der ersten Untersuchung, daß die Patienten zunehmend in fortgeschritteneren Stadien zur Diagnose gelangen. Aufgrund des Befallsmusters und der Genese der Stenosen und Verschlüsse sind die peripheren Dopplerdrücke an der A. tibialis posterior und an der A. dorsalis pedis nicht so charakteristisch reduziert wie bei Patienten mit kritischer Ischämie in den fortgeschrittenen Stadien der Arteriosklerosis obliterans [123, 481], so daß Verschlüsse der Mittelfuß- und Digitalarterien mit ihrer Bestimmung nicht aufzuspüren sind [689]. Je nach individuellem Befallsmuster können auch höhere Werte bei Patienten mit Nekrosen als bei solchen ohne trophische Läsionen, aber mit Claudicatio und Ruheschmerzen auftreten [397].

Tabelle 14. Anteile von Hauptsymptomen bei Patienten mit Buerger-Syndrom bei 3 Kollektiven von Shionoya (1980, 1983, 1988)

Symptom	Kollektiv 1 1980 [712]	Kollektiv 2 1983 [715]	Kollektiv 1988 [722]
	325 Patienten	115 Patienten	193 Patienten
Trophische Läsionen	127 (39%)	25 (22%)	117 (61%)
Kältegefühl/Zyanose/ Parästhesien	96 (30%)	36 (31%)	11 (6%)
Claudicatio (Wade)	42 (13%)	20 (17%)	23 (12%)
Claudicatio (Fußsohle)	29 (9%)	15 (13%)	14 (7%)
Ruheschmerzen	26 (8%)	14 (12%)	25 (13%)
Thrombophlebitis	5 (2%)	5 (4%)	3 (2%)

Tabelle 15. Anteile von Patienten mit vasospastischen Symptomen bzw. mit Raynaud-Symptomatik

Jahr	Patienten insgesamt	anteilig	%-Anteil	Autoren	Literatur
1943	4	3	75	Edwards u. Edwards	[140]
1949	120	81	68	Lynn u. Burt	[505]
1949	149	126	85	Campbell et al.	[120]
1956	42	9	21	Dible	[170]
1963	182	20	11	Abramson et al.	[2]
1963	712	548	77	DeBakey u. Cohen	[155]
1965	79	45	57	Goodman et al.	[264]
1966	41	8	20	Schatz et al.	[682]
1968	136	135	99	Chinas Medicine	[814]
1970	22	12	55	Mozes et al.	[558]
1973	106	87	82	Hill et al.	[345]
1973	303	252	83	Stojanovic et al.	[771]
1973	7	1	14	Zannini u. Cotrufo	[865]
1975	15	4	27	Krähenbühl et al.	[421]
1980	46	28	61	Horsch	[359]
1980	325	96	30	Shionoya	[712]
1981	11	1	9	Erlandson et al.	[205]
1983	6	4	67	Payen et al.	[609]
1984	44	24	55	Hagen u. Lohse	[290]
1986	10	1	10	Scharfetter et al.	[681]
1986	12	7	58	Scharf et al.	[680]
1987	26	8	31	Mills et al.	[545]
1988	25	6	24	Heidrich u. Riso	[317]
1988	328	36	11	Ohta u. Shionoya	[586]
	2751	1542	56		

Tabelle 16. Anteile von Patienten mit trophischen Läsionen

Jahr	Patienten		%-Anteil	Autoren	Literatur
	insgesamt	anteilig			
1921	120	87	73	Koyano	[420]
1924	100	100	100	Buerger	[108]
1933	52	17	33	Evans u. Dumas	[209]
1935	100	50	50	Goldsmith u. Brown	[260]
1941	32	29	91	Fatherree u. Hurst	[213]
1943	4	4	100	Edwards u. Edwards	[192]
1949	120	55	46	Lynn u. Burt	[505]
1949	149	119	80	Campbell et al.	[120]
1956	42	7	17	Martin	[516]
1963	182	91	15	Abramson et al.	[2]
1963	727	271	37	DeBakey u. Cohen	[155]
1964	28	9	33	Louw	[502]
1965	34	26	76	Heine et al.	[320]
1966	41	29	71	Schatz et al.	[682]
1967	125	77	62	Razdan et al.	[645]
1968	136	38	28	Chinas Medicine	[814]
1968	51	32	63	Czyzewski et al.	[150]
1968	32	20	63	Godeau et al.	[257]
1968	168	85	51	Fontaine et al.	[232]
1968	12	9	75	Visset u. Orieux	[828]
1970	22	14	64	Mozes et al.	[558]
1973	303	102	34	Stojanovic et al.	[771]
1973	7	4	57	Zannini u. Cotrufo	[865]
1974	25	25	100	Patil et al.	[607]
1974	70	26	37	Reddi	[646]
1975	15	15	100	Krähenbühl et al.	[421]
1976	61	18	30	Chopra et al.	[130]
1976	40	12	30	Häusler et al.	[289]
1976	100	27	27	Nakata et al.	[563]
1976	20	20	100	Rao et al.	[640]
1977	36	13	36	Kummer et al.	[429]
1977	105	23	22	Mandache et al.	[510]
1978	105	59	56	Wong et al.	[858]
1980	23	13	57	Benyahia et al.	[57]
1980	46	21	46	Horsch	[359]
1980	106	3	3	Nigam	[574]
1980	102	59	58	Nielubowicz et al.	[572]
1980	325	191	59	Shionoya	[715]
1981	11	6	55	Erlandson et al.	[205]
1982	119	56	47	Suzuki et al.	[787]
1983	6	2	33	Payen et al.	[609]
1983	115	85	74	Shionoya	[715]
1985	12	10	83	Maurya et al.	[521]
1986	25	8	32	Kaushik et al.	[396]
1986	12	9	75	Lie	[484]
1986	10	6	60	Scharfetter et al.	[771]
1987	26	17	65	Mills et al.	[545]
1987	13	9	69	Mokhtari et al.	[551]
1988	25	8	32	Heidrich u. Riso	[317]
1988	328	164	50	Ohta und Shionoya	[586]
1988	193	145	75	Shionoya et al.	[722]
	4661	2325	50		

Tabelle 17. Anteile von Patienten mit Befall der oberen Extremität

Jahr	Patienten		%-Anteil	Autoren	Literatur
	insgesamt	anteilig			
1921	120	39	33	Koyano	[420]
1924	100	21	21	Buerger	[108]
1925	25	5	20	Meleney u. Miller	[529]
1927	94	24	26	Constam	[136]
1943	4	1	25	Edwards u. Edwards	[192]
1948	25	14	56	Silbert	[734]
1949	149	26	17	Campbell et al.	[120]
1949	120	24	20	Lynn u. Burt	[505]
1953	85	25	29	Richards	[648]
1961	809	199	25	McKusick u. Harris	[524]
1962	98	36	38	Ishikawa et al.	[375]
1962	28	17	61	McKusick et al.	[525]
1963	145	72	50	Abramson et al.	[2]
1963	767	238	31	DeBakey u. Cohen	[155]
1963	45	45	100	McPherson et al.	[528]
1964	28	14	50	Louw	[502]
1964	22	3	14	Szilagyi et al.	[792]
1965	79	59	74	Goodman et al.	[264]
1966	41	22	54	Schatz et al.	[682]
1968	136	33	24	Chinas Medicine	[814]
1968	28	15	54	Fontaine et al.	[232]
1968	91	36	40	Fontaine et al.	[232]
1968	12	5	42	Visset u. Orieux	[828]
1969	7	5	71	Brown et al.	[96]
1970	22	17	77	Mozes et al.	[558]
1972	28	8	33	Piza u. Kretschmer	[623]
1973	106	68	64	Hill et al.	[345]
1973	18	6	33	Schenk	[684]
1974	236	38	16	Inada et al.	[373]
1974	25	0	0	Patil et al.	[607]
1975	15	9	60	Krähenbühl et al.	[421]
1975	38	9	24	Leu	[468]
1976	25	5	20	Kinare et al.	[407]
1976	20	2	10	Rao et al.	[640]
1977	36	8	22	Kummer et al.	[429]
1978	105	41	39	Wong et al.	[858]
1979	33	7	21	Bollinger et al.	[77]
1979	61	15	25	Chopra et al.	[130]
1979	34	31	91	Hirai u. Shionoya	[349]
1980	46	11	24	Horsch	[359]
1980	106	27	25	Nigam	[574]
1980	325	135	42	Shionoya	[712]
1980	32	3	11	van der Horst et al.	[361]
1981	11	7	64	Erlandson et al.	[205]
1983	20	1	5	Hoshino et al.	[367]
1983	21	7	33	Lambrecht et al.	[440]
1983	115	97	84	Shionoya	[715]
1984	44	3	7	Hagen u. Lohse	[290]
1985	53	8	15	Leu	[471]
1985	12	2	17	Maurya et al.	[521]

Fortsetzung **Tabelle 17**

Jahr	Patienten		%-Anteil	Autoren	Literatur
	insgesamt	anteilig			
1986	12	6	50	Lie	[484]
1986	12	4	33	Scharf et al.	[680]
1986	10	8	80	Scharfetter et al.	[681]
1987	31	9	29	Khouzam et al.	[404]
1987	26	10	38	Mills et al.	[545]
1987	13	2	15	Mokhtari et al.	[551]
1988	19	6	32	Prenner	[627]
1988	20	1	5	Heidrich u. Riso	[317]
1988	193	175	91	Shionoya et al.	[722]
1988	328	292	89	Ohta u. Shionoya	[586]
	5307	2056	39		

Tabelle 18. Anteile von Patienten mit Thrombophlebitis

Jahr	Patienten		%-Anteil	Autoren	Literatur
	insgesamt	anteilig			
1933	52	12	23	Evans u. Dumas	[209]
1935	100	46	46	Goldsmith u. Brown	[260]
1936	22	22	100	Lindenbaum u. Kapitza	[494]
1943	4	2	50	Edwards u. Edwards	[192]
1941	32	21	66	Fatherree u. Hurst	[213]
1948	77	24	31	Kinmonth	[408]
1949	149	76	51	Campbell et al.	[120]
1949	120	22	18	Lynn u. Burt	[505]
1951	103	13	13	Martorell et al.	[517]
1953	85	27	32	Richards	[648]
1956	42	11	26	Martin	[516]
1962	96	96	100	Ishikawa et al.	[375]
1963	182	61	34	Abramson et al.	[2]
1963	712	128	18	DeBakey u. Cohen	[155]
1964	28	13	46	Louw	[502]
1964	22	7	32	Szilagyi et al.	[792]
1965	79	47	59	Goodman et al.	[264]
1965	8	4	50	Thieme u. Strandness	[808]
1966	26	12	46	Heine	[321]
1966	41	20	49	Schatz et al.	[682]
1968	28	10	36	Fontaine et al.	[232]
1968	91	25	27	Fontaine et al.	[232]
1968	32	16	50	Godeau et al.	[257]
1968	110	30	27	Kunlin u. Lengua	[431]
1968	12	3	25	Visset u. Orieux	[828]
1969	7	4	57	Brown et al.	[96]
1970	22	21	95	Mozes et al.	[558]
1972	28	3	11	Piza u. Kretschmer	[623]
1973	106	38	36	Hill et al.	[345]
1973	7	7	100	Zannini u. Cotrufo	[865]
1974	236	11	5	Inada et al.	[373]

Fortsetzung **Tabelle 18**

Jahr	Patienten		%-Anteil	Autoren	Literatur
	insgesamt	anteilig			
1974	25	4	16	Patil et al.	[607]
1975	15	10	67	Krähenbühl et al.	[421]
1976	61	13	21	Chopra et al.	[130]
1976	43	11	26	Häusler et al.	[289]
1976	25	0	0	Kinare et al.	[407]
1976	20	1	5	Rao et al.	[640]
1977	36	17	47	Kummer et al.	[429]
1980	23	2	9	Benyahia et al.	[57]
1980	46	32	70	Horsch	[359]
1980	102	51	50	Nielubowicz et al.	[572]
1980	325	82	25	Shionoya	[712]
1980	32	4	13	van der Horst et al.	[361]
1983	6	1	17	Payen et al.	[609]
1984	44	16	36	Hagen u. Lohse	[290]
1984	59	21	36	Ueyama	[817]
1983	115	52	45	Shionoya	[715]
1985	80	4	5	Baoguo et al.	[38]
1986	25	3	12	Kaushik et al.	[396]
1986	12	8	75	Lie	[484]
1986	12	7	58	Scharf et al.	[680]
1986	10	5	50	Scharfetter et al.	[681]
1987	31	12	40	Khouzam et al.	[404]
1987	26	7	27	Mills et al.	[545]
1987	13	2	15	Mokhtari et al.	[551]
1988	23	8	35	Lambrecht et al.	[443]
1988	19	4	21	Prenner et al.	[627]
1988	328	167	51	Ohta u. Shionoya	[586]
1988	193	83	43	Shionoya et al.	[722]
	4408	1459	33		

Die Häufigkeit vasospastischer Symptome variierte unter den verschiedenen Kollektiven zwischen 9 und 99%. Die mittlere Häufigkeit beträgt 56%. Im Laufe der Jahrzehnte verringerte sich das Auftreten von 69% auf derzeit 25% (Tabelle 15; Abb. 11 und 13). Trophische Läsionen sind zwischen 3 und 100% vertreten gewesen. Der mittlere Anteil von etwa 50% ist seit Registrierung der Erkrankung in etwa konstant geblieben. Er liegt derzeit bei 54% (Tabelle 16; Abb. 13).

Befallsmuster

Der Befall vornehmlich mittellumiger und kleinkalibriger peripherer Arterien und Venen, meist an den unteren Extremitäten [386], führt primär zu Mikrozirkulationsstörungen in den Akren [722], an denen sich Ulzerationen und Gangrän entwickeln. Im weiteren Verlauf können die Läsionen sich aszendierend in Form der charakteristischen Sprungläsionen („skip lesions") [712] in die femoro-poplitealen und aorto-iliakalen Gefäßprovinzen ausdehnen [707, 708]. Soweit angiographisch erfaßbar, teilt Shionoya (1977) die Patienten bei der Erstuntersuchung in drei Verschlußtypen ein, den Unterschenkeltyp (66%), den Poplitealtyp (28%) und den Femoraltyp (6%), wobei sich diese Klassifikation jeweils auf die proximalste Läsion bezieht, d.h., Patienten vom Femoraltyp weisen alle auch distalere Okklusionen auf. Für die Zugehörigkeit zum Buerger-Syndrom sollten deshalb nach Shionoya keine Patienten gezählt werden, die primär keinen infrapoplitealen Verschluß aufweisen [722]. Der reine Unterschenkelverschlußtyp bei Thrombangiitis obliterans ist, im Gegensatz zur Arteriosklerose, am häufigsten [320, 627, 775].

Die Lokalisation von Stenosen und Verschlüssen in Arterien der oberen Extremitäten kommt bei einer erheblichen Anzahl von Patienten vor (Abb. 12; [549]). Einen

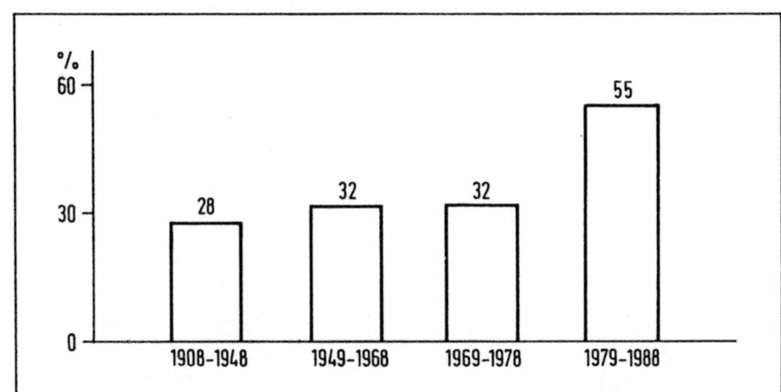

Abb. 12 Prozentuale Anteile von Patienten mit Befall der oberen Extremitäten am Gesamtkollektiv (nach Tabelle 17)

Aus Tabelle 17 ergibt sich folgende Verteilung:

1908–1948	368	Erkrankte, davon	104	=	28% Patienten mit Befall oberer Extremitäten
1949–1968	2681	Erkrankte, davon	869	=	32% Patienten mit Befall oberer Extremitäten
1969–1978	681	Erkrankte, davon	216	=	32% Patienten mit Befall oberer Extremitäten
1979–1988	1577	Erkrankte, davon	867	=	55% Patienten mit Befall oberer Extremitäten
1908–1988	5307	Erkrankte, davon	2056	=	39% Patienten mit Befall oberer Extremitäten

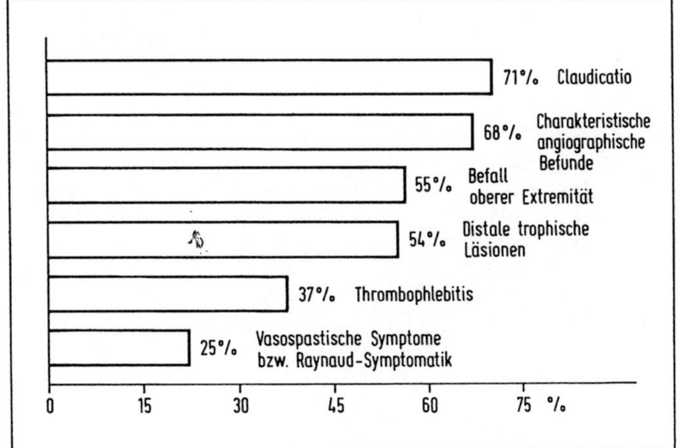

Abb. 13 Aktuelle prozentuale Anteile der differentialdiagnostisch wichtigsten Befunde beim Buerger-Syndrom

Hinweis auf Befall von Handarterien kann der von Allen (1929) [21] vorgeschlagene Test geben (Abb. 14; [166, 759, 775]). Mehrere Extremitäten können in unterschiedlichem Ausmaß befallen sein, wobei „sehr viele" Patienten an allen 4 Extremitäten erkranken [311, 500, 611]. Das Befallsmuster arterieller Verschlüsse soll sich nach Shionoya innerhalb eines Jahres nach Beginn der Symptome mehr oder weniger endgültig manifestiert haben [714]. Bei ihm weisen 42% der Patienten thrombangiitische Veränderungen an allen 4 Extremitäten auf [722].

Der primäre oder ausschließliche Befall der oberen Extremitäten ist dabei am seltensten [136] und bedarf besonderer differentialdiagnostischer Abklärung [798]. Lemmens (1985/1988) [460, 461] beschreibt in diesem Zusammenhang 2 Grundformen arterieller Verschlüsse im Handbereich beim Buerger-Syndrom, deren Symptomatologie dem Raynaud-Formenkreis zuzuordnen ist. Es handelt sich zum einen um das Verschlußphänomen der kleinen Fingerarterien bei noch ausreichender Kollateralversorgung, das sich klinisch in asphyktischen Attacken, also dem plötzlichen Weißwerden eines oder mehrerer Finger, manifestiert („Asphyxia manus et digitorum"). Gegenüber dem trikolore-symmetrischen Phänomen von Raynaud treten die asphyktischen Hand- und Fingerattacken fast nie symmetrisch auf, und die Normalfarbe kehrt nach kurzer Zeit ohne Blauverfärbung zurück. Das Symptom kann beim Buerger-Syndrom sehr frühzeitig auftreten, da nur geringfügige Verschlüsse zu seinem

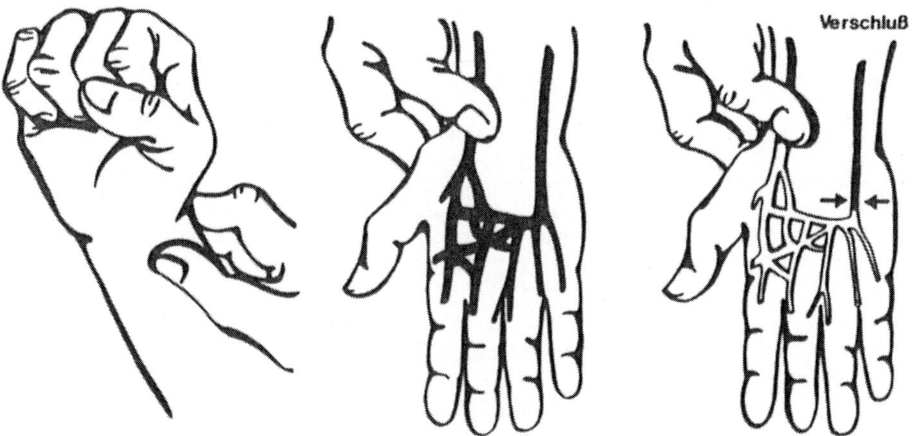

Abb. 14 Durchführung des Allen-Tests: Kompression der A. radialis oder ulnaris durch den Untersucher; bei Verschluß des Hohlhandbogens: rasche Abblassung und Erschöpfung
Als einfacher klinischer Test der Funktion des Hohlhandbogens gilt die Faustschlußprobe (Allen-Test). Die A. radialis oder A. ulnaris wird am Handgelenk manuell komprimiert, der Patient zu rhythmischen Faustschlußbewegungen aufgefordert. In Abhängigkeit von der Durchgängigkeit der nichtkomprimierten Arterie ändert sich die Farbe der Hand: Normalerweise kommt es zu einer fleckförmigen Verminderung der rötlichen Hautfarbe. Liegt ein Verschluß der nichtkomprimierten Arterie vor, entsteht eine rasche Abblassung und muskuläre Erschöpfung der Hand. Nach Lösen der Kompression tritt rasch eine reaktive Hyperämie mit diffuser Rötung der Handinnenfläche auf. Eine Variante des Allen-Tests besteht darin, beide Arterien gleichzeitig durch den Untersucher zu komprimieren. Nach einem kräftigen Faustschluß ist die Hand blaß. Wird der Druck über einer Arterie reduziert und diese ist frei durchblutet, entsteht ein „Flush". Ist die Arterie verschlossen, hält die Hautblässe an.

Auftreten erforderlich sind und es sich um Verschlüsse noch ohne Kapillaropathie und ohne Rheopathie handelt. Prädilektionsstellen sind die Aa. digitales palmares propriae und die Aa. ulnares im Bereich der Handwurzel. Aufgrund der schlechten Kollateralversorgung genügt bereits der Verschluß einer A. digitalis palmaris zum Auftreten von asphyktischen Attacken. Entgegengesetzt ist die Situation im Handwurzelbereich. Die sehr gute Kollateralversorgung läßt die Symptomatik erst bei schweren Zirkulationsstörungen entstehen. Der frühzeitig durchgeführte Allen-Test kann recht zuverlässig auf den Befall hinweisen (Abb. 14). Der Verschluß an beiden Lokalisationen ist beim Buerger-Syndrom häufig, und bei der Mehrzahl von Verschlüssen im oberflächlichen Hohlhandbogen sind diese symmetrisch [460].

Die zweite Ausprägungsmöglichkeit ist der „Digitus moriens", der bereits einen Zustand kompletter hämorheologischer Okklusion darstellt, bei dem auch kleine Thromben im peripheren Bereich vorkommen. Typischerweise tritt er am ehesten bei beidseitigem Befall der Aa. digitales palmares propriae eines Fingers auf.*

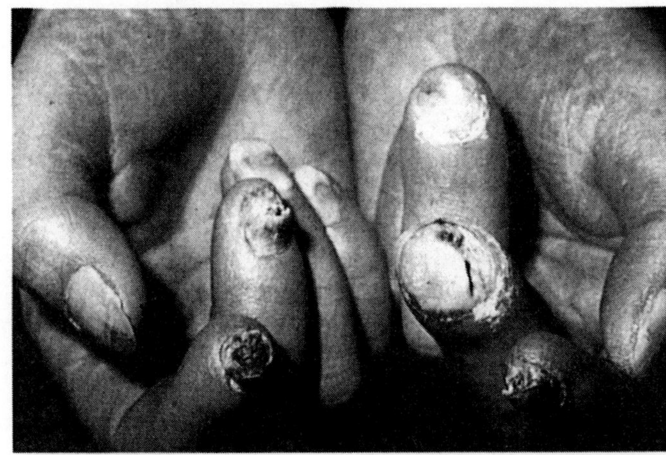

Abb. 15 Schwere akrale Nekrosen an allen Fingern bei einem Patienten mit Thrombangiitis obliterans (segmentale Unterarm- und Fingerarterienverschlüsse)

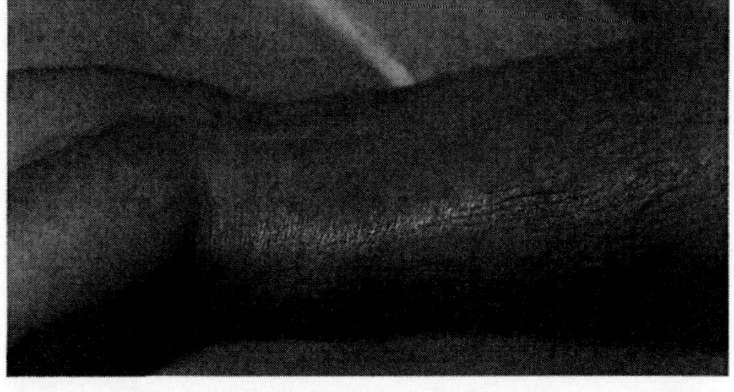

Abb. 16 Hochgradige Entzündung auch der Haut im Radiusbereich bei akutem Schub einer Thrombangiitis (angiographisch: Verschluß der A. radialis)

---

* Bei der kapillarmikroskopischen Beurteilung der Hautkapillaren hat sich gezeigt, daß bei der Thrombangiitis obliterans einige besondere Merkmale häufiger auftreten als bei Patienten mit arterieller Verschlußkrankheit. Dazu gehören Kapillarverzweigungen, Kapillarverlängerungen und ein linienförmiger Blutungssaum oberhalb der distalen Kapillarreihe [639].

Die Anteile von Patienten mit Befall der oberen Extremitäten lagen zwischen 0 und 100% (Tabelle 17). Im letzten Jahrzehnt ist ihr Auftreten mit 55% deutlich häufiger diagnostiziert worden als in den vorangegangenen Jahren, in denen die Anteile bei 30% lagen (Abb. 12 und 13). Abbildung 15 zeigt ein charakteristisches Beispiel eines Patienten mit Befall der oberen Extremitäten. Abbildung 16 zeigt die akute klinische Symptomatik eines Patienten mit Befall der A. radialis.

Thrombophlebitis

Das Auftreten einer Thrombophlebitis gehört zu den Hauptkriterien bei der klinischen Diagnose des Buerger-Syndroms [406, 514, 663, 693, 715]. Sie ist das wichtigste Merkmal für den entzündlichen Charakter der Krankheit [75, 79]. Allerdings wird sie nicht selten übersehen bzw. nicht im Zusammenhang mit Veränderungen an Arterien gesehen [712]. Dies geschieht um so mehr, weil die Thrombophlebitis oft Monate bis Jahre intermittierend einer Symptomatik, die durch arterielle Ischämie bedingt ist, vorangehen kann, d.h. als Erstsymptom der Erkrankung auftreten kann. Das Merkmal selbst ist für sich allein nicht spezifisch und kann bei einer Reihe anderer Erkrankungen vorkommen [412]. Im Zusammenhang mit Arterienverschlüssen jedoch ist die „auffallende Häufung von Phlebitiden" das einzig spezifische Merkmal, das „eine Differenzierung gegenüber den Symptomen bei Arterienverschlüssen auf degenerativer Basis" zeigt [317]. Tabelle 18 gibt Aufschluß über die Häufigkeit dieses Symptoms. Die Abbildungen 17–19 zeigen unterschiedliche, aber jeweils charakteristische Formen von Thrombophlebitis beim Buerger-Syndrom.

Thrombophlebitiden traten in den einzelnen Kollektiven ebenfalls zwischen 0 und 100% auf. Die allgemeine Häufigkeit ist mit etwa einem Drittel der Patienten im Laufe der Jahrzehnte nahezu gleich geblieben (Tabelle 18 und Abb. 13).

Bei der Thrombangiitis obliterans wird eine Thrombophlebitis migrans von einer Thrombophlebitis saltans unterschieden. Von „migrans" spricht man, wenn sich eine

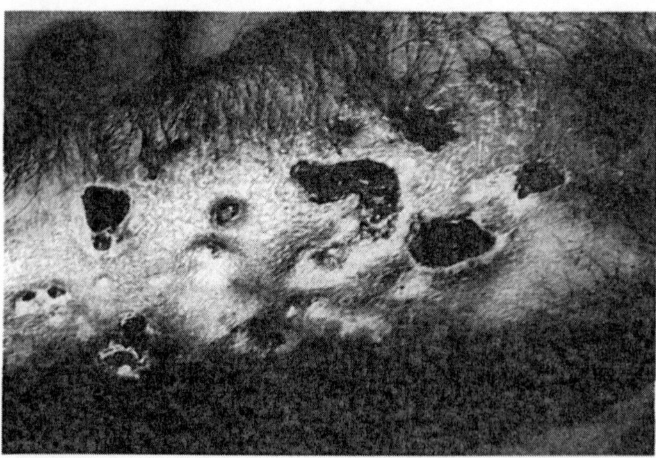

Abb. 17 Extrem ausgeprägte nekrotisierende Thrombophlebitis saltans am Unterarm eines Patienten mit Thrombangiitis obliterans

Abb. 18a Charakteristische oberflächliche Thrombophlebitis an der oberen Extremität eines Patienten mit Thrombangiitis obliterans

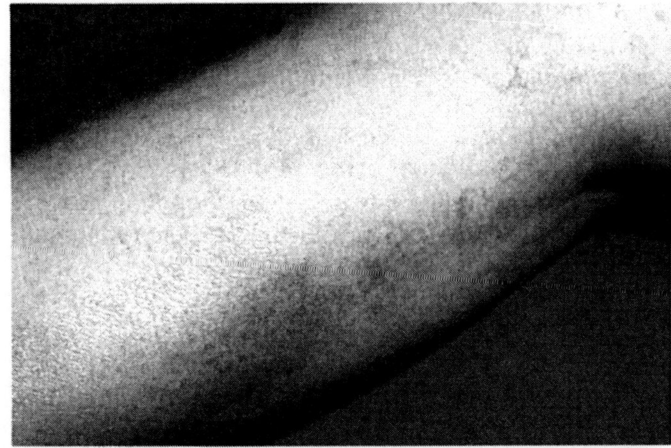

Abb. 18b Die Angiographie zu Abb. 18a zeigt multiple Fingerarterienverschlüsse

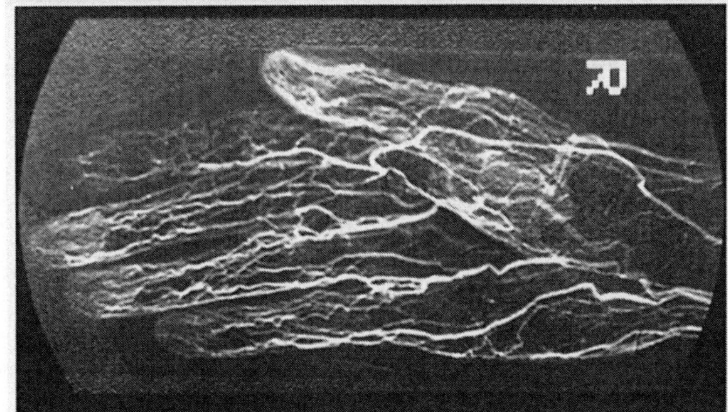

Abb. 19 Charakteristische Thrombophlebitis saltans am Unterschenkel eines Patienten im akuten Schub einer Thrombangiitis obliterans

oberflächliche Thrombophlebitis schnell ausdehnt, von „saltans", wenn es sich um eine „springende" Form mit schubhaftem Verlauf handelt. Beide Formen können bei der Thrombangiitis obliterans auftreten. Bei der Thrombophlebitis saltans sind neben der Thrombangiitis obliterans differentialdiagnostisch zu berücksichtigen:
- paraneoplastisches Syndrom,
- allergisch-hyperergisches Geschehen,
- Polycythaemia vera und Polyglobulie,
- Kollagenosen (z.B. Lupus erythematodes und Periarteriitis nodosa),
- Borreliose,
- Morbus Behçet.

Angiographisches Erscheinungsbild

Die Einführung der Angiographie im Jahre 1931 durch Reynaldo Dos Santos [433] hat wie keine andere Untersuchungstechnik die Möglichkeit eröffnet, zur sicheren Diagnose der Thrombangiitis obliterans beizutragen und die Existenz des Buerger-Syndroms zu untermauern [396, 792]. Sie bildete auch von sofort an die Voraussetzung zur Durchführung von rekonstruktiven Gefäßoperationen. Sie hat den großen Vorteil, zu den Routineverfahren zu gehören und hinreichend spezifische Befunde zu liefern [325], obwohl auch für diese Methode seit je her gilt, daß sie für sich allein die Diagnose nicht sichern kann [250]. Jedoch verglichen mit Plethysmographie, Oszillographie, Ultraschall-Doppler-Verfahren, Laser-Doppler-Flowmetrie [635] und Radionuklid-arteriographie [600] sowie die gelegentlich zum Einsatz kommende Fluroesceinreti-nographie [16], die kaum differentialdiagnostische Elemente für das Krankheitsbild liefern, ist die Angiographie der größte Fortschritt seit Buerger in der Diagnose der von ihm entdeckten Krankheit. Bei Bestimmung der transkutanen Sauerstoffspannung [577] sind differentialdiagnostische Ansätze zu erkennen, sie sind aber noch nicht ausreichend validiert [207]. Die Erscheinungen der Arteriographie hingegen zeigen deutlich die Beziehung zum makroskopisch-anatomischen Korrelat der besonderen Veränderungen in den Arterien [185, 248].

Bevor die Angiographie in den 30er Jahren zu einem diagnostischen Instrument wurde [571], wurden Gefäßerkrankungen als relativ seltene Affektion angesehen. Die Möglichkeit, klinische und morphologische Befunde bei lebenden Patienten zueinander in Beziehung zu setzen, brachte die Diagnose zu neuen Ufern [525, 558]. Die Beschreibung, Klassifizierung und Bewertung der Befunde bei Thrombangiitis obliterans sind in neuester Zeit in vorbildlicher Weise von Hagen u. Lohse (1984) erfolgt und bestätigt worden [270, 396, 441]. Sie faßten u.a. die Erfahrungen der in Tabelle 19 aufgeführten Autoren zusammen, die die Entwicklung der radiologischen Kriterien mitbestimmten. Die häufigsten angiographischen Zeichen bei Thrombangiitis obliterans sind in Tabelle 20 aufgeführt. Die Häufigkeitsangaben unterscheiden sich bei den verschiedenen Untersuchern in Abhängigkeit von der Ausprägung des jeweiligen Merkmals [787]. Der Stellenwert der Angiographie ist schon früh diskutiert worden [558, 653] und wird auch als bedeutend für die Diagnose anerkannt [280]. Die Einordnung lediglich als „Nebenkriterium" [80, 450] erscheint nach den Erkenntnissen von Hagen u. Lohse als zu gering. Van der Horst et al. (1980) und Szendro et al. (1988) setzen angiographische Befunde folgerichtig als diagnostisches Hauptkriterium ein. Für die angemessene Bewertung der Angiographie gilt auch hier die Tatsache, daß die Kenntnis der charakteristischen Zeichen noch keine allgemeine Verbreitung gefunden hat, so daß an die diagnostische Wertigkeit für das Buerger-Syndrom zu wenig gedacht wird. Dies ist um so beachtenswerter, als auch Zeichen früher Läsionen in Form von segmentaler Verengung und zottig erscheinender Gefäßwände wie auch Stadien der Rekanalisation und der Qualität des „run off" identifiziert werden können [396]. Die Abbildungen 18b und 20–22 zeigen charakteristische angiographische Befunde bei Thrombangiitis obliterans.

Tabelle 19. Beschreibung radiologischer Kriterien bei Thrombangiitis obliterans

Jahr	Befunde	Autoren	Literatur
1935	Erste Vergleiche zwischen Arteriosklerose und Thrombangiitis	Edwards	[191]
1961	„Martorell-Zeichen"	Montorsi u. Ghiringhelli	[555]
1962/64	Schlängelung, Kräuselung	McKusick et al.	[525, 526]
1964	Segmentale Verschlüsse in peripherer Lokalisation, Wellenform	Szilagyi et al.	[792]
1970	Korkenzieherkollateralen	Lambeth u. Yong	[439]
1973	„rippling sign" (Kräuselung und Wellenform)	Corelli	[141]
1973	Kollateralen vom Typ „tree root" (Baumwurzel) und „spider's leg" (Spinnenfuß)	Rivera	[653]
1982	Spezifität von Korkenzieherkollateralen	Suzuki et al.	[787]
1984	Phänomen der „stehenden Welle", „slow flow", „shunting" (frühe Venenfüllung)	Hagen u. Lohse	[290]
1986	Zottige, segmentale Gefäßwandveränderungen als Zeichen der Rekanalisation	Kaushik et al.	[396]

Tabelle 20. Angiographische Zeichen bei Thrombangiitis obliterans und ihre Häufigkeit (in %). (Nach Hagen u. Lohse [290] und Kaushik et al. [396])

1.	Multipler, sementaler, diskontinuierlicher Befall der Arterien	100
2.	Glattwandige Gefäßwände in nicht befallenen Arterien	100
3.	Proximal (femoropopliteal) scharf begrenzte Verschlüsse („cut-off")	100
4.	Keine arteriosklerotische Läsionen	90–100
5.	Geschlängelte, gewundene bzw. korkenzieherartige Kollateralen	80–90
6.	Direkte Kollateralen („Martorell-Zeichen")	80
7.	Phänomen der „stehenden Welle"	75
8.	Baumwurzel-, spinnenfuß- bzw. weinrankenartige Kollateralen	40
9.	Rekanalisation	40
10.	Kräuselungen und wellenförmige Veränderungen der Arterien	20
11.	Vasospasmus	15

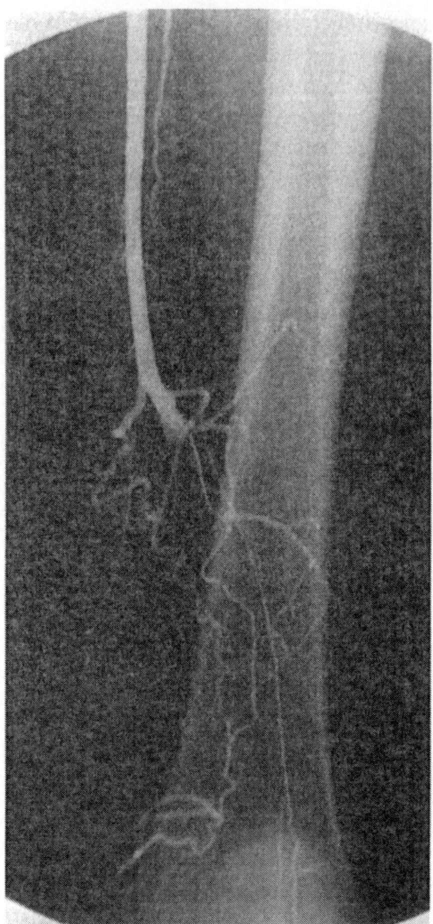

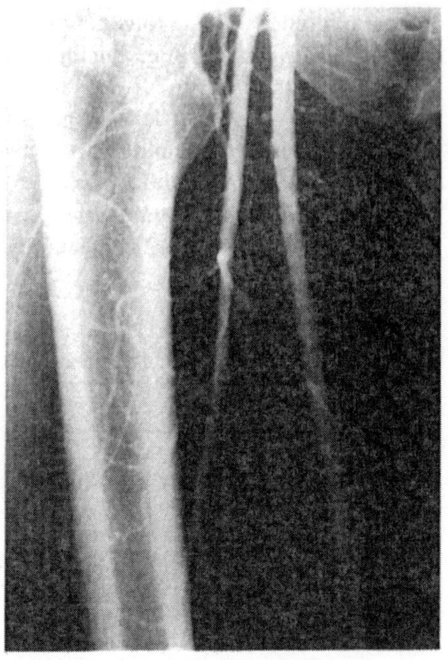

Abb. 21. „Beadphänomen" („Phänomen der stehenden Welle"), von einigen Autoren (z.B. van Dongen [182]) als Zeichen einer Thrombangiitis angesehen

Abb. 20. Typisches angiographisches Bild bei proximaler Läsion. Es finden sich scharf begrenzte, wie abgeschnitten erscheinende Okklusionen (Cut-off-Verschluß)

Verlauf

Schon Buerger hat den Facettenreichtum im Verlauf dieser Erkrankung erkannt und geschildert (Tabelle 5). Widmer (1986) spricht sogar von „proteusartiger Vielfalt". Typisch ist ein intermittierender Verlauf aus Exazerbationen und Remissionen [3], wobei der Variantenreichtum der klinischen Zeichen nicht nur durch den wechselnden Befall, sondern auch durch die Geschwindigkeit des Krankheitsprozesses bestimmt wird [170]. Die Heftigkeit und Häufigkeit der einzelnen Schübe ist oft mit dem Rauchverhalten korreliert [92]. Das Fortschreiten des Krankheitsprozesses bei Rezidiven der Ischämiesymptome ist arteriographisch meist nicht erkennbar. Im Gegensatz zur Arteriosclerosis obliterans, wo die Progression i.allg. in guter Korrelation des Ver-

Abb. 22. Angiographie der Handarterien bei einem Patienten mit Buerger-Syndrom: multiple Verschlüsse der Fingerarterien und deutliche Veränderungen im Bereich der Unterarmarterien der linken Hand

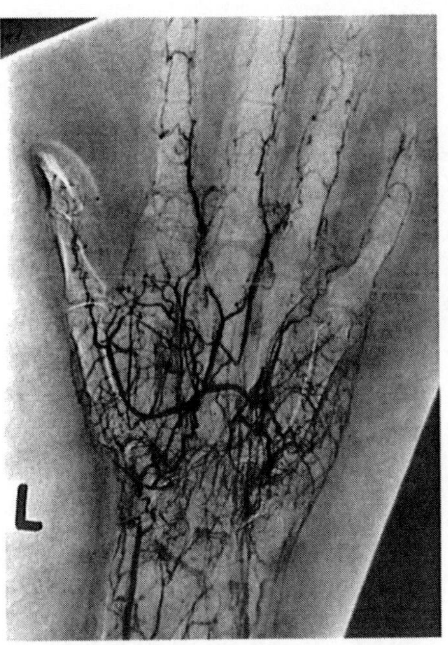

schlußprozesses der Stammarterie steht, dürfte deshalb bei der Thrombangiitis obliterans in besonderem Maße eine arteriographisch nicht nachweisbare Mikrozirkulationsstörung das Fortschreiten der Symptomatik bestimmen [707]. Es werden subakute [35], akute [117] und fulminante [12] Verläufe beschrieben. Bei schweren Verläufen sind zahlreiche Amputationen nicht selten. Gelegentlich ist gerade bei diesen Patienten eine psychische Konstellation anzutreffen, die sie gegenüber ihrer Krankheit gleichgültig oder feindlich-aggressiv erscheinen lassen [34, 211, 336].

Ein extremes Beispiel schilderten Cabezas-Moya u. Dragstedt (1970). Der beschriebene Patient raucht seit seinem 14. Lebensjahr täglich 30–40 Zigaretten. Mit 18 Jahren begannen die Symptome mit Thrombophlebitis, zwischen dem 22. und 33. Lebensjahr wurden 4 Sympathektomien und 13 Amputationen vorgenommen. Hinzu kamen 2 Darmoperationen. Obwohl an allen Extremitäten amputiert, verstand es der Patient, unvermindert weiter zu rauchen (Abb. 23); er starb mit 33 Jahren. Abbildung 24 zeigt einen 36jährigen Patienten mit Befall aller Extremitäten und zahlreichen Amputationen. Nach eigenen Angaben fühlt er sich „pudelwohl"; er wolle erst dann aufhören zu rauchen, wenn ihm „der Kopf abfällt". Im allgemeinen soll die entzündliche Aktivität im Laufe der Jahrzehnte zurückgehen und die Krankheit gewissermaßen „ausbrennen" [408, 469, 471] oder in eine sekundäre Arteriosklerose übergehen. Erst die Verlaufsbeobachtung kann in Zweifelsfällen die Diagnose bestätigen. Nach Bredt (nach [416]) muß die Entscheidung zugunsten der Thrombangiitis obliterans denn auch vom „Verlauf und nicht von der Gestalt her" getroffen werden. Diese schon von Buerger sehr deutlich hervorgehobene Tatsache hat auch in der heutigen Zeit unverändert Gültigkeit. Sie wird nach dem 2. Weltkrieg besonders im französischen Schrifttum berücksichtigt, in dem auch der Ausdruck „Thrombangiosis" geprägt wurde, der sich einerseits gegenüber spezifischen Entzündungsformen der Gefäße und andererseits gegenüber degenerativen Gefäßveränderungen abgrenzen wollte und für das von Buerger beschriebene Krankheitsbild vorzugsweise verwendet wurde [216, 232, 446, 447, 448, 449].

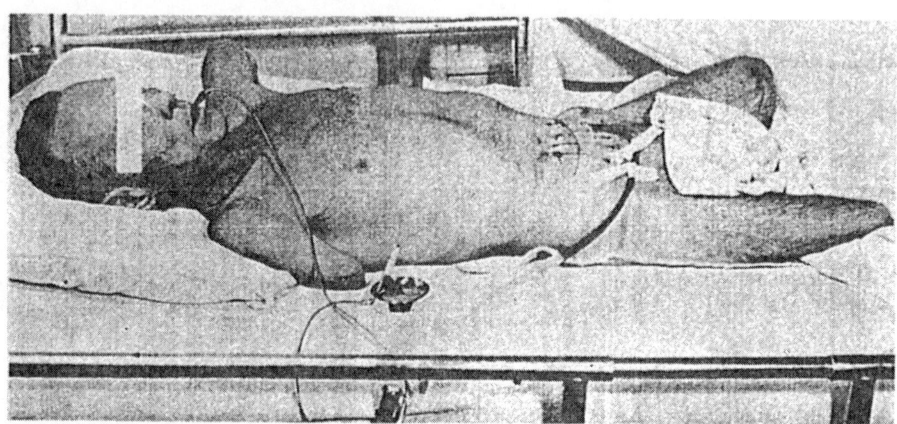

Abb. 23. Mehrfach an allen Extremitäten amputierter Patient mit mechanischer Hilfe zum Inhalieren von Zigarettenrauch. (Aus [117])

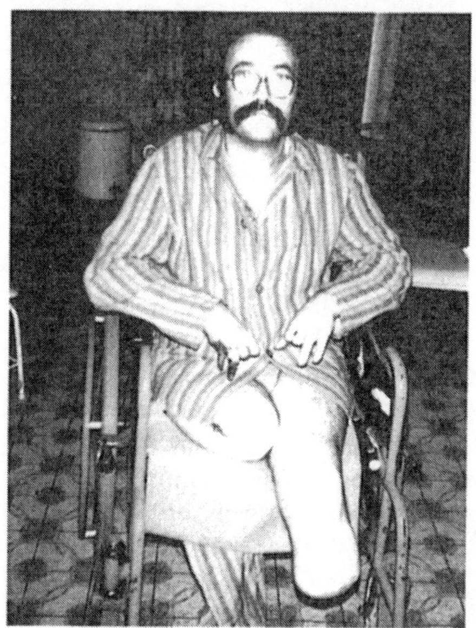

Abb. 24. 36jähriger Patient, hospitalisiert, nichtprothetisch versorgt, an allen Extremitäten mehrfach amputiert

Thrombangiitis obliterans außerhalb der Extremitätenarterien

Die Frage nach möglichen Organmanifestationen der Thrombangiitis obliterans wirft zwangsläufig die Frage nach der Natur der Krankheit auf. Aus ätiologischer und pathogenetischer Sicht ist nach rein logischen Erwägungen der Befall jedweder Gefäßprovinz des Körpers möglich. In diesem Zusammenhang wurde von verschiedenen Autoren diskutiert, ob es sich bei der Thrombangiitis obliterans um eine allgemeine Gefäßerkrankung handele [374, 419, 496, 644, 784], was naturgemäß von denjenigen Autoren bejaht wurde, die andere Gefäßprovinzen als diejenigen der Extremitätenarterien befallen sahen [26, 37, 541, 758, 785]. Im Gegensatz zur Meinung Leus (1988) sind Organmanifestationen außerordentlich häufig beschrieben worden [26] (Tabelle 21). An erster Stelle ist hier die Beteiligung der Hirngefäße zu nennen [774]. Darüber hinaus liegen Berichte von Thrombangiitis obliterans praktisch für alle Gefäßareale vor (Tabelle 21). Historisch ist zu vermerken, daß bereits der Urologe Buerger naheliegenderweise die Gefäße des Samenstranges untersuchte und dort die Diagnose stellte.

Tabelle 21. Beschriebene primäre Organmanifestationen der Thrombangiitis obliterans außerhalb der Extremitätenarterien

Region	Jahr	Autoren	Literatur
Hirngefäße	1932	Jäger	[378]
	1933	Foerster u. Guttmann	[228]
	1934	Stauder	[762]
	1935	Spatz	[750]
	1936	Stender	[767]
	1937	Giampalmo	[251]
	1938	Hausner u. Allen	[305]
	1939	Lindenberg u. Spatz	[495]
	1940	Hausner u. Allen	[306]
	1943	Lüers	[504]
	1944	Scheinker	[683]
	1945	Krayenbühl	[425]
	1946	Davis u. Perret	[154]
	1948	Llavero	[501]
	1948	Meyer	[536]
	1952	Lippmann	[498]
	1953	Meyer	[535]
	1957	Asang u. Mittelmeier	[26]
	1957	Eicke	[195]
	1957	Fisher	[222]
	1962	Sunder-Plassmann u. Isfort	[784]
	1965	Geisler et al.	[245]
	1965	Gerth	[249]
	1965	Isfort u. Blümcke	[374]

Fortsetzung **Tabelle 21**

Region	Jahr	Autoren	Literatur
Hirngefäße	1966	Gayer et al.	[243]
	1966	Quandt	[631]
	1967	Vuia u. Alexianu	[831]
	1968	Quandt u. Sommer	[632]
	1968	Speidel et al.	[751]
	1969	Bernsmeier u. Held	[60]
	1969	Zülch	[872]
	1970	Dzialek	[187]
	1971	Jellinger	[381]
	1972	Stefanko et al.	[765]
	1973	Ishino et al.	[376]
	1973	Satodate et al.	[677]
	1974	Speidel et al.	[752]
	1975	Stoeter et al.	[770]
	1978	Collard et al.	[135]
	1980	Parker u. Schwartzman	[605]
	1981	Biller et al.	[67]
	1982	Drake	[184]
	1983	Berlit et al.	[58]
	1983	Kessler et al.	[400]
	1984	Berlit et al.	[59]
	1984/88	Kessler et al.	[401,402]
	1985	Lahl et al.	[437,438]
	1987	Nichtweiß u. Wiegand	[570]
	1987	Molaie u. Collins	[552]
Koronargefäße	1925	Perla	[612]
	1936	Saphir	[675]
	1940	Hausner u. Allen	[306]
	1957	Asang u. Mittelmeier	[26]
	1966	Gayer et al.	[243]
	1970	Adler u. Stefani	[12]
	1971	Bankl	[37]
	1986	Di Giacomo et al.	[168]
	1986	Ohno et al.	[585]
	1988	Korsgaard et al.	[419]
Mesenterial- gefäße	1931	Taube	[797]
	1933	Sprunt	[757]
	1936	Cohen u. Barron	[134]
	1940	Hausner u. Allen	[306]
	1957	Asang u. Mittelmeier	[26]
	1966	Guillemin	[279]
	1967	Vachon et al.	[822]
	1968	Herrington u. Grossmann	[328]
	1967	Botman et al.	[85]
	1972	Wolf et al.	[857]
	1973	Rosenberger et al.	[661]
	1976	Guay et al.	[278]
	1977	Sachs et al.	[667]
	1979	Borlaza et al.	[84]
	1979	Sobel u. Ruebner	[743]

Fortsetzung **Tabelle 21**

Region	Jahr	Autoren	Literatur
Mesenterial-gefäße	1981	Deitsch u. Sikkema	[159]
	1983	Soo et al.	[747]
	1985	Rosen et al.	[660]
Pulmonal-arterien	1932	Bredt	[nach 424 aus 175]
	1936	Wiese	[848]
	1940	Hausner u. Allen	[306]
	1957	Asang u. Mittelmeier	[26]
	1965	Gerth	[249]
	1981	Fischer u. Hopewell	[221]
	1982	Trimble	[816]
	1985	Steininger	[766]
	1988	Domej u. Fueger	[181]
	1988	Korsgaard et al.	[419]
Nierengefäße	1957	Asang u. Mittelmeier	[26]
	1978	Gomi et al.	[262]
	1982	Keller u. Gotzen	[399]
	1988	Remy et al.	[647]
Augengefäße	1933	Merkelbach	[533]
	1935	Marchenasi	[513]
	1937	Lisch	[499]
	1937	Schmelzer	[686]
	1937	Uyama	[821]
	1949/51	Hager	[291,292]
	1962	Haimböck	[293]
	1966	Puttana	[630]
	1969	Bettelheim	[64]
	1983	Böke u. Duncker	[74]
	1988	Coppeto u. Adamczyk	[138]
Lebergefäße	1957	Asang u. Mittelmeier	[26]
	1979	Sobel u. Ruebner	[743]
Milzgefäße	1957	Asang u. Mittelmeier	[26]
	1979	Sobel u. Ruebner	[743]
	1988	Korsgaard et al.	[419]
Pankreasgefäße	1957	Asang u. Mittelmeier	[26]
	1979	Sobel u. Ruebner	[743]
Samenstrang	1924	Buerger	[108]
	1929	McGregor u. Simson	[523]
	1938	Tartakoff	[796]
	1940	Mathé	[520]
	1960	Nesbit u. Hodgson	[566]
	1962	McKusick et al.	[525]
	1968	Cope	[137]
Aorta	1925	Perla	[612]
	1957	Asang u. Mittelmeier	[26]

Fortsetzung **Tabelle 21**

Region	Jahr	Autoren	Literatur
Aorta	1965	Gerth	[249]
	1973	Gilkes u. Dow	[254]
	1977	Flesh et al.	[226]
Karotiden	1957	Asang u. Mittelmeier	[26]
	1966	Gayer et al.	[243]
Beckengefäße	1973	Abu-Dalu et al.	[5]
	1978	Haddad et al.	[288]
Placenta-gefäße	1974	Bender u. Werner	[55]
	1978	Dolff	[179]
Schulter	1970	Singham	[737]
„Hautform"	1957	Staufer u. Miescher	[763]
	1974	Frank et al.	[235]
	1986	Zabel	[864]
Tiefe Venen	1946	Kahn	[384]

Es ist weiter interessant festzustellen, daß es sich bei Beschreibungen von Gefäß-veränderungen in einzelnen Körperabschnitten fast immer um „Thrombangiitis obliterans" handelte. Erst viel später konzentrierte man sich auch auf arteriosklerotische Veränderungen dieser Gefäße. Dieser Umstand mag erklären, daß bis zu dieser Zeit die „cerebrale Form der Thrombangiitis obliterans" mit Abstand am häufigsten beschrieben und auch kontrovers diskutiert [222, 381] wurde. Aber auch später noch wird für diesen Bereich eine Sonderrolle reklamiert. So glauben Sunder-Plassmann u. Isfort (1962) als auch Isfort u. Blümcke (1965) an ein isoliertes Vorkommen an den Hirngefäßen bei Frauen. Sie sind sogar der Auffassung, daß die Thrombangiitis obliterans der Hirngefäße bei Frauen wesentlich häufiger und im Verlauf schwerwiegender sei als diejenige an den Extremitätenarterien. Bei den Männern neige sie zur Generalisierung, bei den Frauen bleibe sie stets umschrieben. Deshalb sehen sie die Thrombangiitis obliterans cerebri der Frauen als eigenständige Erkrankung an, die nicht als Allgemeinerkrankung des Gefäßsystems anzusehen sei. Stauder (1934) äußerte wenig bescheiden, ohne seine Behauptungen zu untermauern, daß die „cerebrale Thrombangiitis obliterans viel häufiger sei als man bisher geglaubt habe". Er sieht dies bestätigt in einer „ziemlich einheitlichen neurologischen Symptomatik", die zu Beginn an die multiple Sklerose (!) erinnere. Auch Lindenberg u. Spatz (1939) gehörten zu den fast ausschließlich deutschsprachigen Autoren, die versuchten, dieses Krankheitsbild zu etablieren. Sie sahen in der „cerebralen Form der von Winiwarter-Buergerschen Krankheit ein bisher kaum berücksichtigtes Krankheitsbild, welches wohl verdient, in weiteren Kreisen bekannt zu werden". Bemerkenswerterweise fand ein speziell diesem Thema gewidmeter Kongreß in Sion (Schweiz) im Jahre 1945 statt. Es ist verständlich, daß dieser Zeitpunkt wenig geeignet war, die Aufmerksamkeit der Fachwelt auf die Thrombangiitis obliterans cerebri zu lenken. Llavero (1948) hat seine Ergebnisse in einer besonderen Monographie festgehalten. Er sieht sich selbst als Verfechter der Aufgabe, den organischen vaskulären Prozessen bei Jugendlichen zu mehr Aufmerksamkeit zu verhelfen. Den Klinikern wirft er eine „ungeeignete geistige Einstellung" vor. Sie dächten nicht an einen thrombangiitischen Prozeß, falls dieser nicht mit peripheren Begleiterscheinungen einhergeht. Die zerebrale Thrombangiitis obliterans hält er für „ungeahnt häufig" und möchte sie „reaktive, unspezifische Thrombendangiitis obliterans" nennen [501].

Die Existenz der Thrombangiitis obliterans an Gefäßen außerhalb der Extremitäten ist inzwischen bewiesen. Lie (1988) beschreibt 3 Fälle von isoliertem Befall der Temporalarterien. Seine Befunde korrelieren mit denen von Ferguson (1985). Für den klinischen Alltag gilt das für den Extremitätenbefall Gesagte. Um diagnostische und therapeutische Konsequenzen zu ziehen, muß eine klinisch-syndromatische Definition gegeben werden. Kessler (1983–1988) sowie Nichtweiß u. Wiegand (1987) haben dies für die „Thrombangiitis obliterans cerebri" versucht. Eine praktikable und akzeptierte Form der Diagnose dieser oder anderer Organmanifestationen der Thrombangiitis obliterans konnte bisher aber nicht im entferntesten gegeben werden, ja die Tatsache der Organmanifestation überhaupt ist noch weit von einer allgemeinen Anerkennung entfernt [318]. Speidel et al. (1974) empfehlen bei Patienten mit Thrombangiitis obliterans eine psychologische Hirnleistungsuntersuchung, da sie nach ihrer Erfahrung schlechtere Ergebnisse als Normalpersonen aufwiesen. Er untersuchte aber keine Personen mit Arteriosklerose als Kontrollgruppe, ebensowenig wurden mögliche Konsequenzen oder der Nutzen eines solchen Tests diskutiert. Berlit et al. (1984) glauben die Existenz einer zerebralen Form der Thrombangiitis obliterans durch die immunpathologischen Befunde begründet, weil die Generalisierung ein Kennzeichen einer Immunvaskulitis sei.

Die Primärdiagnose einer Thrombangiitis obliterans außerhalb der Extremitätenarterien ist daher klinisch nicht relevant. Bei Patienten mit Buerger-Syndrom (bezogen auf die Extremitäten) kann ein Übergreifen auf andere Gefäßprovinzen erwogen werden (z.B. Herz, Gehirn [264]), wenn entsprechende Symptome differentialdiagnostisch keine andere Erklärung finden. Die Erkrankung im Sinne Buergers als klinisch-pathologische Entität muß vorläufig auf die Extremitäten beschränkt bleiben [472].

Differentialdiagnostische Aspekte

Die jahrzehntelange Diskussion um die Existenz des Buerger-Syndroms als „klinische Entität" gibt der Differentialdiagnose eine besondere Bedeutung. Die Diagnosestellung setzt die Akzeptanz der zu diagnostizierenden Krankheitseinheit als Morbus oder Syndrom voraus. Die Diagnose als Grundlage ärztlichen Handelns bleibt immer Differentialdiagnose, d.h. Abwägen und Bewerten der einzelnen Krankheitssymptome [307, 583]. Da ein Bewerten nur bei Kenntnis der Symptome möglich ist und bekannt sein muß, bei welchen Krankheiten diese auftreten können, sind die für das Buerger-Syndrom entscheidenden Symptome beschrieben worden und werden bei der Syndromdefinition auch gewichtet. Die Diagnose eines Syndroms ist in sich mehr Differentialdiagnose als diejenige eines Morbus. Sind die einzelnen Symptome einmal in entsprechender Ausprägung als vorhanden festgestellt worden und damit die Diagnose „gesichert", so ist dadurch bereits eine Abgrenzung gegen andere Diagnosen erfolgt. Bei einer Syndromdiagnose ist aber noch zu prüfen, ob diese Diagnose hinreichend genau ist oder möglicherweise ein weiteres Krankheitsbild vorliegt. Da nämlich definitionsgemäß bei einem Syndrom jedes Einzelsymptom für das Syndrom selbst unspezifisch ist, kann ein solches Einzelsymptom auch zu einem weiteren Syndrom gehören oder auch eine kleinere separate Krankheitseinheit darstellen.

Bezogen auf die Thrombangiitis obliterans gewinnt diese Feststellung ihre Bedeutung bei Betrachtung ihrer Beziehung zur Arteriosklerose. Geht man von der Tatsache aus, daß 2 unterschiedliche klinische Krankheitsbilder vorliegen, so ist nicht einzusehen, warum diese beiden Krankheiten bei einem Menschen nicht gleichzeitig auftreten sollten [92, 709], auch wenn beide Erkrankungsformen als nosologische Einheit anerkannt werden [331–333]. Es ist historisch begründet, daß die Differentialdiagnose der Thrombangiitis obliterans fast ausschließlich gegen die Arteriosklerose vorgenommen wird [92, 471, 493, 507, 558, 581, 624, 786], denn sie wurde nicht selten nur als Sonderform der Arteriosklerose angesehen [196, 242, 840]. Bei noch ungeklärter Ätiologie und Pathogenese sind jedoch pathologisch-anatomisch alle Kombinationsmöglichkeiten, d.h. Mischformen, denkbar [176]. Dies hatten sowohl Buerger als auch Mozes (1970) zugestanden. Klinisch lassen sich jedenfalls 2 syndromatische Ausprägungen feststellen, die im „klassischen Fall" (Tabelle 22) deutlich voneinander abgrenzbar sind [200].

Die Entscheidung für die Sinnhaftigkeit einer Krankheitsdefinition hat sich nun in erster Linie an den Konsequenzen dieser Definition für den Patienten zu orientieren. Würden etwa Therapie und Prognose zweier definitorisch unterschiedlicher Syndrome identisch sein, so wäre zu fragen, wo der Sinn in einer subtilen Differentialdiagnose liegen sollte. Da für Patienten mit Buerger-Syndrom und Arteriosklerose deutliche Unterschiede vorliegen, ist ihre Abgrenzung schon allein deshalb berechtigt. Definitorisch und therapeutisch schwieriger in den Griff zu bekommen sind Grenzfälle

Tabelle 22. Unterschiede zwischen Buerger-Syndrom und Arteriosklerose. (Nach [1, 471, 491])

Faktor	Buerger-Syndrom	Arteriosklerose
Ätiologie	Rauchen (99%), immunpathologische Befunde	Rauchen (44%), Diabetes (30%) Fettstoffwechselstörungen, Hypertonie
Histopathologie	Typische entzündliche Veränderungen der gesamten Gefäßwand mit frischer Thrombose. Rasche zellreiche Organisation und Rekanalisation	Intimaverdichtung ohne Entzündung mit später Thrombose. Zögernde, unvollständige, nicht selten fehlende Organisation
Befall	Arterien und Venen der Extremitäten kleinen bis mittleren Kalibers, segmental	Arterien der Extremitäten mittleren bis großen Kalibers, diffus
Lokalisation	Überwiegend distal; obere Extremität häufig (55%), Aorta und viszerale Arterien selten, Koronarien selten	Meist generalisiert; obere Extremität wenig betroffen, Aorta und viszerale Arterien und Koronarien (50%) häufig
Alter bei Erstmanifestation	20–40 Jahre	meist über 40 Jahre
Geschlecht	Frauen etwa 10%	über 50 Jahre 1:1
Symptome	– Thrombophlebitis (37%) – vasospastische Zeichen (25%) – Erstsymptom Claudicatio bei 71% – trophische Läsionen (54%) – typisch an den Endphalangen – Schmerzen bohrend, akral	– fast nie anzutreffen – selten (4%) – bei 90% – um 20% – hauptsächlich am Vorfuß und prätibial – eher stetig, diffus
Verlauf	Intermittierend	Progredient
Amputationen	Finger/Zeh 18% Unterschenkel 12% Oberschenkel 8%	2% 3% 4%
Angiographie	Typische Kollateralen, keine arteriosklerotischen Läsionen	generalisierte Fächerkollateralen, arteriosklerotische Läsionen

und Überschneidungen. Aufgabe der Differentialdiagnose und damit der Syndromdefinition muß es daher sein, diese so anzulegen, daß, bezogen auf die Konsequenzen, der Patient in die „richtige Gruppe" eingeordnet wird. So wäre es etwa voreilig, wegen fortgeschrittenen Lebensalters automatisch die Diagnose Thrombangiitis obliterans zu verwerfen oder nur Arteriosklerose zuzulassen. Richtig ist, daß die Diagnose meist bei jüngeren Patienten gestellt wird. Jüngere Patienten sind im allgemeinen aber auch gesünder als ältere, und wenn es zutrifft, daß ein gefäßgesunder Mensch prädisponiert ist für Thrombangiitis obliterans, so ist die Erstmanifestation auch bei einem älteren, gefäßgesunden Menschen denkbar. So sind z.B. bei unseren Patienten, einige „ältere" (zwischen 40–50 Jahren) registriert worden, die in diesem Alter ihre ersten Symptome erlebten. Die Patienten fingen vergleichsweise spät mit dem Rauchen an (ca. 10 Jahre vor Auftreten der Symptome). Bei anderen, jüngeren Patienten (zwischen 20 und 25

Jahren) lagen etwa 5 Jahre zwischen Beginn des Rauchens und dem Auftreten erster Symptome. Es ist also offenbar nicht das Alter per se entscheidend, sondern wann und wie lange die Noxe auf ein gesundes Gefäßsystem trifft. Das Aufnehmen von Gewohnheiten (Rauchen) und Gesundheit fallen aber meist mit jugendlichem Alter zusammen. Lie (1988) hat dies prägnant zusammengefaßt, indem er sagte, daß die Menschen früh rauchen und ihre Krankheit früh bekommen. Langeron (1986) bezieht das Alter deshalb nicht mehr als absolutes diagnostisches Kriterium in seine Syndromdefinition ein.

Entzündliche Affektionen am Gefäßsystem wie eine schubweise verlaufende Thrombangiitis obliterans können Defektheilungen an der endothelialen Auskleidung der Gefäßwände zur Folge haben. Die so entstandenen Loci minores resistentiae prädisponieren für die Entwicklung einer Arteriosklerose. Die Thrombangiitis obliterans könnte somit selbst als ein funktioneller Risikofaktor für die Entstehung einer Arteriosklerose bezeichnet werden. Beide Krankheiten können daher parallel verlaufen [709, 724]. Dies gilt auch bei eventueller Präsenz anderer Risikofaktoren für die Entstehung einer Arteriosklerose. So ist das völlige Fehlen derartiger Einflüsse sicherlich ein entsprechend zu würdigendes diagnostisches Kriterium. Das Vorliegen schließt die Diagnose aber keineswegs aus, denn die möglicherweise durch die Risikofaktoren induzierte Entstehung der Arteriosklerose antagonisiert nicht die Thrombangiitis obliterans. Dies steht auch im Einklang mit der von Hess begründeten Pathogenese bei bestehender Polyätiologie. So weisen zahlreiche Patienten durchaus einige Begleit- oder Systemerkrankungen auf [39, 119, 264, 297, 313, 317, 641]. Analoge Aussagen gelten für das Befallsmuster, das angiographische Bild, Dauer der Krankheit und Art des Verlaufs. Die Diagnose ist daher nicht nur beim „Vollbild", d.h. bei Vorliegen aller typischen Ausprägungen zu stellen, sondern auch bei hinreichend syndromatischer Ausprägung [313, 835]. Bei Beurteilung vorhandener histologischer Präparate ist deren Differentialdiagnose zu beachten. Tabelle 23 gibt eine Übersicht über die klinische Differentialdiagnose.

Tabelle 23. Klinische Differentialdiagnose zum Buerger-Syndrom. (Nach [4, 25, 37, 53, 76, 79, 88, 90, 147, 151, 156, 193, 199, 201, 206, 271, 377, 382, 412, 460, 464, 470, 473, 508, 544, 614, 634, 698, 753, 823, 825, 835, 845, 864])

Vaskulitiden

Primäre Vaskulitiden	Sekundäre Vaskulitiden	Sonderformen
Periarteriitis nodosa	– Lupus erythematodes	– Embolische Vaskulitits
Hypersensitivitätsangiitis	– Sklerodermie	– Thrombotisch-thrombo- zytopenische Purpura
Granulomatöse Vaskulitiden	– Rheumatoide Arthritis	– Purpura fulminans
Riesenzellarteriitiden	bei Infektionskrankheiten,	– Mukokutane Formen
Allergisch-hyperergische	bei malignen Erkrankungen,	
Panangiitiden	bei Intoxikationen,	
	bei Medikamenten	
Thrombophlebitiden bei:	– sekundären Vaskulitiden	
	– Sepsis	
	– Wegener-Granulomatose	
	– Polymyalgia arteriitica	

Fortsetzung **Tabelle 23**

Vaskulitiden

Primäre Vaskulitiden	Sekundäre Vaskulitiden
	– Morbus Mondor
	– venösen Erkrankungen
Arterielle Erkrankungen	– Arteriosklerosis obliterans
	– Diabetische Angiopathien
	– Raynaud-Syndrom
	– Arterielle Embolien
	– Aortitis
	– Aneurysmen
	– Dysplasien
	– Akrozyanose
	– Ergotismus
Neurologische, neurovaskuläre, orthopädische und mechanische Erkrankungen	– Angioneuropathien
	– Kostoklavikularsyndrome
	– Cauda-equina-Pseudoclaudicatio-Syndrom
	– Chronischer Vibrationsschaden
	– Traumata
	– Metatarsalgia
	– Kälteschaden
	– Arteria-poplitea-Kompressionssyndrom
	– Kutane Läsionen jeglicher Genese
	– Entrapment

Zur Therapie des Buerger-Syndroms

Historisches

So wechselseitig die Auffassungen über Natur und Existenz der Thrombangiitis obliterans im Laufe des Jahrhunderts waren, so bunt war das Bild bei den Therapiemaßnahmen [17]. Kontroverse Konzepte über Wesen, Ätiologie und Pathogenese beeinflussen den Patienten wenig, ganz im Gegensatz zu eingreifenden Therapiemaßnahmen, die keinen Nutzen, sondern teilweise schwerwiegende Schäden hervorrufen. Die Geschichte ist auch hier reich an abenteuerlichen bis beschämenden Therapieversuchen [83]. Die in Tabelle 24 zusammengestellten Therapievorschläge verschiedenster Art,

Tabelle 24. Therapieversuche bei Thrombangiitis obliterans

Jahr	Maßnahme	Autoren	Literatur
1870	Amputation	Billroth	[nach 855]
1912	Epinephrektomie	Oppel	[596]
1913	Experimentelle Gefäßchirurgie	Jeger	[380]
1913	Physiologische NaCl-Infusion	Koga	[418]
1914	Periarterielle Sympathektomie	Leriche	[462]
1916	Arteriektomie	Leriche	[463]
1917	Ligatur der V. femoralis und Natriumzitratinjektionen	Ginsburg	[255]
1918	Grenzzonenamputation	Gottlieb	[266]
1921	2%ige Natriumzitratinfusion	Steel	[764]
1922	Alkoholinjektionen	Silbert	[728]
1924	Sympathektomie	Diez	[174]
1925	Gabe weiblicher Sexualhormone	Schlesinger	[nach 301]
1926	5%ige NaCl-Infusion	Silbert	[730]
1926	Ligatur der A. femoralis	Lewis u. Reichert	[479]
1927	Frauenblutinjektionen	Oberthur	[584]
1927	Insulininjektionen	Vaquenz	[nach 301]
1929	Kohlensäurebäder	Cobet	[133]
1931	Radiumbestrahlungen	Noble	[578]
1932	Röntgenbestrahlung der Nebenniere	Langeron et al.	[445]
1932	Tierblutinjektionen	Bier	[66]
1932	Injektion von Traubenzuckerlösung	Büttner	[113]
1932	Gabe von Salizylpräparaten	Erb	[203]
1932	Injektionen von Typhusvakzinen	Horton	[nach 443]
1935	Injektion antitoxischer Seren	DeTakats	[162]
1935	Quarzlichtbestrahlung	Salkindson	[671]
1935	Schlammbäder	Babkin	[32]
1936	Kurzwellenbestrahlung der Lumbalganglien	Galm	[241]
1938	Ergometer(gefäß)training	Ratschow	[643]
1938	Gabe von Salizylpräparaten	Ratschow	[643]
1938	Über-/Unterdruckbehandlung	Ratschow	[643]
1941	Mineralbäder	Fatherree u. Hurst	[213]
1949	Induzierte Hypoglykämie	Mazanek	[nach 443]

die während der vergangenen Jahrzehnte vor dem 2. Weltkrieg empfohlen wurden, seien als Beispiel dafür angeführt, daß mit dem „Grade der Unkenntnis über die Ursachen einer Krankheit und der Unzufriedenheit mit dem Erfolg der Heilmaßnahmen auch die Zahl der vorgeschlagenen Behandlungsmethoden steigt" [301].

Die 1913 von Koga empfohlene *Hämodilutionstherapie* mit Kochsalz-, Natrium- oder Traubenzuckerlösungen wurde von Silbert bis 1930 [732] in großem Stil durchgeführt. In über 19 000 Injektionen verabreichte er 5%ige hypertonische Kochsalzlösung. Die Methode fand allgemeine Anerkennung. Er selbst gab an, seine Amputationsrate damit von 77% auf 6,4% gesenkt zu haben (nach [301]). Die Langwierigkeit einer konservativen Therapie von Patienten mit Spontangangrän hat schon Deutsch (1914) festgestellt. Für Demarkation, Abtragung und Heilung sah er Zeiträume zwischen 6 Wochen und 3 Monaten. Die Erfolglosigkeit konservativer Therapiemaßnahmen führte zur Interesselosigkeit der Internisten an den Gefäßerkrankungen, die vor dem 2. Weltkrieg auch nicht als allzu häufig angesehen wurden. In Deutschland war es allerdings Ratschow, der eine konsequent internistische Angiologie begründete und über Jahrzehnte vorantrieb. Ihm und seinen Nachfolgern (Schoop, Schettler u.a.) ist die spezifische Situation der Angiologie in Deutschland, Österreich und der Schweiz zu verdanken [696].

Nichtsdestoweniger entwickelte die *Chirurgie* durch Sympathektomie, lokale operative Maßnahmen bei Nekrosen, Amputation und später rekonstruktiven Verfahren offensichtlich wirksame Methoden. Die Chirurgie der Thrombangiitis obliterans begann bereits 1912. Oppels Theorie [596], daß die Thrombangiitis obliterans durch eine Hyperadrenalämie verursacht sei, führte zu seinem Vorschlag der operativen Entfernung von Nebennierengewebe. Wegen der sehr hohen Letalität der Epinephrektomie bis Ende der 20er Jahre und der geringen Erfolgsquote wurde von einigen Chirurgen wie Langeron (1932) eine Röntgenbestrahlung der Nebenniere vorgenommen. Diese Methode wurde noch bis Ende der 60er Jahre, insbesondere in Kombination mit Sympathektomien, durchgeführt [129, 431, 598, 777, 839]. Herzberg (1926) hat über die wenig ermutigenden Ergebnisse nach Nebennierenextirpation an 110 (!) Patienten durch russische Chirurgen berichtet.

Leriche (1879–1955) führte 1916 zuerst eine Arteriektomie durch. Er ging von einem „dauernden Reizzustand" der Arterien infolge der entzündlichen Veränderungen in der Gefäßwand aus. Nach seiner Meinung übte der erkrankte und obliterierte Gefäßabschnitt eine Art pathologische Vasokonstruktion auf die gesunden Areale und Kollateralen aus. Leriche sah aber bereits die Gefahr, die auch heute noch einer der stark limitierenden Faktoren des chirurgischen Eingriffs bei Thrombangiitis obliterans darstellt, nämlich die Unterbindung der Kollateralgefäße. Seine Erfolgsquote gibt er mit 35% an gegenüber 55% bei Patienten mit Arteriosklerose. Leriche [462] führte auch ab 1914 die periarterielle *Sympathektomie* durch. Die zu den Gefäßen einer Gliedmaße ziehenden sympathischen, vasokonstriktorischen Fasern wurden unterbrochen, um eine periphere Hyperämie zu erreichen. Aus anatomischen Gründen bedeutete diese Entfernung periarteriellen und adventitiellen Gewebes z.B. der A. femoralis jedoch keine Sympathektomie. Sofern noch erweiterungsfähige Gefäße vorhanden sind, tritt zwar eine vermehrte Durchblutung ein, die aber nur von kurzer Dauer ist. Verschiedene medikamentöse Versuche, den Sympathikus auszuschalten, blieben erfolglos und bedeutungslos.

Diez [174] und andere führten ab 1924 die lumbale Sympathektomie ein. Je nach Indikationsstellung wurde der Therapieerfolg und Langzeiteffekt sehr unterschiedlich beurteilt. Im von v. Hasselbach ermittelten Krankengut waren die Ergebnisse „verhältnismäßig ungünstig" [301]. Trotzdem stellte die lumbale Sympathektomie eine der wichtigsten und erfolgreichsten Behandlungsmethoden dar. Sie war bis zum Tode Leriches (1955) sogar Standardtherapie bei Claudicatio intermittens und bis in die heutige Zeit eine teilweise exzessiv betriebene Behandlungsmethode bei Thrombangiitis obliterans [98].

Die Ursprünge von Operationen am Gefäßsystem liegen im 18. Jahrhundert [727]. Die ersten richtungweisenden Versuche in der Gefäßchirurgie gehen auf Jeger (1913) zurück. Erst nach Entwicklung der Angiographie nach 1930 konnte sie sich weiter durchsetzen. Den ersten autologen Venenbypass legte Kunlin 1949 an [433]. Die Gefäßchirurgie vollzog sich im weiteren Verlauf durchaus interdisziplinär [275, 430, 695]. Die perkutane transluminale Angioplastie (PTA) nach Dotter (1964), die Durchführung der Thrombolyse von Hess (1967–1982), Schoop et al. (1968) und Hemrich (1975), die Einführung der Ultraschall-Doppler-Technik durch Schoop u. Levy (1969) sowie die Stadieneinteilung von Fontaine [234], die die pathophysiologischen Erkenntnisse berücksichtigte, waren weitere Marksteine in der Entwicklung der Angiologie, die die Arteriosklerose und die Thrombangiitis obliterans gleichermaßen betrafen. Die Einführung zahlreicher sogenannter „vasoaktiver Substanzen", Rheologika und verschiedener anderer Präparate brachte im konservativen Bereich zwar eine Fülle von Therapieansätzen bei allen Arten von peripheren arteriellen Verschlußkrankheiten, es konnte sich jedoch insbesondere bei der Thrombangiitis obliterans kein Therapieprinzip durchsetzen. Im folgenden wird der gegenwärtige Kenntnisstand in der konservativen und chirurgischen Therapie des Buerger-Syndroms reflektiert.

Konservative Therapie des Buerger-Syndroms

Im Mittelpunkt der Therapiekonzepte stehen die Beseitigung der bei der Thrombangiitis obliterans so intensiven [260, 668] Ruheschmerzen [98, 277, 414] und die Behandlung der trophischen Läsionen [43, 725]. Wichtigste aktuelle Maßnahme ist und bleibt die strenge *Nikotinabstinenz*, was schon frühzeitig erkannt wurde [729]. Lediglich eine Reduktion des Nikotinkonsums ist nicht von klinischer Relevanz [3]. Lemmens betrachtet das Rauchen beim Buerger-Syndrom als Krankheit an sich, die „zuerst zu heilen" sei [460]. Trotzdem muß eine Behandlung auch begonnen werden, wenn das Rauchen nicht aufgegeben wird [664]. Die häufig nur begrenzten Therapieerfolge machen die Notwendigkeit einer Langzeitführung der Patienten deutlich.

Aus bisher nicht bekannten Gründen ist eine erfolgreiche und langanhaltende Nikotinentwöhnung bei Patienten mit Buerger-Syndrom sehr viel schwerer zu erreichen als bei Patienten mit einer arteriosklerotischen peripheren arteriellen Verschlußkrankheit. Jedes erdenkliche Mittel – von psychologischer Betreuung über Nikotinkaugummi/-pflaster bis zur Akupunktur – sollte recht sein, die absolute Nikotinabstinenz zu erreichen. Gelingt ein völliges Einstellen des Nikotinabusus, so kommt es nicht selten zu einer raschen Remission. Hill [347] beobachtete bei Exrauchern eine rund zweimal niedrigere Amputationsrate als bei Patienten, die weiter rauchten.

Wir scheuen nicht davor zurück, die Compliance diesbezüglich mit CO-Hämoglobin- und Thiozyanatspiegelbestimmungen zu überprüfen und dem Patienten die jeweiligen Ergebnisse mitzuteilen. Eine vielleicht barbarisch anmutende, aber in einen Fällen doch erfolgreiche Methode beim Versagen der Entwöhnungsmaßnahmen ist die direkte Konfrontation des Patienten mit anderen „Buerger-Patienten", bei denen akrale Läsionen vorliegen oder bereits (Grenzzonen)amputationen durchgeführt wurden.

Bei bereits eingetretenen trophischen Läsionen kommt eine wichtige lokale Wundbehandlung und eine Basistherapie zum Einsatz [3, 40, 664]. Dazu gehören die Ruhigstellung der Gliedmaße, abhängige Lagerung, Watteverbände zur Temperaturstabilisierung und als Verletzungsschutz, Eröffnen von Eitertaschen und -höhlen, Abtragen von nekrotischen Gewebeteilen, Ethacridinbäder, Anwendung von Polyvidonjod, eventuell Hämodilution und Gabe von Antibiotika sowie eine subtile Fußpflege [27, 295]. Physiotherapeutische Maßnahmen sind umstritten [744]. Die Schmerzbehandlung ist oft nur unter Einsatz stärkster Mittel möglich und kann auch dann in etlichen Fällen eine Amputation nicht verhindern.

Der von anderen Autoren [77, 215, 240] diskutierte Einsatz von Thrombozytenaggregationshemmern kann nur als symptomatische Therapie angesehen werden; insbesondere wenn eine schmerzhafte Begleitphlebitis (saltans) vorliegt. Ob Azetylsalizylsäure eine kausale Therapie bei der Thrombangiitis darstellt, ist sehr unwahrscheinlich [77]. Trotz der latenten Gefahr einer Sepsis bzw. einer Endokarditis ist bei adäquater antibiotischer Abschirmung der Patienten eine kurzfristige Kortisonbehandlung Therapie der Wahl. Dies ist um so wichtiger, als viele Patienten im akuten entzündlichen Schub eine ausgeprägte Hyperfibrinogenämie (Akutphasenprotein) aufweisen. Es hat sich gezeigt, daß in solchen Fällen noch nicht einmal die Gabe eines niedrigdosierten Fibrinolytikums den Fibrinogenspiegel zu senken vermag; erst die Prednisonbehandlung führt zu einer ausgeprägten Senkung der Fibrinogenspiegel.

Da meist segmentale Unterarm- und/oder Unterschenkelarterienverschlüsse vorliegen, kommt der Senkung der Viskosität des Blutes große Bedeutung zu. Nichtsdestoweniger wird der Einsatz der Fibrinolyse außergewöhnlich kontrovers diskutiert [92, 182, 309, 323, 664].

Zur Ausschöpfung sämtlicher zur Verfügung stehender Mechanismen verabreichen wir oral Kalziumantagonisten vom Nifedipintyp und topisch (kutan auf der betroffenen Extremität) Nitroglyzerin – in der Vorstellung, dadurch eine noch ausgeprägtere Vasodilatation (u.a. EDRF-Mechanismus) zu erreichen. Die klinische Wirksamkeit der letztgenannten Maßnahme ist bislang nicht durch Studien abgesichert. Dasselbe gilt auch für den parenteralen oder oralen Einsatz von vasoaktiven Substanzen wie Naftidrofuryl, Bencyclan, Pentoxifyllin und Buflomedil, ebenso für den Einsatz von Antikoagulanzien und Immunsuppressiva wie auch für die von Horsch (1985) [358] empfohlene Betrachtung des Abfalls des Antielastin-Antikörper-Titers als Parameter für die Erfolgsbeurteilung.

Die vorliegenden zahlreichen Mitteilungen über Therapieversuche und -empfehlungen aus den letzten 3 Jahrzehnten (Tabelle 25) haben eines gemeinsam: sie beziehen sich auf relativ wenige Fälle und werden vom jeweiligen Untersucher höchst individuell gehandhabt. Die Angaben über den Therapieerfolg sind deswegen ein Spiegelbild der persönlichen Auffassung des Anwenders. Es gibt weder eine kausale Behandlung noch spezifisch begründete Konzepte. Einigkeit herrscht insofern, als die

Tabelle 25. Therapieempfehlungen bei Buerger-Syndrom

Jahr	Maßnahme	Autoren	Literatur
1959	Gabe von Phenylbutazon und Prednison	Montserrat	[554]
1960	Gabe von Tolbutamid	Singh u. Brara	[736]
1960	Malariatherapie	Corelli	[139]
1967	Gabe von Nikotinsäure	Talwar et al.	[793]
1968	Gabe von Clofibrat	Cotton u. Craven	[142]
1968	Splanchnektomie	Fontaine et al.	[232]
1968	Epinephrektomie	Fontaine et al.	[232]
1968	Akupunktur	Chinese Medicine	[814]
1968	Sympathektomie und Complamin	Witek	[856]
1968	Malariatherapie	Bourde	[87]
1968	Gabe von Nitroglyzerin	Diaz et al.	[169]
1972	Omentumtransplantation	Hoshino et al.	[366,367]
1973	Primat der konservativen Therapie	Corelli	[141]
1973	Grenzzonenamputation	Vollmar	[830]
1973	Rekonstruktive Gefäßchirurgie	Vollmar	[nach 443]
1974	Intralumbale Alkoholinjektion	Gencic u. Milenkovic	[247]
1974	Gabe von Kalziumantagonisten	Bollinger u. Leu	[75]
1974	Venöse Arterialisation	Reddi	[646]
1975	Induzierte Hypertension	Krähenbühl et al.	[421]
1977	Gabe von Pyridinolcarbamat	Mishima et al.	[547]
1977	Medullasklerosierung	Mandache et al.	[510]
1978	Adrenalektomie mit Sympathektomie	Naik et al.	[561]
1978	Heparin, Dextran und Sympathektomie	Khanna et al.	[403]
1979	Gabe von Azetylsalizylsäure (3g/Tag)	Bollinger	[78]
1980	Thrombolyse	Hess	[334]
1980	Einsatz von Antikoagulanzien	Flora	[227]
1982	Infusion von Prostaglandin E_1 i.a.	Eastcott	[nach 219]
1982	Infusion von Ticlopidin	Katsumura et al.	[394]
1983	Chemische Sympathektomie	Kidawa u. Lemont	[405]
1983	Gabe von Prazosin	Payen et al.	[609]
1984	Autogenes Training	Charlesworth u. Harrington	[128]
1984	Defibrinogenierung	Furukawa et al.	[240]
1985	Anwendung von Harzpulver	Baoguo et al.	[38]
1985	Omentumplastik	Maurya et al.	[521]
1985	Venöse Arterialisation	Yu-kun et al.	[863]
1985	Gabe von Immunsuppressiva	Horsch	[358]
1985	Infusion von Prostaglandin E_1 i.a.	Fietze-Fischer	[166]
1986	Gabe von Defibrotiden	Ulutin et al.	[818]
1986	Gabe von Azetylsalizylsäure (3g/Tag)	Mörl	[550]
1987	Gabe von Glucocorticoiden	Bollinger	[81]
1988	Physiotherapie	Sohr	[744]
1988	Gefäßrekonstruktion mit PGE_1 i.a.	Gruss	[276]
1988	Systematische und lokale Lyse	Heinrich u. Lambrecht	[323]
1988	Einsatz von Antikoagulanzien	Heinrich u. Lambrecht	[323]
1988	Hyperbare Sauerstoffdrucktherapie	Pirnat u. Simic	[622]
1988	Hämodilution	Gruss	[277]
1988	Traditionelle chinesische Anästhesie	Zheng	[867]

Schwere der Erkrankung anerkannt ist und in fortgeschrittenen Stadien eine stationäre Therapie erfolgen muß. Anerkannt ist auch, daß die Therapie langwierig ist, sieht man vom Radikaleingriff der Amputation ab. Hamlin (1949) zeigte sich überrascht von der Schwere und Chronizität der Erkrankung, die bei ihm eine durchschnittliche stationäre Behandlungsdauer von 32 Tagen erforderte. De Bakey u. Cohen (1963) behandelten sogar durchschnittlich 124 Tage und Tibell (1971) gibt bei einer mittleren Behandlungsdauer von 33 Tagen eine kumulative stationäre Therapiedauer von bis zu 103 Tagen an.

Die symptomatischen Behandlungsverfahren werden national wie international außerordentlich divergent gehandhabt [318] und sind durch keinerlei reproduzierbare Studien gestützt. Mehrheitlich wird international [208] die Auffassung vertreten, daß die konservative Therapie einer „primär operativen Gefäßrekonstruktion so lange vorzuziehen ist, wie das möglich erscheint" [98, 315, 318, 694]. Konsequentester Verfechter einer ausschließlich konservativen Therapie war Corelli (1973), der schon 1960 [139] durch seine über ein Jahrzehnt praktizierte [87] Malariatherapie für Aufsehen gesorgt, aber auch durch seine übertriebenen Erfolgsberichte viele unberechtigte Hoffnungen geweckt hatte. So propagierte er die teilweise deletäre These, daß bei durch Malariatherapie „geheilten" Patienten auch bei Wiederaufnahme des Rauchens keine Rezidive auftreten würden.

Obwohl die psychosomatischen Zusammenhänge in der Pathogenese der Thrombangiitis obliterans nicht völlig geklärt sind, ist unserer Erfahrung nach die fürsorgliche langfristige „tender loving care" der Buerger-Patienten im therapeutischen Gesamtkonzept von entscheidender Bedeutung für das Schicksal dieser Kranken, wobei die Wichtigkeit interdisziplinärer Behandlungsmaßnahmen hervorzuheben ist.

Prostaglandine

Für den konservativen Ansatz ist nach unserer Auffassung aufgrund der vorliegenden Daten und unserer eigenen Erfahrungen die Behandlung mit Prostaglandinen heute die medikamentöse Therapie der Wahl. Es handelt sich um Prostaglandin E_1 und Prostazyklinanaloga (Iloprost).

Prostaglandin E_1 war das erste Prostaglandin, das seit 1973 [497] zur Behandlung von kardiovaskulären Erkrankungen zum Einsatz kam [122, 224, 738, 790], insbesondere bei Patienten in fortgeschrittenen Stadien der arteriellen Verschlußkrankheit [352, 365, 395], also bei Erkrankten mit ischämischen Ruheschmerzen und/oder trophischen Läsionen.

Wurde es im 1. Jahrzehnt seines therapeutischen Einsatzes wegen der pharmakologischen Eigenschaften vornehmlich intraarteriell angewandt, so kommt die Substanz in den letzten Jahren fast ausschließlich als intravenöse Infusionstherapie zum Einsatz. Wir konnten 1987 in einer plazebokontrollierten Studie die Wirksamkeit in einem ausgewählten Patientenkollektiv zeigen [172].

Patienten mit Thrombangiitis obliterans wurden in unterschiedlicher Häufigkeit in Studien mit PGE_1 einbezogen oder separat als Fallbeobachtungen berichtet (Tabelle 26). Klinische Versuche, die ausschließlich Patienten mit Buerger-Syndrom betreffen, sind nicht publiziert. Im Rahmen der ersten kontrollierten Studie behandelten Sakaguchi et al. (1978) [669] Patienten mit PGE_1, und Inositolnikotinat (Tabelle 26). Eine separate Betrachtung des Teilkollektivs der 48 Patienten mit Buerger-Syndrom erfolgte nicht. Analoge Verhältnisse liegen bei fast allen anderen Studien vor [61, 146, 215, 218, 273, 274, 277, 310, 350, 565, 589, 603, 604, 616, 669, 716, 717]. Aus der detaillierten Analyse der Studienergebnisse ergibt sich, daß bei der heute anerkannten Wirksamkeit von PGE_1 bei Patienten mit arteriellen Durchblutungsstörungen diejenigen mit Thrombangiitis obliterans noch besser auf eine Therapie anzusprechen scheinen, als solche mit degenerativer Arteriosklerose. So konnten Gruß et al. [273] in 17 von 18 Fällen eine Amputation verhindern. In einer weiteren Behandlungsgruppe war die Rate der Oberschenkelamputationen deutlich niedriger als bei Vergleichsgruppen mit Arteriosklerose und Diabetes mellitus.

In Tabelle 26 sind Eckdaten klinischer Studien aufgeführt, in denen Patienten mit Buerger-Syndrom behandelt wurden.

In Japan stehen für die Behandlung des Buerger-Syndroms mit in eine Lipidemulsion inkorporiertem PGE_1 (als intravenöse Injektion) und einem oralen PGE_1-Derivat zwei galenische Weiterentwicklungen von Prostaglandin E_1 zur Verfügung.

Aufgrund der Erfahrungen mit Prostaglandin E_1 und nativem Prostazyklin bei Patienten mit Buerger-Syndrom [666] und Iloprost bei Patienten mit Arteriosklerosis obliterans [36, 93, 173] wurde das chemisch stabile Prostazyklinanalogon in einer internationalen kontrollierten Studie bei diesem Patientenkollektiv eingesetzt. Es handelt sich um die weltweit einzige kontrollierte Studie, in die ausschließlich Patienten mit Buerger-Syndrom eingeschlossen wurden [217].

Untersucht wurde die klinische Wirksamkeit einer drei- bis vierwöchigen Therapie mit 2 ng/kg KG/min Ilomedin® respektive 100 mg Aspirin®. Die Diagnosesicherung der Patienten erfolgte auf der Basis des von uns entwickelten Scores, der in der Tabelle 30 dargestellt ist. Von den 133 Patienten waren 17 (13%) Frauen. Das Durchschnittsalter betrug 39 ± 9 Jahre. 29 (22%) Patienten waren ohne vorherige Therapie. Die häufigsten Therapieformen vor Studienbeginn waren Sympathektomien bei 43 (32%) und Amputationen bei 38 (29%) Patienten. Mit einem Einsatz bei 10 (8%) Patienten war die rekonstruktive Gefäßchirurgie die seltenste Art der Vorbehandlung. Epidemiologische Daten und die klinische Symptomatik waren in beiden Gruppen von gleichartiger Ausprägung. In der mit dem Prostazyklinanalogon behandelten Gruppe betrug die Rate der erfolgreich behandelten Patienten 86,6% gegenüber 16,9% der mit Aspirin® behandelten Patienten ($p < 0.05$). Die signifikante Differenz stellte sich bereits nach einer 14tägigen Therapiedauer ein. Der Therapieerfolg bezog sich sowohl auf die Abheilung trophischer Gewebsläsionen als auch auf Rückgang der Ruheschmerzen und des Analgetikaverbrauchs.

Die häufigsten unerwünschten Begleiterscheinungen während der Ilomedin®-Infusionen waren Gesichtsrötung, Kopfschmerzen, Übelkeit und gastrointestinale Beschwerden.

Die über weitere 5 Monate durchgeführte Nachbeobachtung zeigte bei 9 von 10 der mit Ilomedin® therapierten Patienten eine Aufrechterhaltung des Therapieerfolges. Die Amputationsrate war in der Aspirin®-Gruppe (6 Fälle) dreimal so hoch wie in der Ilomedin®-Gruppe (2 Fälle).

Tabelle 26. Eckdaten klinischer Studien mit Prostaglandin E_1, in denen Patienten mit Buerger-Syndrom behandelt wurden.

Autor	Jahr	Referenz	Dosis [ng/kg KG/min]	Anwendung	Anzahl Patienten	Klinische Erfolgsparameter
Sakaguchi et al.	(1978)	[669]	0.15	i.a. bis 25 d	34	Ulkusabheilung und Schmerzreduktion besser als bei Inositolnikotinat
Olsson und Thyresson	(1978)	[594]	1	i.v. 5x 72 h	1	Fast schmerzfrei, stetige Ulkusabheilung
Pardy et al.	(1980)	[603]	10	i.a. 72 h	3	Klinischer Erfolg in 7 Patienten
		[604]	10–20	i.v. 72 h	6	
Okamoto et al.	(1981)	[589]	2	i.a. 7–12 d	8	Bypassfunktion: 6 länger funktionsfähig als 6 Monate bis 2 Jahre
Gruss et al.	(1982)	[273]	0.1–0.2	i.a. 2–112 d (34 d)	18	Amputationsrate: nur 1 Amputation erforderlich
Fernandez et al.	(1983)	[215]	7–21	i.v. 72 h	1	Schmerzfrei, Ulkus abgeheilt
Pilger u. Juan	(1983)	[616]	6	i.a. 6 h	2	positive Tendenz bei Ulkusabheilung und Schmerzreduktion
Shionoya et al.	(1984)	[717]	0.05–0.6	i.a. 9–135 d (38 d)	64	Ulkusabheilung: Bei 71% Erfolg klinisch relevant
Shionoya et al.	(1984)	[716]	5–10	i.v. 4–142 d (29 d)	48	Ulkusabheilung: ca. 15% Flächenreduktion
Fietze-Fischer Gruss	(1985) (1988)	[218] [274, 275]	0.2	i.a. (38 d)	28	Oberschenkelamputationsrate (nur 4 Amputationen erforderlich, viel besser als bei AVK oder Diabetes)
Creutzig et al.	(1985)	[146]	1.5	i.a. 6–69 d	3	positive Tendenz bei Ulkusabheilung und Schmerzreduktion
Bertuch et al.	(1986)	[61]	6	i.a. 6 d	12	positive Tendenz bei Ulkusabheilung und Schmerzreduktion
Hirai et al.	(1986)	[350]	0.1–0.3	i.a. 7 d	11	positive Tendenz bei Ulkusabheilung und Schmerzreduktion
Heidrich et al.	(1987)	[310]	3–6	i.v. (27 d)	56	positive Tendenz bei Ulkusabheilung und Schmerzreduktion
Nakata et al.	(1988)	[564]	0.2	i.a. (31 d)	4	Ulkusabheilung, 1 guter, 1 sehr guter Erfolg

Chirurgische Therapie des Buerger-Syndroms

Bis 1968 waren die letztlich oft notwendigen Amputationen [186] mit 35% der häufigste operative Eingriff (Tabelle 27). Daneben ist die Sympathektomie lange Zeit Standardtherapie gewesen. Die wahrscheinlich von Leriche herrührende Auffassung, daß Buerger-Patienten „an allen Ecken und Enden zu sympathektomieren seien" (Zitat 1971 von Flora nach [98]), ist von vielen Operateuren beherzigt worden [13, 33, 42, 95, 295, 586, 597, 598, 777–779, 782, 783, 839]. Sie ist auch heute noch weit verbreitet, wenngleich ihr Wert sicher differenzierter gesehen wird [28]. Der Anteil sympathektomierter Patienten ist mit rund 30% über die Jahrzehnte hinweg erstaunlich konstant geblieben (Tabelle 27). Die Erfolgsangaben sind äußerst unterschiedlich [52, 121, 435, 562]. Gruss (1988) favorisiert die thorakale Sympathektomie, die lumbale hält er nur noch als adjuvante Maßnahme bei peripherer Rekonstruktion oder bei intraarterieller Prostaglandin-E_1-Therapie für indiziert.

Tabelle 27. Anteile von Patient mit chirurgischer Therapie (*Rek* rekonstruktive Gefäßchirurgie; *Sym* Sympathektomie; *Amp* Amputation)

Jahr	Anzahl	Rek	Sym	Amp	Autoren	Literatur
1924	100	–	–	52	Buerger	[108]
1925	25	–	–	23	Meleney u. Miller	[529]
1933	52	–	2	15	Evans u. Dumas	[209]
1936	22	–	14	1	Lindenbaum u. Kapitza	[494]
1938	948	–	193	401	Horton	[363]
1941	32	–	–	27	Fatherree u. Hurst	[213]
1943	4	–	2	4	Edwards u. Edwards	[192]
1948	77	–	77	–	Kinmonth	[408]
1949	149	–	38	68	Campbell et al.	[120]
1949	180	–	85	63	Hamlin et al.	[295]
1949	120	–	45	108	Lynn u. Burt	[505]
1951	103	–	33	30	Martorell et al.	[517]
1963	767	–	187	56	DeBakey u. Cohen	[155]
1964	22	–	18	–	Szilagyi et al.	[792]
1965	80	–	–	35	Goodman et al.	[264]
1965	34	–	–	13	Heine et al.	[320]
1967	125	–	125	101	Radzan et al.	[645]
1967	25	–	22	21	Talwar et al.	[793]
1968	51	–	45	5	Czyzewski et al.	[150]
1968	28	8	15	13	Fontaine et al.	[232]
1968	91	11	82	20	Fontaine et al.	[232]
1968	32	–	–	15	Godeau et al.	[257]
1969	7	–	–	7	Brown et al.	[96]
1971	24	11	18	5	Brunner u. Largiadèr	[98]
1972	28	20	16	20	Piza u. Kretschmer	[623]
1972	206	55	–	20	Inada u. Katsumura	[372]
1973	303	32	183	14	Stojanovic et al.	[771]
1975	15	–	7	6	Krähenbühl et al.	[421]
1976	25	–	7	5	Kinare et al.	[407]
1976	316	21	80	65	Oohashi et al.	[595]
1977	36	–	6	8	Kummer et al.	[429]

Fortsetzung **Tabelle 27**

Jahr	Anzahl	Rek	Sym	Amp	Autoren	Literatur
1977	606	109	221	36	Mishima u. Ishikawa	[548]
1978	105	5	72	71	Wong et al.	[858]
1979	106	–	–	89	Hill et al.	[345]
1980	102	2	82	53	Nielubowicz et al.	[572]
1980	46	–	–	12	Horsch	[359]
1980	32	–	18	6	van der Horst et al.	[361]
1980	23	–	20	16	Benyahia et al.	[57]
1980	117	–	50	12	Som	[746]
1980	266	45	109	23	Shionoya	[710]
1981	11	1	1	4	Erlandson et al.	[205]
1983	6	–	3	3	Payen et al.	[609]
1983	5	–	–	5	Tan et al.	[794]
1983	21	12	6	8	Lambrecht et al.	[440]
1984	44	8	15	10	Hagen u. Lohse	[290]
1984	288	69	181	–	Tanabe et al.	[795]
1985	120	12	–	–	Barroy et al.	[45]
1985	28	–	–	12	Fietze-Fischer	[218]
1986	91	17	–	7	Largiadèr et al.	[450]
1986	12	3	–	9	Lie	[484]
1987	26	6	12	18	Mills et al.	[545]
1988	193	32	116	–	Shionoya	[722]
1988	1120	–	–	174	Kasprzak u. Kasprzak	[406]
1988	23	12	6	.8	Heinrich u. Lambrecht	[323]
1988	328	69	183	18	Ohta u. Shionoya	[586]

Jahr	Anzahl	Sympathektomien	Amputationen	Rekonstruktionen
1924–1968	3067	983 (32%)	1071 (35%)	
1969–1988	4679	1412 (30%)	744 (16%)	541 (12%)
1924–1988	7746	2395 (31%)	1815 (23%)	

Für Shionoya et al. (1988) hingegen stehen beide Verfahren als operative Maßnahmen im Vordergrund, da für sie Gefäßrekonstruktionen zu selten möglich seien. Eindeutig äußert sich van Dongen. Er lehnt die Sympathektomie ab, weil sie „noch nie einem Patienten das Bein hat erhalten können" [182]. Brunner u. Largiadèr [98] zogen den Schluß, die lumbale Sympathektomie der Rekonstruktion vorzuziehen. Sie sollte möglichst früh nach Beginn der klinischen Symptome durchgeführt werden.

Aus den Befunden von Largiadèr et al. (1986) geht hervor, daß rekonstruktive Maßnahmen um so erfolgversprechender sind, je inaktiver die Krankheit ist. Dies ist für das verwendete körpereigene Venenmaterial von Bedeutung, da es in den entzündlichen Krankheitsprozeß einbezogen früh zerstört werden kann [192, 486]. Gruss gibt den Anteil operabler Patienten mit 50% an [276], bei Largiadèr et al. (1986) liegt die Erfolgsquote rekonstruktiv behandelter Patienten bei 60% [450]. Nakata et al. (1977) ermittelten globale Erfolgsquoten an vergleichbaren Kollektiven von 60% bei Arteriosklerosis obliterans und von 25% bei Thrombangiitis obliterans, bezogen auf einen

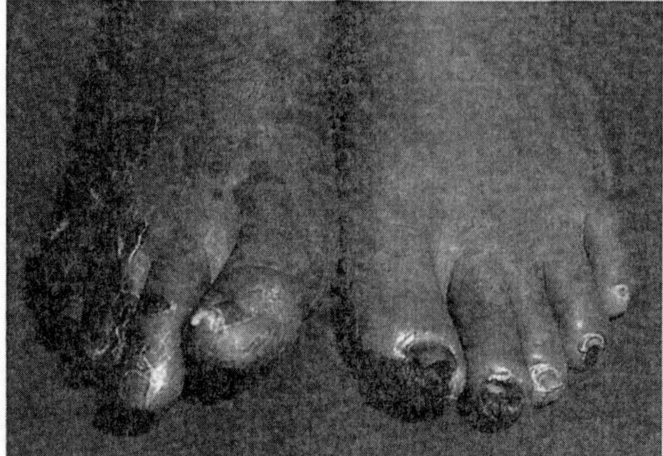

Abb. 25. Erster Schub einer Thrombangiitis obliterans bei einem 26jährigen Studenten; angiographischer Verschluß sämtlicher Unterschenkelarterien

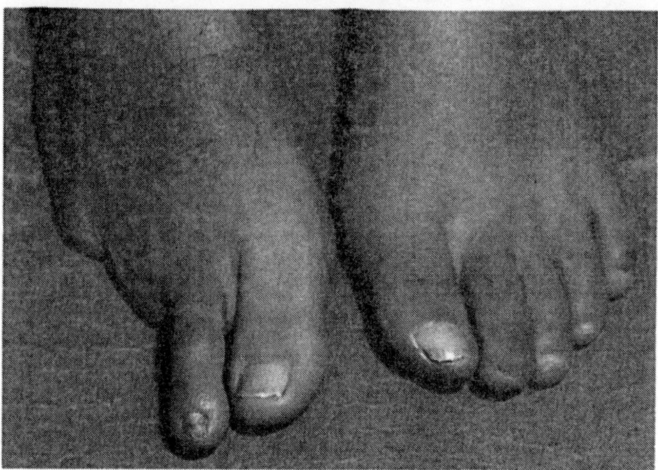

Abb. 26. Ergebnis (bei Patient von Abb. 24) nach intensiver interdisziplinärer Behandlung. Nach Grenzzonenamputation des rechten Vorfußes heilen die Wunden gut aus, und es persistiert nur eine Claudicatio intermittens

Zeitraum von 5 Jahren. Die Indikationsstellung ist weithin unklar. So variieren die Ansichten von Zurückhaltung [702] bis hin zu aggressivem Vorgehen [795]. Für Kasprzak (1988) wiederum ist eine gesicherte Thrombangiitis obliterans „eine absolute Kontraindikation" zur Rekonstruktion [315], und auch für van der Horst et al. (1980) „liegt es in der Natur der Erkrankung", daß eine rekonstruktive Arterienchirurgie der peripheren Gefäße nicht möglich ist, während für Heinrich u. Lambrecht (1988) die Therapie der Thrombangiitis obliterans generell „nach den Regeln der rekonstruktiven Gefäßchirurgie" durchgeführt wird. Für Largiadèr et al. (1986) ist eine Gefäßrekonstruktion nur angezeigt bei amputationsgefährdeter Extremität, wenn alle nichtinvasiven Maßnahmen erfolglos geblieben sind. Einigkeit dürfte lediglich dahingehend bestehen, daß direkte Rekonstruktionen in der Phase der floriden Erkrankung nicht mehr durchgeführt werden sollten [98]. Diese ist nicht nur eine Funktion des Alters, sondern auch des Rauchverhaltens und anderer Lebensumstände des Patienten.

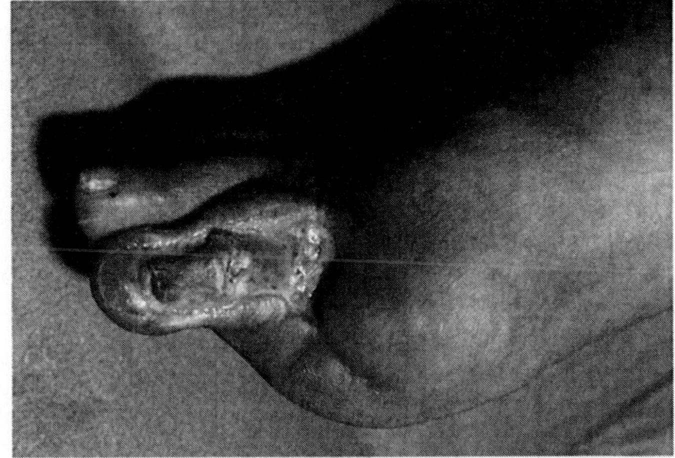

Abb. 27. Zustand nach Großzehenoperation mit Nekrose D II bei 40jähriger Patientin mit Thrombangiitis obliterans

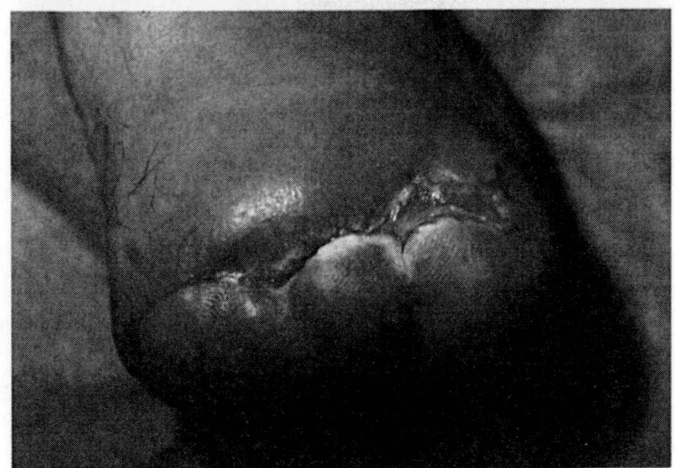

Abb. 28. Nach Vorfußamputation kommt es unter einer begleitenden Prostanoidtherapie zu einer fast völligen Abheilung im Bereich der Amputation

Die Katheterdilatation ist nicht durchführbar, weil durch die intimale Aufquellung der thrombotische Anteil am Verschluß für ein Aufbougieren nicht groß genug ist [309]. Um zur richtigen Entscheidung zu gelangen, sind engmaschige angiologische Kontrollen, evtl. erforderliche Medikation und eine „stützende Begleitung" [98] des Patienten vonnöten, Verhaltensweisen also, deren Beachtung schon Buerger (1924) [108] gefordert hatte. Auch wenn die rekonstruktive Gefäßchirurgie bei Patienten mit Thrombangiitis obliterans im Gegensatz zu denjenigen mit Arteriosklerose anteilig weit weniger häufig zum Einsatz kommt, darf nicht unbeachtet bleiben, daß diese Behandlungsmethode vergleichsweise jung ist. Es findet, auch unter Berücksichtigung dieses spezifischen Patientengutes, eine nicht zu übersehende Entwicklung statt [592]. Allerdings fehlen wegen der geringen Patientenzahlen aussagekräftige Übersichten, von denen das japanische Material noch das umfangreichste ist. Seit 1968 liegen Berichte über insgesamt 20 operativ behandelte Kollektive von Autoren aus Zentren vor,

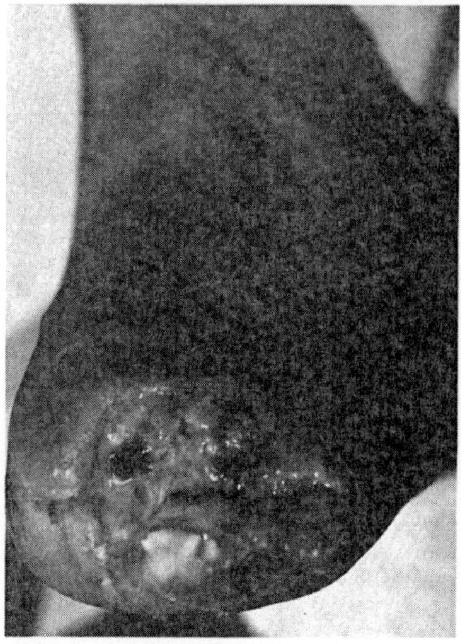

Abb. 29. Sekundäre Infektion und erneuter Schub der Thrombangiitis obliterans bei Fortsetzung des Nikotinabusus führen zu einer Vergrößerung der Nekrose; eine Unterschenkelamputation wird erforderlich

an denen auch rekonstruktive Eingriffe bei Patienten mit Thrombangiitis obliterans vorgenommen wurden. Bei den folgenden Betrachtungen bleiben daher Autoren wie Kasprzak unberücksichtigt, die grundsätzlich nicht rekonstruieren.

Wurden in den ersten 5 Jahren dieses Zeitabschnittes noch 28% der Patienten operiert, so lag der Anteil im nächsten Jahrzehnt mit etwa 12% um fast zwei Drittel darunter, um sich auf derzeit etwa 21% einzupendeln. Der durchschnittliche Anteil am Gesamtkollektiv der Patienten von Zentren, die Rekonstruktionen durchführen, betrug über die gesamte Periode von 20 Jahren 17%. Bezieht man die Rekonstruktionen auf alle Patienten, so liegt der Anteil der Patienten mit rekonstruktiver Gefäßchirurgie bei 11% (Abb. 30). Der Rückgang der Quote ist ein Spiegel der Ergebnisse, die exemplarisch an 3 Kollektiven von Shionoya dargestellt sind (Tabelle 28). Insgesamt 95 von 529 Patienten (18%) wurden operiert. Die Bilanz der ersten beiden Kollektive ist mit 26% bzw. 23% Offenheit der rekonstruierten Gefäße nach einem Jahr wenig ermutigend. Erst im 3. Kollektiv liegt das Ergebnis mit 57% in einem Bereich, der zeigt, daß die Rekonstruktion bei ausgewählten Patienten ihren Platz hat. Die verringerte Amputationshäufigkeit von 16% in den letzten 20 Jahren gegenüber 35% der davor liegenden 4 Jahrzehnte ist sicher auch auf die rekonstruktive Chirurgie zurückzuführen (Tabelle 27). Ein endgültiges Urteil kann hier noch nicht gesprochen werden, und es wäre zu begrüßen, wenn validierte Prinzipien für diesen – zugegebenermaßen sicher nicht großen – Patientenkreis entwickelt würden.

So plädiert van Dongen (1985) dafür, als Rekonstruktionsverfahren nur Bypassoperationen mit Venentransplantaten anzuwenden, sofern diese keine thrombophlebitische Mitbeteiligung aufweisen. Er sieht diese Möglichkeit in etwa 20% der Fälle.

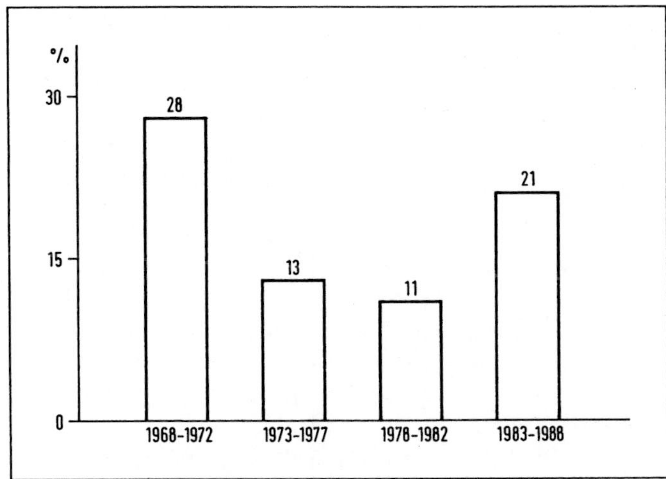

Abb. 30. Prozentuale Anteile von Patienten mit rekonstruktiver Gefäßchirurgie am Gesamtkollektiv aller Patienten aus Zentren, die Rekonstruktionen durchführen (nach Tabelle 27)

Aus Tabelle 27 ergibt sich folgende Verteilung:

1968–1972	377 Erkrankte, davon	105	=	28% Patienten mit Gefäßchirurgie
1973–1977	1225 Erkrankte, davon	162	=	13% Patienten mit Gefäßchirurgie
1978–1982	484 Erkrankte, davon	53	=	11% Patienten mit Gefäßchirurgie
1983–1987	1146 Erkrankte, davon	240	=	21% Patienten mit Gefäßchirurgie
1968–1988	3232 Erkrankte, davon	560	=	17% Patienten mit Gefäßchirurgie
1968–1988	4881 Erkrankte, davon	560	=	11% Patienten mit Gefäßchirurgie am Gesamtkollektiv aller Patienten

Tabelle 28. Übersicht über Patienten mit rekonstruktiver Gefäßchirurgie aus 3 Kollektiven von Shionoya (I: [706], II: [710], III: [715]) zwischen 1967 und 1980

Kollektiv	Patienten (n)	davon rekonstruiert	Lokalisation von Rekonstruktionen	Anzahl	Bypass	offen (>1 J)	TEA	offen (>1 J)	Gesamt offen	kumuliert
I (1976)	148	27	femoropopliteal	18	15	3 (20%)	3	1 (33%)	4/18 (27%)	
			aortoiliakal	8	7	3 (43%)	1	0	3/8 (38%)	
			radial	1	0	0	1	0	0/1	7/27 (26%)
II (1980)	266	47	femoropopliteal	33	31	8 (26%)	2	0	8/33 (24%)	
			aortoiliakal	12	9	3 (33%)	3	0	3/12 (25%)	
			antebrachial	2	1	0	1	0	0/2	11/47 (23%)
III (1983)	115	21	tibiotibial	2	2		0			
			femorocrural	15	15		0			
			aortoiliakal	4	4		0			12/21 (57%)

Ausschäloperationen lehnt er ab, da im Gegensatz zu Patienten mit Arteriosklerose aufgrund der fehlenden typischen Schichtung der Gefäßwand keine Dissektionsebene zu finden sei. Die Ergebnisse von Shionoya scheinen diese Auffassung zu bestätigen. Die grundsätzliche Entscheidung des Gefäßchirurgen für eine Operation macht van Dongen von der arteriographisch gesicherten Durchgängigkeit eines Unterschenkelsegments abhängig. Je nach Situation der offenen Arteriensegmente müssen verschiedene chirurgische Techniken angewendet werden, um die Gefahr der gefürchteten Rethrombosierung zu verringern. Ein Patient mit Buerger-Syndrom ist keineswegs von vornherein inoperabel [28, 389]. Die Grenzen eines rekonstruktiven Eingriffs sind jedoch durch die Natur der Erkrankung vorgezeichnet. Die Wahl des richtigen Zeitpunkts, gute angiographische Technik und Erfahrung des Operateurs [428, 450] bestimmen ebenso wie die weitere Dokumentation zukünftiger Ergebnisse, inwieweit ein derartiger Patient von der modernen Gefäßchirurgie profitieren kann und wo sie optimal einzusetzen ist.

Eine bereits 1983 von Ilisarow [370] vorgeschlagene Methode, die von Fokin et al. [229] 1990 erneut aufgegriffen wurde, bereichert das Repertoire indirekter chirurgischer Verfahren zur Verbesserung der peripheren Durchblutung bei Unterschenkelquerschnittsverschlüssen und fehlender primärer Fußarkade. Ilisarow und Fokin gehen davon aus, daß in der traumatologischen Orthopädie unter Einwirkung der Distraktion mit nachfolgender stabiler Fixation von Knochen und Weichteilen die arterielle Durchblutung unter dem Distraktionsumbau angeregt wird. Ziel ist die Bildung von kleinen Muskel-, Faszien- und Knochenarterien. Das Vorgehen ist wie folgt: Zunächst werden 10–20 cm lange Knochensplitter der Tibia gebildet. Dann wird ein Apparat (nach Ilisarow) zur Kompressions-Distraktions-Osteosynthese der Tibia angelegt (Abb. 31).

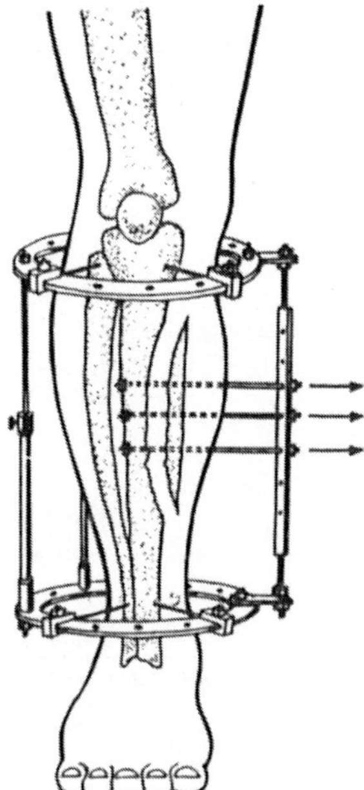

Abb. 31. Die Distraktionsdrähte sind durch den von der Tibia abgehobenen Knochensplitter eingeführt. Die gegenüberliegenden Drahtenden sind am Apparatebälkchen befestigt (*Pfeile:* Richtung des Distraktionssplitters). (Nach [229])

In der gefäßchirurgischen Abteilungen von Tscheljabinsk (ehem. UdSSR) wurden bereits über 90 Patienten (vorwiegend solche mit Thrombangiitis) behandelt. Von 89 Patienten waren 63 im Stadium III und IV nach der Therapie ruheschmerzfrei. Die Nekrosen heilten aus und bildeten sich zurück. Bei 19 Patienten schritt die kritische Ischämie fort.

Technisch ist das angegebene Verfahren relativ leicht durchführbar. Wegen der starken Schmerzen in den ersten 3–4 Wochen nach Anlage der Kompressions-Distraktions-Osteosynthese empfiehlt sich eine peridurale Anästhesie. Erste Arbeitsgruppen in Deutschland setzen diese Methode bei Patienten mit segmentalen Unterschenkel-arterienverschlüssen ein.

Prognose

Als ein wichtiger Unterschied zwischen den Verläufen von obliterierender Arteriosklerose und Thrombangiitis obliterans wird deren unterschiedliche Prognose angesehen [189, 304, 375, 429, 471, 601, 649]. Dies wird sogar als Hinweis auf die Eigenständigkeit der Krankheitsbilder gewertet [354, 528]. Dabei wird die allgemeine Lebenserwartung der Thrombangiitis-obliterans-Patienten fast derjenigen mit Normalpersonen gleichgesetzt [4, 77, 78, 528, 548] bzw. nur dann als reduziert angesehen, wenn sich eine Arteriosklerose manifestiert [724]. Ist die Prognose also quod vitam nach dieser Auffassung nicht beeinträchtigt, so ist sie es in jedem Fall bezogen auf den Erhalt der Extremitäten [98, 276, 685] (Tabelle 22).

Die Schlußfolgerungen McPhersons (1963) machen deutlich, daß der Begriff „Prognose" einer Präzisierung bedarf. So stützt er sich bei seiner Untersuchung auf die Überlebensrate nach Diagnosestellung. Die Patienten sind zwar bezüglich des Alters vergleichbar, aber über Schweregrad bei Einschluß in die Untersuchung und über Verhalten und Therapie während des Beobachtungszeitraums ist nichts bekannt. Eine derart weitreichende Schlußfolgerung ist aus diesen Daten deshalb sicher nicht zu ziehen.

Lie (1989) ermittelte eine Zehnjahresüberlebensrate von Patienten mit Thrombangiitis obliterans von 94% gegenüber 66% bei Arteriosklerosis obliterans, allerdings bei einem mittleren Altersunterschied von 30 Jahren zwischen beiden Gruppen. Die Rate der Oberschenkelamputationen ist bei Patienten mit Buerger-Syndrom mit 8% doppelt so hoch, die der Unterschenkelamputationen mit 12% 4mal so hoch und die der Finger- und Zehenamputationen mit 18% 9mal so hoch wie bei Patienten mit Arteriosklerose (Tabelle 22). Akzeptiert man die Korrelation zwischen Krankheitsaktivität und Rauchen [70, 347], so hängt jede Form der Prognose von diesem Faktor ab. In Kombination dazu sind die zur Verfügung stehenden Therapieverfahren in die Bewertung einzubeziehen [723]. Berücksichtigt man das Manifestationsalter der Patienten, die häufig erfolglosen chirurgischen und konservativen Interventionen und die Art des Krankheitsverlaufs, so ist es nicht verwunderlich, daß u.a. Hamlin (1949), Fontaine (1970) [nach 98], Lambrecht u. Heinrich (1988) sowie Pirnat u. Simic (1988) zu gegenteiligen Auffassungen über Lebenserwartungen und Prognose gelangen. Gegenüber gleichaltrigen Gefäßgesunden ist selbstverständlich eine deutlich reduzierte Lebensqualität zu konstatieren [638], aber auch eine verminderte Lebenserwartung.

Dies ergibt sich bereits aus den Operationsrisiken [49, 607] bei Sympathektomien und Amputationen sowie aus bekannten fulminanten Verläufen [117, 210, 239, 243, 416] oder auch aus möglichen Organbeteiligungen [9, 31, 264, 595] oder Komplikationen anderer Art [253, 262, 813, 861]. Bankl (1971) sieht dies bestätigt durch die Behauptung, daß unter den Todesursachen bei Thrombangiitis obliterans die arteriellen Thrombosen außerhalb der Extremitätengefäße im Vordergrund stünden, hauptsächlich durch Beteiligung der Koronararterien [560, 595]. Eine Quantifizierung ist allerdings nicht möglich. Im Vergleich zu Patienten mit Arteriosklerose ist neben den oben genannten Auffassungen [444, 621] aus den Mortalitätsstatistiken auch auf eine eher ungünstigere Prognose quod vitam für die Patienten mit Buerger-Syndrom zu schließen, als bei denjenigen mit „juveniler" Arteriosklerose [99, 155, 803, 804]. Die zu erhaltenden Angaben lassen zumindest nicht den Schluß zu, daß Patienten mit Thrombangiitis obliterans generell ein günstigeres Schicksal zu erwarten hätten als solche mit Arteriosklerose, eine Auffassung, die auch Eingang in die Risikobeurteilung der Lebensversicherungsgesellschaften gefunden hat [625]. Hier ist die Streubreite bezogen auf die Einzelfälle besonders groß. So ist zum einen das Rauchen offenbar nicht der einzige Faktor, der die Aktivität der Krankheit bestimmt [586], zum anderen sind z.B. Patienten mit Buerger-Syndrom bei zum Stillstand gekommener Krankheitsaktivität ohne Arteriosklerose bezüglich ihrer Prognose kaum mit solchen zu vergleichen, die im höheren Lebensalter an arterieller Verschlußkrankheit auf dem Boden einer degenerativen Arteriosklerose erkrankt sind.

Ohta u. Shionoya (1988) versuchen, die Prognose nach Gruppen zu differenzieren. So unterscheiden sie eine Gruppe von Patienten ohne Ulzerationen, eine weitere mit einer einzigen trophischen Läsion und eine dritte mit rekurrierenden Ulzerationen. Zur Gruppe ohne Ulzerationen gehörten etwa 25% der Patienten. 30% gehörten zur zweiten Gruppe und 45% hatten mehrmals auftretende Gewebsdefekte. Die Autoren stellten fest, daß trophische Läsionen um so später auftreten, je jünger der Patient bei Ausbruch der Krankheit ist. Bei 25jährigen treten Ulzerationen im Mittel nach 7 Jahren auf und bei 44jährigen nach 2 Jahren. Außerdem ist der Zeitraum zwischen Auftreten des ersten Ulkus bis zum Erscheinen der letzten Läsion um so kürzer, je später die trophischen Läsionen überhaupt auftreten. Zusammengenommen bedeutet das eine kürzere Krankheitsdauer bei denjenigen Patienten, bei denen die trophischen Läsionen in höherem Alter auftreten. Die mittlere Krankheitsdauer bei einem 25jährigen beträgt 15 Jahre und bei einem 44jährigen 7 Jahre.

Im Gegensatz zur Arteriosklerose besteht keine Progression mit dem Alter bezüglich des Auftretens weiterer trophischer Läsionen. Berücksichtigt man, daß die meisten Patienten erst dann (wieder) zum Arzt kommen, wenn sie trophische Läsionen und ischämische Schmerzen haben, so ist die Kenntnis dieser Zahlen für das Therapieziel (die Heilung trophischer Läsionen ohne Amputationen) nicht unwichtig. Die individuelle Entwicklung wird dann neben dem Verhalten des Patienten letztendlich bestimmt durch allgemeine und spezielle Therapiemaßnahmen. Wie aber bei vielleicht nur wenigen anderen Erkrankungen hängen Therapieerfolg und Prognose vom Zusammenspiel aus psychologischer Führung der Patienten und den vorerwähnten gezielten therapeutischen Maßnahmen ab [295].

Aktualisierte Definition des Buerger-Syndroms

Die Thrombangiitis obliterans wurde von Buerger (1924) und anderen [298, 326, 446, 525, 680] schon syndromatisch beschrieben, als weder die Arteriosklerose den Charakter einer Volks- oder Zivilisationskrankheit hatte noch die Bedeutung der Risikofaktoren erkannt war. So wurden nach Kummer et al. (1977) noch bis Ende der 40er Jahre die meisten Patienten mit peripherer arterieller Verschlußkrankheit als „Buerger" bezeichnet. Fortschritte in der Angiographie, Serologie und Pathophysiologie arterieller Verschlußkrankheiten und Erkenntnisse aus Therapieversuchen machen heute für Patienten mit Thrombangiitis obliterans die Definition einer praktikablen Syndromdefinition möglich. Als Antwort auf die Diskussion der 60er Jahre gaben Mozes et al. (1970) eine erste Syndromdefinition. Diese und weitere Vorschläge sind in Tabelle 29 zusammengestellt.

Am erstaunlichsten ist die Definition des „von Winiwarter-Buerger-Syndroms" nach Leiber u. Olbrich (1981). Immerhin stammt sie erst aus dem Jahre 1981, und es ist bemerkenswert, in einem „Lexikon der Syndrome" eine Darstellung zu finden, die zur Diagnose einer Thrombangiitis obliterans kaum geeignet ist. Sie ist, wie Leiber selbst schreibt, Ausdruck der allgemeinen Unkenntnis über das Syndrom. Mozes et al. wie auch Shionoya (1983) und Lie (1988) bewerten die Angiographie nicht definitorisch, Guilmot u. Lasfargues (1988) nur sehr am Rande. Die besondere Symptomatik dieser peripheren arteriellen Verschlußkrankheit wird explizit nur undeutlich erwähnt, der Verlauf oder die möglicherweise vorhandene Histologie überhaupt nicht. Schwierig zu handhaben sind darin absolute Zahlenangaben (… unter 50 Jahren) oder ausschließende Formulierungen (… keine arteriosklerotischen Läsionen), wenn diese über Zugehörigkeit oder Nichtzugehörigkeit zum Syndrom entscheiden.

Die Problematik derart absoluter Kriterien verdeutlichte Adar (1984) gegenüber Shionoya (1983), als er zeigte, daß Shionoya sich selbst nicht vollständig an seine eige-

Tabelle 29. Definitionen des Buerger-Syndroms (historisch)

---

1) Mozes et al. 1970 [558]

Hauptkriterium:	• periphere Verschlußlokalisation
und 2 aus folgenden 3 Nebenkriterien:	• Thrombophlebitis migrans
	• Raynaud-Symptomatik
	• Befall der oberen Extremität

2) Hasse 1974 [298]

Fünf zu erfüllende Kriterien:	• Raucher
	• Alter bei Krankheitsbeginn unter 40 Jahre
	• männliches Geschlecht
	• periphere Verschlußlokalisation
	• Thrombophlebitis

Fortsetzung **Tabelle 29**

---

3) Leiber u. Olbrich 1981 [458]

    Diagnostische Minimalkriterien:

- Claudicatio intermittens
- Pulslosigkeit der A. dorsalis pedis
- Akrodystrophie im Zehenbereich

Symptome (Auswahl):

- Erkrankungsbeginn im mittleren Lebensalter
- periphere Kreislaufstörungen
- chronischer, schubweiser Verlauf
- Gangrän im Spätstadium
- angiospastische Augenhintergrundveränderungen
- zerebrale Gefäßstörungen

4) Shionoya 1983 [715], Ohta u. Shionoya 1988 [586]

    Fünf zu erfüllende Kriterien:

- Raucheranamnese
- Alter bei Krankheitsbeginn unter 50 Jahre
- distale arterielle Verschlußlokalisation
- Befall oberer Extremität **oder**
- Thrombophlebitis migrans
- keine arteriosklerotischen Risikofaktoren

5) Largiadèr et al. 1986 [450]

Drei Hauptkriterien sichern die Diagnose:

- Alter unter 40 Jahre
- periphere arterielle Läsion
- Phlebitis migrans oder saltans

6) Lie 1988 [499]

Hauptkriterien:

- Raucheranamnese
- Alter bei Krankheitsbeginn unter 40 Jahren
- männliches Geschlecht

und 2 aus den folgenden 3 Nebenkriterien:

- Thrombophlebitis
- Raynaud-Symptomatik
- Befall der oberen Extremität

7) Guilmot u. Lasfargues 1988 [280]

Allgemeine Kriterien:

- periphere Verschlußlokalisation an der oberen oder unteren Extremität
- Alter bei Krankheitsbeginn unter 40 Jahren

Hauptkriterien:

- starkes Rauchen (mindestens 5 Jahre)
- Thrombophlebitis
- keine arteriosklerotischen Läsionen in der Arteriographie

Nebenkriterien:

- männliches Geschlecht
- Raynaud-Symptomatik
- keine arteriosklerotischen Risikofaktoren
- keine Kollagenkrankheit

Diagnose gesichert bei Zutreffen von:

- allgemeinen Kriterien und der Hauptkriterien

    oder

- allgemeinen Kriterien und je zweier Haupt- und Nebenkriterien

---

Tabelle 30. Definition des Buerger-Syndroms (aktuell)

Gruppe	Symptome und Befunde	Score
1	• Rauchen seit mehr als 2 Jahren	1
	• keine weiteren Risikofaktoren bzw. Begleiterkrankungen, die die Entstehung der Arteriosklerose begünstigen (Hypertonie, Diabetes, Hyperlipoproteinämie)	1
	• Alter bei Erstdiagnose maximal 40 Jahre	1
	• schubweiser Verlauf der klinischen Symptomatik	1
2	• „instep"-Claudicatio	1
	• (akrale) Ruheschmerzen	1
	• distale Verschlußlokalisation (unterhalb Knie oder Ellbogen)	1
	• Befall der oberen Extremität	2
	• trophische Ulzeration/Gangrän (Endphalangen)	2
	• Thrombophlebitis (anamnestisch und/oder akut)	3
3	Angiographische Zeichen:	
	• keine arteriosklerotischen Läsionen	1
	• segmental-arterieller Befall	1
	• charakteristische Kollateralen	1
4	Typische Histologie:	
	• spezifische akute Läsion in einer Vene	6
	• spezifische akute Läsion in einer Arterie	5
	• charakteristische subakute Läsion in einer Vene	4
	• charakteristische subakute Läsion in einer Arterie	3
	• charakteristische chronische Läsion in einer Vene	2
	• charakteristische chronische Läsion in einer Arterie	1
Die Diagnose wird gestellt bei einem Score von:		≥10

nen Kriterien gehalten habe. So wäre nach Shionoya ein Patient mit Erstmanifestation von 50 Jahren nie einer mit Thrombangiitis obliterans, bei Guilmot, Largiadèr und Lie schon ab 40 Jahren nicht mehr. Ein Patient ohne Befall der oberen Extremität und ohne Thrombophlebitis kann bei Shionoya ebensowenig als Buerger-Syndrom diagnostiziert werden wie bei Guilmot eine Frau ohne Thrombophlebitis und mit nicht eindeutiger Arteriographie. Da es derartige Patienten mit Thrombangiitis obliterans aber zweifelsfrei gibt, sollten sie auch in einer passenden Syndromdefinition diagnostizierbar sein. Diesem Zweck dient unsere hier vorgestellte Definition des Buerger-Syndroms, die an etwa 200 Patienten validiert wurde (Tabelle 30). Sie ergibt sich aus den Häufigkeitsverteilungen der einzelnen Symptome unter Berücksichtigung ihrer charakteristischen Bedeutung für die Diagnose der Erkrankung, wie sie heute etwa von Adar, Largiadèr, Lie und Shionoya gefordert werden. Demzufolge sind alle Patienten, die nach den Kriterien von Mozes et al. [558], Shionoya u. Ohta [586], Guilmot u. Lasfargues [280], Largiadèr et al. [450] und Lie [491] als Buerger-Syndrom diagnostiziert wurden, selbstverständlich auch nach unserer Definition solche Patienten.

Zu diagnostizieren sind Patienten unter dem klinischen Bild einer arteriellen Verschlußkrankheit, die nicht auf der Grundlage arteriosklerotischer Gefäßveränderungen erkrankt sind, sondern die mittels der in den 4 Gruppen genannten Symptome und Befunde als Patienten mit Thrombangiitis obliterans erkannt werden können.

In Gruppe 1 sind anamnestische Daten zusammengefaßt. In Gruppe 2 sind es die klinischen Symptome und charakteristische Ausprägungen. Gruppe 3 enthält die angiographischen Kriterien, und in Gruppe 4 sind es die histologischen Befunde, sofern diese vorliegen.

Es gilt festzuhalten, daß der Score für sich allein die Diagnose nicht sichert, sondern nur in Zusammenhang mit der zugrundeliegenden Symptomatik der arteriellen Verschlußkrankheit anzuwenden ist. Ferner ist zu berücksichtigen, daß nur Symptome und Befunde bewertet werden dürfen, die auch tatsächlich vorhanden sind. Ist z.B. über einen intermittierenden Verlauf nichts bekannt, sind Thrombophlebitis, Rauchverhalten und Krankheitsbeginn nicht zuverlässig zu eruieren, so ist eine Punktevergabe dafür nicht zulässig.

Die Benutzung eines Scores ermöglicht die notwendige Flexibilität, ohne die eine Syndromdefinition kaum praktikabel ist. Völlig vermeiden läßt sich allerdings auch mit einer Scoredefinition nicht das Auftreten von Grenzfällen. Unter Umständen muß daher in Kauf genommen werden, daß die Diagnose erst im Verlauf gestellt werden kann, aber es wird, etwa bei 8 oder 9 Punkten, die „Nähe" zur Diagnose deutlich, die sich dann möglicherweise noch stellen läßt.

Am Beispiel unserer eigenen Patienten sei exemplarisch dargestellt, wie er sich bei diesem Kollektiv einstellte. Es ist sehr gut zu erkennen, wie differenziert die Ausprägungen der einzelnen Symptome zur Syndromdiagnose führen (Tabelle 31).

Solche Diagnoseverfahren sind auch schon früher verwendet oder vorgeschlagen worden [188], etwa von Morris-Jones u. Jones [556], Richards [650] sowie Langeron [449]. Die erste dieser Definitionen bezog sich aber nur auf Frauen, die zweite war in der Berechnungsmethode zu kompliziert, um akzeptiert zu werden. Die Definition von Langeron differenziert zwischen nicht definierten Untergruppen von Patienten wie „eindeutige, wahrscheinliche, mögliche, zweifelhafte oder alte" Buerger-Patienten. Diese Unterscheidungen sind jedoch ohne erkennbare klinische Relevanz und nicht praktikabel. Sie sind darüber hinaus nicht logisch, da die einzelnen Gruppen nicht disjunkt sind. Der von uns vorgeschlagene Weg soll dem wechselhaften Verlauf des klinischen Bildes ebenso Rechnung tragen wie der unterschiedlichen Bedeutung der einzelnen Symptome und der durch verschiedene Untersuchungsmethoden erhobenen Befunde.

Tabelle 31. Klinisch-syndromatisches Profil eines Heidelberger Patientenkollektivs (Iloprost-Studie)

No	starker Raucher	weitere Risiko-faktoren	Krankheits-beginn ≤40 Jahre	schub-weiser Verlauf	charakt. klinische Symptoma-tologie	Befall oberer Extremität	Thrombo-phlebitis	charakt. Angiographie	TAO-Score
1	ja (1)	nein (1)	ja (1)	nein (0)	ja (3)	nein (0)	ja (3)	ja (2)	11
2	ja (1)	nein (1)	nein (0)	ja (1)	ja (3)	nein (0)	ja (3)	ja (3)	12
3	nein (0)	nein (1)	ja (1)	nein (0)	ja (3)	nein (0)	ja (3)	ja (3)	11
4	ja (1)	nein (1)	nein (0)	nein (0)	ja (3)	nein (0)	ja (3)	ja (2)	10
5	ja (1)	nein (1)	ja (1)	nein (0)	ja (3)	nein (0)	ja (3)	ja (3)	12
6	ja (1)	nein (1)	ja (1)	ja (1)	ja (3)	nein (0)	ja (3)	ja (3)	13
7	ja (1)	nein (1)	ja (1)	nein (0)	ja (3)	ja (2)	ja (3)	ja (3)	14
8	ja (1)	nein (1)	ja (1)	ja (1)	ja (3)	ja (2)	nein (0)	ja (3)	12
9	ja (1)	nein (1)	ja (1)	ja (1)	ja (3)	nein (0)	ja (3)	ja (2)	12
10	ja (1)	nein (1)	nein (0)	ja (1)	ja (3)	nein (0)	ja (3)	ja (2)	11
11	ja (1)	nein (1)	ja (1)	ja (1)	ja (3)	ja (2)	ja (3)	ja (2)	14
12	ja (1)	nein (1)	nein (0)	ja (1)	ja (3)	ja (2)	ja (3)	ja (3)	14
13	ja (1)	nein (1)	nein (0)	ja (1)	ja (3)	ja (2)	ja (3)	ja (2)	13

Literatur

1   Abitol G (1978) Artérites des membres inférieurs. Artérite athéromateuse des membres inférieurs artérite de Léo Buerger. Revue de l'Infirmière 28: 185–192
2   Abramson DI, Zayas AG, Canning JR, Edinburg JJ (1963) Thromboangiitis obliterans: A true clinical entity. Am J Cardiol 12: 107–118
3   Abramson DI (1965) Diagnosis and treatment of thromboangiitis obliterans. Geriatrics 20: 28–41
4   Abramson DI (1974) Organic arterial disorders in the extremities, part 3: Thromboangiitis obliterans (Buerger's disease). In: Vascular Disorders of the Extremities, 2nd edn. Harper, London, pp 292–312
5   Abu-Dalu J, Giler S, Urca I (1973) Thromboangiitis obliterans of the iliac artery. Report of two cases. Angiology 24: 359–364
6   Acevedo A, Schnell A, Toledo L (1978) Die Reaktion des peripheren Kreislaufs beim Rauchen. Eine Finger-Venenverschluß-plethysmographische Studie an Kranken mit Thrombangiitis obliterans (von-Winiwarter-Buergersche Krankheit). Folia Angiologica 26/27: 196–199
7   Ackerknecht EH (1986) Geschichte der Medizin, 5. Aufl., Enke, Stuttgart, S 1–55
8   Adar R (1974) Buerger's disease – the need for diagnostic criteria. Surgery 76: 848
9   Adar R, Papa MZ, Halpern Z, Mozes M, Shoshan S, Sofer B, Zinger H, Dayan M, Mozes E (1983) Cellular sensitivity to collagen in thromboangiitis obliterans. N Engl J Med 308: 1113–1116
10 Adar R, Papa MZ, Mozes E (1983) Reply to Smolen JS et al.: Sensitivity to collagen in thromboangiitis obliterans (Letter, Ref. 1155). N Engl J Med 309: 858
11 Adar R, Papa MZ (1984) The definition of Buerger's disease (letter). World J Surg 8: 423
12 Adler CP, Stefani FH (1970) Thrombangiitis obliterans mit Beteiligung der Koronargefäß-ostien. Med Welt 49: 2095–2101
13 Adson AW, Brown GE (1932) Thromboangiitis obliterans. Results of sympathectomy. J Am Med Assoc 99: 529–534
14 Agarwal SL, Trehon OP, Srivastava VK (1974) Buerger's disease. J Indian MA 62: 277–281
15 Albertini von (1944) Endangitis obliterans. Helv Med Acta 11: 233–235
16 Allegra C, Restivo ML (1974) Exploration of the terminal vascular bed in the thrombose angiitis obliterant through biopsy of digital pulp, rheography of fluoresceinretinography. Bibl Anat 13: 214–218
17 Allegra C (1989) Thérapeutique de la maladie de Buerger. J Mal Vasc 14: 45–46
18 Allen EV, Brown GE (1927) Erroneous diagnosis of Raynaud's disease in obliterative vascular disease (thromboangiitis obliterans). Am J Med Sci 74: 319–337
19 Allen EV, Brown GE (1928) Thrombo-angiitis obliterans: A clinical study of 200 cases. I. Etiology, pathology, symptoms, diagnosis. II. Treatment and prognosis. Ann Intern Med 1: 535–557
20 Allen EV, Meyerding HW (1928) Surgical procedure in obliterative vascular disease (Thrombo-angiitis obliterans). A report of forty-five cases. Surg Gynecol Obstet 46: 260–265
21 Allen EV (1929) Thromboangiitis obliterans. Methods of diagnosis of chronic arterial lesions distal to the wrist with illustrative cases. Am J Med Sci 178: 237–244
22 Allen EV (1942) Thrombo-angiitis obliterans. Bull N Y Acad Med 18: 165–189
23 Andreozzi GM (1989) Étiopathogenie de la maladie de Buerger. J Mal Vasc 14: 44
24 Antischkow N, Chalatow S (1983) On experimental cholesterin steatosis and its significance in the origin of some pathological processes (Original: Centralblatt für Allgemeine Pathologie und Pathologische Anatomie, Bd. 24, S 1–9, 1913). Arteriosclerosis 3: 178–182

25 Antoni DH, Lüderitz B (1983) Hochschmerzhafte akrale Nekrosenbildung in jugendlichem Alter. Internist 24: 239–243

26 Asang E, Mittelmeier H (1957) Die systematisierte Endangiitis obliterans. (Zugleich ein Beitrag zur Pathogenese der Arteriosklerose). Arch Kreislaufforsch 26: 143–217

27 Ascanazy RW, Sewell R, Boxer MC (1979) Thromboangiitis obliterans. The role of the primary care. Podiatric physician. J Am Podiatry Assoc 69: 517–521

28 Aschieri F, Capaldi E, De Simone F, Capaldi G (1989) Aspects chirurgicaux de la thérapeutique de la maladie de Buerger. J Mal Vasc 14: 47–49

29 Assmann H (1929) Über periphere Gefäßstörungen im jugendlichen und mittleren Lebensalter. (Raynauds Gangrän, Spontangangrän, Thrombangiitis obliterans). Klin Wochenschr 8: 1342–1351

30 Atlas LN (1943) A Case of Buerger's disease in an old woman. Am Heart J 26: 120–123

31 Averbuck SH, Silber S (1934) Thrombo-angiitis obliterans. IX. The cause of death. Arch Intern Med 54: 436–465

32 Babkin S (1935) Die Schlammbehandlung der obliterierenden Endarteriitis. Kurortol Fisioterapija 2: 71–80

33 Bak S, Niton A (1976) Pathologie und operative Behandlung des sogenannten Morbus Buerger (Thrombangiopathie). Folia Angiologica 24: 184–188

34 Baker G, Massel TB (1956) An exploratory study of personality factors in thromboangiitis obliterans. A study of 18 patients. Angiology 4: 319–330

35 Ball GV, Wright IS (1966) Thromboangiitis obliterans. Simultaneous quadrilateral acute ulcerations in thromboangiitis obliterans. Follow-up studies of a case after 27 years. Am Heart J 71: 260–264

36 Balzer K, Bechara G, Bisler H, Clevert H-D, Diehm C, Heisig G, Held U, Mahfoud Y, Mörl H, Rücker G, Stöveken H-J, Walter P, Wolf S (1987) Plazebo-kontrollierte, doppelblinde Multizenterstudie zur Wirksamkeit von Iloprost bei der Behandlung ischämischer Ruheschmerzen von Patienten mit peripheren arteriellen Durchblutungsstörungen. Vasa Suppl 20: 379–381

37 Bankl H (1971) Die Thrombangiitis obliterans Winiwarter-Buerger. Wien Med Wochenschr 44: 758–760

38 Baoguo Z, Yunyuan S, Tianpei L, Changzhong G, Luzhong F, Yunfa D (1985) A report on the use of pulvis resinae in the treatment of thromboangiitis obliterans. J Tradit Chin Med 5: 237–239

39 Barber NW (1938) Lesion of peripheral nerves in thromboangiitis obliterans: clinico-pathologic study. Arch Intern Med 62: 271–284

40 Barker NW (1956) Diagnosis and treatment of thromboangiitis obliterans (Buerger's disease). Minnesota Med 39: 303–306

41 Barker NW (1962) The case for retention of the diagnostic category „Thromboangiitis obliterans". Circulation 25: 1–4

42 Barker WF (1981) Peripheral arterial disease: physiology and pathogenesis. Major Probl Clin Surg 4: 38–76

43 Barrellier MT, Hauttement JL, Pocheau D, Lemaitre M, Leroy D, Deschamps P (1988) La maladie de Buerger. Rappel clinique et thérapeutique. A propos d'un cas. Phlébologie 41: 273–281

44 Baron M, Linenthal H (1929) Thrombangiitis obliterans. General distribution of the disease. Arch Surg 19: 735–751

45 Barroy JP, Barthel J, Locufier JL, Goldstein M (1985) The value of arterial reconstruction in the treatment of thromboangiitis obliterans (T.A.O.). J Cardiovasc Surg (Torino) 26: 413–414

46 Bartolo M, Rulli F, Raffi S (1980) Buerger's disease: Is it a rickettsiosis? Angiology 31: 660–665

47 Bartolo M, Guarnaccia G, Zardi O (1982) Autour d'une possible étiologie rickettsiosique de la maladie de Buerger. J Mal Vasc 7: 309–311

48 Bartolo M, Antignani PL, Todini AR, Ricci G (1987) Maladie de Buerger: Rôle étiologique des Rickettsies. J Mal Vasc 12: 82–84

49 Baumann G (1974) Die chirurgische Behandlung der chronischen arteriellen Durchblutungsstörungen der unteren Extremitäten. Med Klin 69: 965–974

50 Baumgart P, Vetter H (1984) Claudicatio intermittens. Intermedizinische Fallberichte. Schweiz Med Wochenschr (Prax) 73: 1499–1501

51   Baydanoff S, Nicoloff G, Alexiev C (1987) Age-related changes in anti-elastin antibodies in serum from normal and atherosclerotic subjects. Atherosclerosis 63: 267–271

52   Becker HM, Baumann G, Rueff FL, Handrock M (1969) Zur Indikationsstellung der lumbalen Sympathektomie bei chronischer arterieller Verschlußkrankheit der unteren Extremitäten. Spätergebnisse bis zu 10 Jahren nach dem Eingriff. Münch Med Wochenschr 111: 2154–2163

53   Becker J (1977) Arteriitis und endangitis. Med Welt 28: 777–779

54   Becquemin JP, Mellière D, Gallon JP, Vo Dinh J, Lange F (1983) Artériopathies des membres inférieurs avant 40 ans. J Mal Vasc 8: 183–188

55   Bender HG, Werner C (1974) Zur Endangitis obliterans der Placenta-Gefäße. Verh Dtsch Ges Pathol 58: 499

56   Beneke G (1974) Pathologische Anatomie der arteriellen Verschlußkrankheiten. Verh Dtsch Ges Kreislaufforsch 40: 74–94

57   Benyahia B, Ammar F, Sefrioui AL, Sefrioui AR, Bensouda M (1980) Réflexions sur la maladie de Léo Buerger. A propos de 23 observations. Chirurgie 106: 687–698

58   Berlit P, Kessler C, Storch B, Krause KH (1983) Immunvasculitis und Nervensystem. Nervenarzt 54: 497–503

59   Berlit P, Kessler C, Reuther R, Krause KH (1984) New aspects of thromboangiitis obliterans (von Winiwarter-Buerger's disease). Eur Neurol 23: 394–399

60   Bernsmeier A, Held K (1969) Thrombangiitis obliterans cerebri. Z Kreislaufforsch 58: 1002–1018

61   Bertuch H, Pilger E, Sailer S (1986) Die Prostaglandin-Therapie bei MMD. Vasa Suppl 16: 53–54

62   Beskid M, Borowicz JM, Nielubowicz J (1972) Histochemical, microscopic and electron microscopic examinations of adrenal cell cortex in two cases of thrombangiitis obliterans. Acta Histochem (Jena) 44: 264–277

63   Beskid M, Przetakiewicz Z, Nielubowicz J (1973) Histochemical studies of adrenocortical cells in Buerger's disease (thromboangiitis obliterans). Folia Histochem Cytochem (Krakow) 11: 245–251

64   Bettelheim H (1969) Zur Problematik der Endangiitis obliterans, insbesondere ihrer okulären Erscheinungsformen. Klin Monatsbl Augenheilkd 154: 393–401

65   Biddlestone WR, LeFevre FA (1954) Thrombangiitis obliterans: Occurrence in a brother and a sister. Cleveland Clin Quart 21: 226–229

66   Bier (1932) Aussprache zum Thema Extremitätengangrän. Arch Klin Chir 173: 86–92

67   Biller J, Asconape J, Challa VR, Toole JF, McLean WT (1981) A case for cerebral thromboangiitis. Stroke 12: 686–689

68   Bing R (1907) Über das intermittierende Hinken. Beih Med Klin 3: 111–112

69   Birch CA (1973) Buerger's disease. Leo Buerger 1879–1943. Practitioner 211: 823–824

70   Birkenstock WE, Louw JH, Terblanche J, Immelmann EJ, Dent DM, Baker PM (1975) Smoking and other factors affecting the conservative management of peripheral vascular disease. S Afr Med J 49: 1129–1132

71   Birnstingl M, Cole P, Hawkins L (1967) Variation in oxyhaemoglobin dissociation with age, smoking, and Buerger's disease. B J Surg 54: 615–619

72   Bizzozero J (1882) Über einen neuen Formbestandteil des Blutes und dessen Rolle bei der Thrombose und Blutgerinnung. Virchows Arch [A] 90: 261–270

73   Blunt RJ, Porter JM (1981) Raynaud syndrome. Semin Arthritis Rheum 10: 282–308

74   Böke W, Duncker G (1983) Beidseitig rezidivierende Uveitis, Retinitis und Papillitis. Klin Monatsbl Augenheilkd 182: 294–297

75   Bollinger A, Leu HJ (1974) Thrombophlebitis saltans. Dtsch Med Wochenschr 99: 1433–1436

76   Bollinger A, Butti P (1976) Primäres und sekundäres Raynaud-Syndrom. Schweiz Med Wochenschr 106: 415–421

77   Bollinger A, Hollmann B, Schneider E, Fontana A (1979) Thrombangiitis obliterans: Diagnose und Therapie im Licht neuer immunologischer Befunde. Schweiz Med Wochenschr 109: 537–543

78   Bollinger A (1979a) Angiitiden, Thrombangiitis obliterans (Morbus von Winiwarter-Buerger). In: Funktionelle Angiologie. Thieme, Stuttgart, S 88–91

79 Bollinger A (1979b) Oberflächliche Thrombophlebitis, Thrombophlebitis saltans (migrans). In: Funktionelle Angiologie. Thieme, Stuttgart, S 206–208

80 Bollinger A, Piquerez MJ, Largiadèr J, Schneider E (1983) Maladie de Buerger: concepts diagnostiques et thérapeutiques actuels. Ann Med Interne (Paris) 134: 436–440

81 Bollinger A (1987) Endangiitis obliterans (EO). Vasa Suppl 20: 39–40

82 Borchard (1987) Beiträge zur primären Endarteriitis obliterans. Dtsch Z Chir 44: 131–178

83 Borchardt M (1913) Zur Behandlung beginnender Gangrän. Zbl Chir 40: 297–299

84 Borlaza GS, Rapp R, Weatherbee L, Demetropoulos K (1979) Visceral angiographic manifestation of thromboangiitis obliterans. South Med J 72: 1609–1611

85 Botman C, Meersseman F, Loubeau JM, Kestens PJ (1967) Un cas de thromboangéite obliterante de l'intestin grêle. Acta Chir Belg 66: 691–699

86 Bouley JF (1831) Oblitération des artères fémorales. Arch Gen Med 27: 425

87 Bourde C (1968) Traitement médical des thromboangioses. In: Fontaine R, Soulié P (éds) Premier Congrès du Collège Français de pathologie vasculaire. L'expansion Scientifique, Paris, pp 155–182

88 Bourde C (1976) Phlébites liées à la goutte et à la péri-artérite noueuse. Problèmes nosologiques. Phlébologie 29: 121–123

89 Boyd AM (1950a) A classification of occlusive vascular disease. Practitioner 164: 488–496

90 Boyd AM (1950b) The diagnosis and pathogenesis of obliterative vascular disease of the lower extremities. Angiology 1: 373–390

91 Breddin K (1968) Die Thrombozytenfunktion bei hämorrhagischen Diathesen, Thrombosen und Gefäßerkrankungen. Schattauer, Stuttgart New York, S 1–40

92 Breddin K (1985) Ätiologie und Pathophysiologie der Endangiitis obliterans. In: Gruß JD, Bartels D, Valencia W (Hrsg) Gefäßchirurgie interdisziplinär 1984. TM, Bad Oeynhausen, S 50–62

93 Brock FE, Abri O, Baitsch G, Bechara G, Beck K, Corovic D, Diehm C, Marshall M, Rahmel B, Scheffler P, Schmidt W, Schäfer M, Oberender HA (1990) Iloprost in der Behandlung ischämischer Gewebsläsionen bei Diabetikern. Schweiz Med Wochenschr 120: 1477–1482

94 Brodie BC (1946) On mortification. In: Lectures illustrative of various subjects in Pathology and Surgery. London, pp 283–394

95 Brown GE, Craig WMcK, Adson AW (1934) The selection of cases of thrombo-angiitis obliterans and other circulatory diseases of the extremities for sympathetic ganglionectomy. Am Heart J 10: 143–155

96 Brown H, Sellwood RA, Harrison CV, Martin P (1969) Thromboangiitis obliterans. Br J Surg 56: 59–63

97 Brunner U, Fontaine R, Fontaine JL, Schoop W, Widmer LK (1972) Zur Frage des Morbus Buerger. Akt Probl Angio 17: 172–176

98 Brunner U, Largiadèr J (1988) 25 Jahre Chirurgie des Morbus Buerger. In: Heidrich H (Hrsg) Thrombangiitis obliterans, Morbus Winiwarter-Buerger. Thieme, Stuttgart, S 139–148

99 Büchner K (1988) Die sozio-ökonomische Relevanz der arteriellen Verschlußkrankheit in der Bundesrepublik Deutschland. In: Health Econ, Berater im Gesundheitswesen. Basel, S 34

100 Buerger L (1908a) The pathology of the vessels in cases of gangrene of the lower extremities due to so-called endarteritis obliterans. Preliminary communication. Proc N Y Pathol Soc 8: 48–68

101 Buerger L (1908b) Thrombo-angiitis obliterans: A Study of the vascular lesions leading to presenile spontaneous gangrene. Am J Med Sci 136: 567–580

102 Buerger L (1914a) Is thrombo-angiitis obliterans an infectious disease? Surg Gynecol Obstet 19: 582–588

103 Buerger L (1914b) Recent studies in the pathology of thromboangiitis obliterans. J Med Res 31: 181–194

104 Buerger L (1915) Concerning vasomotor and trophic disturbances of the upper extremities; with particular reference to thrombo-angiitis obliterans. Am J Med Sci 149: 210–219

105 Buerger L (1917) The pathological and clinical aspects of thromboangiitis obliterans. Am J Med Sci 154: 319–328

106 Buerger L (1920) The pathology of thromboangiitis obliterans. Med Rec 97: 431–437
107 Buerger L (1924a) The Circulatory disturbances of the extremities. Saunders, Philadelphia London
108 Buerger L (1924b) Thromboangiitis obliterans. In: The Circulatory disturbances of the extremities. Saunders, Philadelphia London, pp 213–385
109 Buerger L (1939) Thromboangiitis obliterans. Concepts of pathogenesis and pathology. J Internat de Chir 4: 399–426
110 Buerger's disease (Editorial) (1960) Br Med J 2: 1214–1215
111 Buerger's disease rehabilitated (Editorial) (1963) Med J Australia 50: 164–165
112 Buerger's disease reassessed (Annotation) (1969) Lancet 1: 89–90
113 Büttner G (1932) Aussprache zur Extremitätengangrän. Arch Klin Chir 173: 110–112
114 Bunge (1900) Zur Pathogenese und Therapie der verschiedenen Formen der Gangrän an den unteren Extremitäten. Arch Klin Chir 62: 179–187
115 Bunge (1901) Zur Pathologie und Therapie der durch Gefäßverschluß bedingten Formen der Extremitätengangrän. Arch Klin Chir 63: 467–554
116 Burow (1867) Spontane Gangrän am Fuße. Amputation des Oberschenkels. Heilung. Arch Pathol Anat 38: 569–571
117 Cabezas-Moya R, Dragstedt LR (1970) An extreme example of Buerger's disease. Arch Surg 101: 632–634
118 Cachovan M (1988) Epidemiologie und geographische Verteilungsmuster der Thrombangiitis obliterans. In: Heidrich H (Hrsg) Thrombangiitis obliterans, Morbus Winiwarter-Buerger. Thieme, Stuttgart, S 31–36
119 Cahill BE, Kerstein MD (1987) Ischemic neuropathy. Surg Cynecol Obstet 165: 469–474
120 Campbell KN, Harris BM, Coller FA (1949) A follow-up study with thromboangiitis obliterans (Buerger's disease). Surgery 26: 1003–1013
121 Campbell WB (1988) Sympathectomy for chronic arterial ischaemia. Eur J Vasc Surg 2: 357–364
122 Carlson LA, Eriksson I (1973) Femoral artery infusion of prostaglandin E_1 in severe peripheral vascular disease. Lancet 1: 155–156
123 Carter SA, Lezack JD (1971) Digital systolic pressures in the lower limb in arterial disease. Circulation 43: 905–914
124 Cavallaro A, Meloni F, Sciacca V, Transi MG, DiGiacomo V (1985) Buerger's disease in women. A case report with critical approach to the literature. Angiology 36: 191–196
125 Chahidi H (1977) A propos de 76 cas the thrombo-angéite oblitérante. Phlébologie 30: 103–111
126 Chakrabarti A (1962) Review of thromboangiitis obliterans. Cal Med J 59: 237–242
127 Charcot JM (1858) Sur la claudication intermittente observée dans un cas d'oblitération complète de l'une des artères iliaques primitives. Compt Rend Soc Biol 12: 225–238
128 Charlesworth EA, Harrington R (1984) Autogenic training and biofeedback-assisted hand-warming in the treatment of Buerger's disease: A case study. Am J Clin Biofeedback 7: 107–111
129 Chipail G, Diaconescu M, Trose P, Pastia J (1967) Suprarenalektomie bei der Behandlung der Endangitis obliterans. Zentralbl Chir 92: 1592–1594
130 Chopra BS, Zakariah T, Sodhi JS, Khanna SK, Wahi PL (1976) Thrombangiitis obliterans: A clinical study with special emphasis on venous involvement. Angiology 27: 126–132
131 Chopra JS, Julka NK, Jawalkar S, Khanna SK, Wahi PL (1982) Motor nerve conduction and electromyography in thromboangiitis obliterans. Indian J Med 76: 868–874
132 Choudhary DK (1967) Thrombangiitis obliterans, its value in retaining the diagnostic category. Patna Med J 141: 321–325
133 Cobet R (1929) Zur konservativen Behandlung der Extremitätengangrän. Verh Dtsch Ges Inn Med 480–489
134 Cohen SS, Barron ME (1936) Thromboangiitis obliterans with special reference to its abdominal manifestations. N Engl J Med 214: 1275–1279
135 Collard M, Rohmer F, Babin E, Coquillat G, Warter JM (1978) Thromboangéite de Buerger à localisation cérébrale prédominante. Oto-Neuro-Opht 50: 3–6
136 Constam GR (1927) Primary involvement of the upper extremities in thromboangiitis obliterans (Buerger's disease) Am J Med Sci 174: 530–536

137 Cope E (1968) Thrombo-angiitis obliterans of the spermatic cord. S Afr Med J 42: 872–873

138 Coppeto JR, Adamczyk D (1988) Anterior ischemic optic neuropathy in Buerger's disease. Ann Ophthalmol 20: 332–334

139 Corelli F (1960) Malariatherapie als entzündungshemmende und antiallergische Behandlung bei Bürgerscher Krankheit. Allergie und Asthma 6: 81–86

140 Corelli F (1961) Buerger's disease (letter). Br Med J 1: 209

141 Corelli F (1973) Buerger's disease: Cigarette smoker disease may always be cured by medical therapy alone. Uselessness of operative treatment. J Cardiovasc Surg (Torino) 14: 28–36

142 Cotton RC, Craven JL (1968) Treatment of thromboangiitis obliterans with clofibrate (atromid-S). Angiology 19: 307–310

143 Craven JL, Cotton RC (1967) Haematological differences between thromboangiitis obliterans and atherosclerosis. Br J Surg 54: 862–867

144 Craven JL, Cotton RC (1968) Some hematologic differences between thromboangiitis obliterans and atherosclerosis. Angiology 19: 450–459

145 Crawford T (1977) Blood and lymphatic vessels, thromboangiitis obliterans (Buerger's disease). In: Anderson WAD, Kissane JM (eds) Pathology, vol. I. Mosby, Saint Louis, pp 897–927

146 Creutzig A, Lux M, Dau D, Alexander K (1985) Intermittent intraarterial short-time infusion of prostaglandin E_1 for treatment of arterial occlusive disease. In: Schrör K (ed) Prostaglandins and other eicosanoids in the cardiovascular system. Karger, Basel, pp 341–347

147 Cupps TR, Fauci AS (1981) The vasculitides. Major Probl Intern Med 21: 1–211

148 Curschmann H (1921) Ueber Diagnose und Therapie des intermittierenden Hinkens. Münch Med Wochenschr 68: 1457–1458

149 Cutler EL (1959) Thromboangiitis obliterans affecting women. Report of a case and review of the literature. Angiology 10: 91–98

150 Czyzewski K, Chrzanowska M, Jaworski Z, Skóra K, Szydlowsky Z (1968) Indications for lumbar sympathectomy. A review of early results. Pol Med J 7: 655–660

151 Dahmen G (1968) Differentialdiagnose und Therapie von Fuß- und Beinbeschwerden, Teil. II. Med Mschr 22: 535–539

152 Dardel G (1866) Zur Kasuistik der Operationen am Fuß. Berliner Klin Wochenschr 3: 496–497

153 Dasgupta A, Roy MB, Talwar JR, Kapur BML (1978) Immunoglobulins and complement 3 in patients with thromboangiitis obliterans. Indian J Med Res 67: 332–335

154 Davis L, Perret G (1946) Cerebral thrombo-angiitis obliterans. Br J Surg 34: 307–313

155 De Bakey ME, Cohen BM (1963) Buerger's disease. A follow-up study of world war II Army Cases. Thomas, Springfield, ILL, pp 1–150

156 De Bakey ME, Crawford ES, Garrett HE, Cooley DA, Morris GC, Abbott JP (1964) Occlusive disease of the lower extremities in patients 16 to 37 years of age. Ann Surg 159: 873–890

157 De Moerloose P, Jeannet M, Miriamanoff P, Bouvier CA (1979) Evidence for a HLA-linked resistance gene in Buerger's disease. Tissue Antigens 14: 169–173

158 Deaths (1943) Leo Buerger (Annotation). J Am Med Assoc 101: 500

159 Deitch EA, Sikkema WW (1981) Intestinal manifestation of Buerger's disease: Case report and literature review. Am Surg 47: 326–328

160 Dellen TR van, Wright IS (1937) Thromboangiitis obliterans. Am Heart J 13: 373–375

161 Dellen TR van (1969) Does Buerger's exist? Ill Med J 135: 404–405

162 DeTakats G (1935) Peripheral vascular disease. Its significance for general practitioners and specialists. J Am Med Assoc 104: 1463–1464

163 DeTakats G (1960) Classification of Buerger's disease (letter). N Engl J Med 263: 412

164 Deutsch F (1912) Ein Fall von akut exazerbierender Endarteriitis mit intermittierendem Hinken. Wien Med Wochenschr 62: 856–857

165 Deutsch J (1914) Die Heilerfolge der konservativen Behandlung der Spontangangrän und ihr verwandter Erkrankungen im Lichte der Theorie und Praxis. Z Physikal Diät Ther 18: 193–206

166 De Wolfe VG (1983) Chronic occlusive arterial disease of the lower extremities. Cardiovasc Clin 13: 15–35

167 Di Giacomo V, Meloni F (1984) The involvement of small vessels in Buerger's disease in their clinicopathological correlation (letter). Angiology 35: 324–325

168 Di Giacomo V, Meloni F, Transi MG, Mastroberardino G, Iannucci G, Sciacca V (1986) An uncommon systematic arteritis – a case report. Angiology 37: 63–71

169 Diaz FV, Casar FP, Alonso JL, Esteban L, Martin E, Salazar JS (1968) Is a new physiopathologic interpretation of obstructive diseases of the arteries possible? Two cases of thromboangiitis obliterans treated with polarizing solution and coronary vasodilation. Angiology 9: 633–651

170 Dible JH (1956) The pathology of Buerger's disease of thromboangiitis obliterans. In: Martin P, Lynn RB, Dible JH (eds). Peripheral vascular disorders. Livingstone, Edinburgh London, pp 409–427

171 Dible JH (1960) Does Buerger's disease exist? (letter) Lancet 2: 1138–1139

172 Diehm C, Stammler F, Hübsch-Müller C, Eckstein HH (1987) Behandlung von Ruheschmerzen mit peripherer arterieller Verschlußkrankheit (PAVK) mit intravenösen Prostaglandin-Infusionen. Vasa Suppl 20: 204–205

173 Diehm C, Abri O, Baitsch G, Bechara G, Beck K, Breddin HK, Brock FE, Clevert HD, Corovic D, Marshall M, Rahmel B, Scheffler P, Schmidt W, Oberender HA (1989) Iloprost, ein stabiles Prostacyclinderivat, bei arterieller Verschlußkrankheit im Stadium IV. Dtsch Med Wochenschr 114: 783–788

174 Diez J (1930) Die Behandlung der Thrombo-angiitis obliterans der unteren Extremitäten durch Resektion des lumbalen Sympathikus (75 Fälle). Rev Argent Neur 4: 304–319

175 Doerr W (1970) Entzündliche Erkrankungen der Gefäßwände III, 2. In: Altmann HW (Hrsg) Handbuch der allgemeinen Pathologie, III. Bd, IV. Teil. Springer, Berlin Göttingen Heidelberg

176 Doerr W (1984) Allgemeine morphologische Pathologie der Schlagadern. In: Maurer HJ (Hrsg) 3. Deutsch-Japanischer Kongreß für Angiologie. Angio Archiv 7: 2

177 Doerr W (1987) Die Pathologie Virchow's und die Lehre von der Arteriosklerose. Pathologe 8: 1–8

178 Does Buerger's disease exist? (Annotation) (1960) Lancet 2: 969–970

179 Dolff M (1978) Die sogenannten Rekanalisationen der Stammzottengefäße bei Endangiitis obliterans der Plazentagefäße. Arch Gynecol Obstet 226: 325–332

180 Domarius A von (1942) Grundlagen der Inneren Medizin. Springer, Berlin, S 1–5

181 Domej W, Fueger G (1988) Klinisch und radiologisch nachgewiesene Lungenbeteiligung bei Thrombangiitis obliterans (TAO, Winiwarter-Buergersche Krankheit). Prax Klin Pneumol 42: 793–797

182 Dongen RJAM, van (1985) Chirurgische Behandlung der Endangiitis obliterans an den unteren Extremitäten. In: Gruß JD, Bartels D, Valencia W (Hrsg) Gefäßchirurgie interdisziplinär 1984. TM, Bad Oeynhausen, S 97–105

183 Dotter CT, Judkins MP (1964) Transluminal treatment of arteriosclerotic obstruction. Description of a new technique and a preliminary report of its application. Circulation 30: 654–659

184 Drake ME (1982) Winiwarter-Buerger disease (thromboangiitis obliterans). With cerebral involvement. J Am Med Assoc 248: 1870–1872

185 Dramez C, Natali J (1968) La thromboangiose: Radiologie. In: Fontaine R, Soulié P (Eds) Premier congrès du Collège Français de pathologie vasculaire. L'expansion Scientifique. Paris, pp 141–153

186 Du Troit DF, Maritz J, Klompje J, Laker L, Groenewald JH (1984) Buerger's disease. A case report and review of the literature. S Afr Med J 66: 701–702

187 Dzialek E (1970) Cerebral manifestation of Buerger's disease. Pol Med J 9: 1212–1217

188 Eadie DGA, Mann CV, Smith PG (1968) Buerger's disease. A clinical and pathological re-examination. Br J Surg 55: 452–456

189 Eastcott HHG (1969) Buerger's disease reassessed (letter). Lancet 1: 200–201

190 Eckstein HH, Müller-Bühl U, Zimmermann R, Diehm C (1988) Bedeutung der Acetylsalicylsäure in der Sekundärprävention der peripheren arteriellen Verschlußkrankheit. Dtsch Med Wochenschr 113: 822–827

191 Edwards EA (1935) The arteriographic comparison of thromboangiitis obliterans and arteriosclerosis. N Engl J Med 213: 616–622

134   Literatur

192 Edwards EA, Edwards JE (1943) The venous values in thromboangiitis obliterans. Arch Path 35: 242–252

193 Edwards EA (1949) Phlebitis and the diagnosis of thromboangiitis obliterans. Ann Intern Med 31: 1019–1023

194 Edwards EA (1950) Thromboangiitis obliterans in women. Possible relation to rheumatic disease. N Engl J Med 243: 290–294

195 Eicke WJ (1957) Die Endangiitis obliterans der Hirngefäße. In: Lubarsch O, Henke F, Rössle R (Hrsg) Handbuch der speziellen pathologischen Anatomie und Histologie, Bd XIII/1 B. Springer, Berlin Göttingen Heidelberg, S 1536–1562

196 Eisen ME (1966) Coexistence of thromboangiitis obliterans and arteriosclerosis: Relationship to smoking. J Am Geriatr Soc 14: 846–858

197 Elliot H (1937) Clinical notes and case reports. Thrombo-angiitis obliterans in a woman. Calif West Med 47: 190–191

198 Elesser L (1925) Einige Bemerkungen über den arteriosklerotischen und über den thrombo-arteriitischen Brand. Dtsch Z Chir 189: 95–112

199 Emmrich R (1965) Zur Differentialdiagnose peripherer arterieller Verschlußkrankheiten. Münch Med Wochenschr 107: 2277–2281

200 Emmrich R (1973) Zur Differentialdiagnose Arteriosclerosis obliterans – Thrombangiitis obliterans. Z Gesamte Inn Med 28: 389–394

201 Emmrich R (1974) Zur Differentialdiagnose der Arteriitis. Z Ges Inn Med 29: 265–272

202 Ende N (1964) Thromboangiitis obliterans with special reference to coagulation and clot lysis. Vasc Dis 1: 83–88

203 Erb KH (1932) Über periphere Gefäßstörungen (Aussprache). Dtsch Med Wochenschr 57: 1385–1387

204 Erb W (1898) Ueber das „intermittirende Hinken" und andere nervöse Störungen in Folge von Gefäßerkrankungen. Dtsch Z Nervenhlkd 13: 1–76

205 Erlandson EE, Forrest ME, Shields JJ, Cho KJ, Zelenock GB, Cronenwett JL, Whitehouse WM Jr, Lindenauer SM, Stanley JC (1981) Discriminant arteriographic criteria in the management of forearm and hand ischemia. Surgery 90: 1025–1036

206 Ernst E (1981) Thrombangiitis obliterans. (Differentialdiagnose am Krankenbett). Münch Med Wochenschr 123: 48

207 Esato K, O'Hara M, Mohri H (1987) Transcutaneous PO_2-response to transient arterial occlusion in peripheral occlusive disease. Int Surg 72: 115–118

208 European Consensus on Critical Limb Ischaemia, Berlin (1989) Lancet 1: 737–738

209 Evans ET, Dumas AG (1933) Thrombo-angiitis obliterans. Report of fifty-two cases. Med Bull Vet Admin 10: 99–109

210 Extremity in extremis (1974) Emergency Med 6: 225–231

211 Farberow NL, Nehemkis AM (1979) Indirect self-destructive behaviour in patients with Buerger's disease. J Pers Assess 43: 86–96

212 Farkas E (1932) Endarteriitis obliterans. Münch Med Wochenschr 79: 1117–1119

213 Fatherree TJ, Hurst C (1941) The SPA treatment of thromboangiitis obliterans. Am Heart J 22: 180–194

214 Ferguson GT, Starkebaum G (1985) Thromboangiitis obliterans associated with idiopathic hypereosinophilia. Arch Intern Med 145: 1726–1728

215 Fernandez NA, Rosenberg V, Lee M, Singer A (1983) Prostaglandin E_1 in obstructive peripheral vascular disease. Mt Sinai J Med New York 50: 213–217

216 Fiessinger JN, Housset E (1985) Thromboangéite oblitérante (maladie de Buerger). In: Kahn MF, Peltier AP (éds) Maladies systémiques. Flammerion Médecine-Science, Paris, pp 526–532

217 Fiessinger JN, Schäfer M (1990) Trial of iloprost versus aspirin treatment for critical limb ischaemia of thromboangiitis obliterans. Lancet 335: 555–557

218 Fietze-Fischer B (1985) PGE_1 in der Behandlung der Endangiitis. In: Gruß JD, Bartels D, Valencia W (Hrsg) Gefäßchirurgie interdisziplinär 1984. TM, Bad Oeynhausen, S 107–110

219 Fiorani P, Pistolese GR, Spartera C, Taurino M (1983) International Symposium on: occlusive arterial diseases of the lower limbs in young patients, Rome 1982. Clin Cardiol 6: 622–625

220 Fischer F (1901) Die chronische Entzündung der Arterien. In: Deutsche Chirurgie, Krankheiten der Lymphgefäße, Lymphdrüsen und Blutgefäße, Lieferung 24a. Stuttgart, S 138–148

221 Fischer MD, Hopewell PC (1981) Recurrent-pulmonary emboli and Buerger's disease. West J Med 135: 238–241

222 Fisher CM (1957) Cerebral thrombangiitis obliterans (including a critical review of the literature). Medicine 36: 169–209

223 Fisher RL, Zukerman M, Sweeny DN (1951) Thrombo-angiitis obliterans in women. Angiology 2: 132–137

224 Fitscha P (1986) Prostaglandine in Pathogenese und Therapie der peripheren arteriellen Verschlußkrankheiten (PVK). In: Kraupp O, Sinzinger H, Widhalm K (Hrsg) Atherogenesis, Bd 7. Mandrich, Wien, S 1–25

225 Flamand JP, Flamand C, Stricht JP van der (1971) L'immunoelectrophorese dans la thromboangiose. Angéiologie 23: 275–280

226 Flesh LH, Kihm RH, Ciccio SS (1977) Radionuclide imaging of aortic involvement in Buerger's disease: Case report. J Nucl Med 18: 125–127

227 Flora G (1980) Therapiekonzept bei Endangiitis obliterans. Angiology 31: 3–6

228 Foerster O, Guttmann L (1933) Cerebrale Komplikationen bei Thrombangiitis obliterans. Arch Psychiatr Nervenkr 100: 505–515

229 Fokin AA, Fokin Al An, Werbowetsky LP (1990) Nichttraditionelles Verfahren der Revaskularisation der unteren Extremität bei nicht rekonstruierbaren Arterienverschlüssen. Vasa 19: 320–325

230 Fontaine R, Kim M, Kieny R (1954) Die chirurgische Behandlung der peripheren Durchblutungsstörungen. Helv Chir Acta 21: 499–515

231 Fontaine R, Bouissou H, Batzenschlaeger A, Rumeau JL, Julian M (1968) La thromboangiose. Ses aspects anatomopathologiques. In: Fontaine R, Soulié P (éds) Premier Congrès du Collège Français de pathologie vasculaire. L'expansion Scientifique, Paris, pp 57–76

232 Fontaine R, Piétri J, Vierling JP, Dayeh S, Tomic Y (1968) Introduction à l'étude de la thromboangiose et réflexions sur cette maladie d'àprès notre expérience personelle. In: Fontaine R, Soulié P (éds) Premier Congrès du Collège Français de pathologie vasculaire. L'expansion Scientifique, Paris, pp 29–56

233 Fontaine R (1968) Discours d'ouverture. In: Fontaine R, Soulié P (éds) Premier Congrès du Collège Français de pathologie vasculaire. L'expansion Scientifique, Paris, pp 25–28

234 Fontaine R (1973) Die chirurgische Behandlung der arteriosklerotischen Verschlüsse der unteren Extremität. In: Klüken N (Hrsg) Documenta Angiologorum, Vol. V, S 11–34

235 Frank H, Metz J, Müller E (1974) Papulosis atrophicans maligna (Degos). Eine Form der Endangiitis obliterans. Hautarzt 25: 432–437

236 Frank N (1952) Thrombo-angiitis obliterans in women. Review and report of a proved case. J Med Soc New Jersey 49: 26–28

237 Friedländer C (1876) Über Arteriitis obliterans. Zbl Med Wissensch 14: 65–69

238 Friedlander, Silbert S (1931) Thromboangiitis obliterans (Buerger). VI. Chemistry of the blood. Arch Intern Med 18: 500–515

239 Frileux C, Hirtz H (1968) Deux cas de thrombo-angiose très juvénile. Phlébologie 21: 377–379

240 Furukawa K, Ishimaru S, Yamaguchi H, Takahashi M (1984) Pharmacological treatment on chronic arterial occlusive disease. In: Maurer HJ (Hrsg) 3. Deutsch-Japanischer Kongreß für Angiologie. Angio Archiv 7: 10

241 Galm H (1936) Über die Anwendung und Erfolge der Kurzwellen bei spastischen Gefäßerkrankungen. Beitr Klin Chir 164: 235–244

242 Garaguly G, Weidinger P, Hagmüller G (1978) Die arteriosklerotische Maske bei der Endangiitis obliterans. Vasa 7: 452–460

243 Gayer J, Voss D, Schürholz J (1966) Kryofibrinogenämie bei Endangiitis obliterans mit Herzinfarkt und multiplen Thrombosierungen. Med Welt 33: 1722–1725

244 Gaylis H (1957) Thromboangiitis obliterans in a female. Angiology 8: 259–265

245 Geisler E, Viehweger G, Schippan D (1965) Cerebrale Gefäßprozesse bei Kindern. Beitrag zur Thrombangiitis cerebri im Kindesalter. Helv Paediatr Acta 20: 476–489

246 Gemmill WF (1926) Thrombo-angiitis obliterans. Report of a case occurring in a negro. Atlantic Med J 29: 244–245

247 Gencic M, Milenkovic M (1974) Bekämpfung unerträglicher Schmerzen bei inoperablen Rektumkarzinomen und Bürgerscher Krankheit durch intralumbale Alkoholinjektionen. Zbl Chir 99: 904–906

248 Gerstner HD (1975) Arteriographische Befunde bei Durchblutungsstörungen der oberen Extremität. Röntgenblätter 28: 355–362

249 Gerth B (1965) Thrombangiitis obliterans mit aortaler, cerebraler und pulmonaler Lokalisation bei einer 29jährigen Frau. Zbl Allg Path 108: 55–59

250 Gesenius H, Gansau H (1950) Zur Klinik der Thrombangiitis obliterans. Röntgenfortschritte 73: 64–76

251 Giampalmo A (1937) Beitrag zur Endarteriitis obliterans des Gehirns. Dtsch Z Nervenhlkd 144: 166–174

252 Gifford RW, Hines EA (1951) Complete clinical remission in thromboangiitis obliterans during abstinence from tobacco: Report of case. Proc Staff Meetings Mayo Clinic 26: 241–245

253 Giler S, Zelikovski A, Goren G, Urca I (1979) Aneurysm of the radial artery in a patient with Buerger's disease. Vasa 8: 147–149

254 Gilkes R, Dow J (1973) Aortic involvement in Buerger's disease. Br J Radiol 46: 110–114

255 Ginsburg N (1917) A consideration of the treatment of peripheral gangrene due to thromboangiitis obliterans, with reference to femoral vein ligation and sodium citrate injections. Am J Med Sci 154: 328–338

256 Giroud P, Capponi M (1968) Etiopathogénie rickettsienne de certaines thromboangioses. In: Fontaine R, Soulié P (éds) Premier Congrès du Collège Français de pathologie vasculaire. L'expansion Scientifique, Paris, pp 85–96

257 Godeau P, Cloarec M, Cachin JC, Siguier F (1968) La thromboangiose. Etude clinique de 32 observations. In: Fontaine R, Soulié P (éds) Premier Congrès du Collège Français de pathologie vasculaire. L'expansion Scientifique, Paris, pp 97–112

258 Goldflam S (1895) Ueber intermittirendes Hinken (claudication intermittente Charcot's) und Arteriitis der Beine. Dtsch Med Wochenschr 21: 587–590

259 Goldowsky SJ (1964) Is Buerger's disease a respectable diagnosis? Rhode Island Med J 47: 493–494

260 Goldsmith GA, Brown GE (1935) Pain in thrombo-angiitis obliterans: A clinical study of 100 consecutive cases. Am J Med Sci 189: 819–833

261 Goldstein JL, Brown MS (1986) Atherosclerosis and its complications: Contributions from the association of american physicians. 1886–1986. Trans Assoc Am Phys 99: 231–240

262 Gomi T, Ikeda T, Yuhara M (1978) Renovascular hypertension due to Buerger's disease. Jpn Heart J 19: 308–314

263 Goodman C, Bernstein EP (1916) Presenile gangrene – Thromboangiitis obliterans. New York Med J 103: 1073–1074

264 Goodman RM, Elian B, Mozes M, Deutsch V (1965) Buerger's disease in Israel. Am J Med 39: 601–615

265 Gore I, Burrows S (1958) A reconsideration of the pathogenesis of Buerger's disease. Am J Clin Pathol 29: 319–330

266 Gottlieb I (1918) The role of minor surgical procedures in the development of thromboangiitis obliterans. J Am Med Assoc 70: 65–67

267 Gotto AM (1985) Some reflections on arteriosclerosis: past, present and future. Circulation 72: 8–17

268 Goubaux A (1846) Mémoires sur les paralysies du cheval causées par l'oblitération de l'aorte postérieure et de ses divisions terminales. Recueil Méd Vét 3: 578–617

269 Grassmann M (1928) Über die Spontangangrän der Extremitäten Jugendlicher. Münch Med Wochenschr 75: 1679–1681

270 Greenwood LH, Hallett JW Jr, Yrizarry JM, Robison JG, Brown SB (1985) The angiographic evaluation of lower-extremity arterial disease in the young adult. Cardiovasc Intervent Radiol 8: 183–186

271 Großmann K, Heerklotz I, Basche S (1984) Über die Kombination von arteriellen und venösen Gefäßerkrankungen. Z Gesamte Inn Med 39: 59–63

272 Gruber GB (1931) Gefäßstörungen und Gangrän. Verh. Dtsch. Ges. Kreislaufforsch., IV. Tagung. Theodor Steinkopff, Dresden, S 101–129

273 Gruss JD, Bartels D, Ohta T, Machado JL, Schlechtweg (1982) Conservative treatment of inoperable arterial occlusions of the lower extremities with intraarterial prostaglandin E_1. Br J Surg 69, Suppl: S 11–13

274 Gruss JD, Vargas-Montano V, Bartels D, Simmenroth HW, Sakurai T, Schäfer G, Fietze-Fischer B (1984) Use of prostaglandins in arterial occlusive diseases. Inter Angio 3: 7–17

275 Gruss JD, Bartels D, Valencia W (Hrsg) (1985) Gefäßchirurgie interdisziplinär 1984. TM, Bad Oeynhausen, S 1–110

276 Gruss JD (1988a) Chirurgische Therapie der Endangiitis obliterans. In: Heidrich H (Hrsg) Thrombangiitis obliterans, Morbus Winiwarter-Buerger. Thieme, Stuttgart, S 133–137

277 Gruss JD (1988b) Konservative Therapie (PGE_1) der Endangiitis obliterans. In: Heidrich H (Hrsg) Thrombangiitis obliterans, Morbus Winiwarter-Buerger. Thieme, Stuttgart, S 128–131

278 Guay A, Janower ML, Bain RW, McCready FJ (1976) A case of Buerger's disease causing ischemic colitis with perforation in a young male. Am J Med Sci 271: 239–240

279 Guillemin G, Dubois J, Braillon G, Cuilleret J, Spay G, Gilly J, Campo-Paysa A (1966) Maladie de Buerger révélée par un syndrome de colite ulcéro-hémorragique. Lyon Chir 62: 727–734

280 Guilmot JL, Lasfargues G (1988) Maladie de Buerger ou thrombo-angéite oblitérante. La Revue du Praticien 38: 349–356

281 Gulati SM, Singh KS, Thusoo TK, Saha K (1979) Immunological studies in thromboangiitis obliterans (Buerger's disease). J Surg Res 27: 287–293

282 Gulati SM (1980) Immunological concept in etiology of thromboangiitis obliterans (Buerger's disease). Ind J Surg 42: 223–224

283 Gulati SM, Madhra KM, Thusoo TK, Nair SK, Saha K (1982) Autoantibodies in thrombo-angiitis obliterans (Buerger's disease). Angiology 33: 642–651

284 Gulati SM, Saha K, Agarwal V, Thusoo TK, Mehdiratta KS (1984) Profile of non-organ specific autoantibodies in thromboangiitis obliterans. Indian J Med Res 80: 228–231

285 Gulati SM, Saha K, Kant L, Thusoo TK, Prakash A (1984) Significance of circulatory immune complexes in thromboangiitis obliterans (Buerger's disease). Angiology 35: 276–281

286 Gulati SM, Agarwal V, Sharma V, Saha K (1986) C3 complement components and their breakdown product (C3d) in patients of thromboangiitis obliterans. Indian J Med Res 84: 607–611

287 Gupta L, Papiha SS (1978) AB0 blood groups and serum proteins in thromboangiitis obliterans (Buerger's disease). Hum Hered 28: 285–292

288 Haddad M, Zelikovski A, Sternberg A, Urca I (1978) Buerger's disease of the great vessels. Vasa 7: 258–262

289 Häusler R, Nachbur B, Bucher HW, Senn A, Siegenthaler P (1976) Chronische arterielle Durchblutungsstörungen der Gliedmaßen beim Jugendlichen: ein Beitrag zum Begriff des sogenannten Morbus Buerger von Winiwarter. Fol Angiol (Pisa) 24: 137–152

290 Hagen B, Lohse S (1984) Clinical and radiologic aspects of Buerger's disease. Cardiovasc Intervent Radiol 7: 283–293

291 Hager H (1949) Thrombangiitis obliterans und Auge. Klin Monatsbl Augenheilkd 114: 238–247

292 Hager H (1951) Weiterer Beitrag zur Augenbeteiligung bei Thrombangiitis obliterans. Klin Monatsbl Augenheilkd 118: 147–155

293 Haimböck K (1962) Augenerkrankungen bei Endangiitis obliterans. Klin Monatsbl Augenheilkd 140: 56–64

294 Haimovici H (1963) Thrombangiitis obliterans. A nosological reappraisal. J Cardiovasc Surg 4: 83–86

295 Hamlin E, Warren R, Kennard E (1949) Thrombangiitis obliterans. An evaluation of therapy, with special reference to lumbar sympathectomy. N Engl J Med 241: 849–853

296 Hansen AJ, Antonsen HK, Hansborg N (1987) Thromboangiitis obliterans affecting the upper extremity in a woman. Acta Chir Scand 153: 459–461

297 Harkavy J (1933) Tobacco sensitiveness in thromboangiitis obliterans migrating phlebitis and coronary artery disease. Bull. N Y Acad Med 9: 318–322

298 Hasse HM (1974) Chronische arterielle Verschlußkrankheiten. Einleitung. In: Heberer G, Rau G, Schoop W (Hrsg) Angiologie. Thieme, Stuttgart, S 396–397

299 Hasselbach H von (1939a) Diagnostik der Endangiitis obliterans. In: Die Endangiitis obliterans. Thieme, Leipzig, S 58–66

300 Hasselbach H von (1939b) Die Ätiologie der Endangiitis obliterans. In: Die Endangiitis obliterans. Thieme, Leipzig, S 67–112

301 Hasselbach H von (1939c) Die Behandlung der Endangiitis obliterans. In: Die Endangiitis obliterans. Thieme, Leipzig, S 113–135

302 Hasselbach H von (1939d) Die pathologische Anatomie der Endangiitis obliterans. In: Die Endangiitis obliterans. Thieme, Leipzig, S 21–30

303 Hasselbach H von (1939e) Geschichtlicher Rückblick. In: Die Endangiitis obliterans. Thieme, Leipzig, S 14–20

304 Hasselbach H von (1939f) Krankheitserscheinungen und klinischer Verlauf. In: Die Endangiitis obliterans. Thieme, Leipzig, S 33–57

305 Hausner E, Allen EV (1938) Cerebrovascular complications in thromboangiitis obliterans. Ann Intern Med 12: 845–852

306 Hausner E, Allen EV (1940) Generalized arterial involvement in thrombo-angiitis obliterans including report of a case of thrombo-angiitis obliterans of a pulmonary artery. Proc Staff Meet Mayo Clin 15: 7–13

307 Hegglin M, Siegenthaler W (1980) Differentialdiagnose innerer Krankheiten, 14. Aufl, Thieme, Stuttgart, S 27.1–27.6

308 Heidrich H, Waldenmeier C, Shibata K (1974) Chromosomenuntersuchungen bei Endangiitis obliterans. Vasa 3: 157–159

309 Heidrich H (1985) Entzündliche Gefäßerkrankungen. Vortrag vom 13.11.1985 vor dem Berufsverband der Praktischen Ärzte und Ärzte für Allgemeinmedizin Deutschlands (BPA) in Berlin

310 Heidrich H, Ranft J, Peters A, Rummel S (1987) Früh- und Spätergebnisse nach intravenöser Prostavasin-Therapie bei peripher-arteriellen Durchblutungsstörungen mit Ruheschmerz und Nekrose. Vasa Suppl 20: 202–203

311 Heidrich H (1988a) Diskussion zur Definition. In: Heidrich H (Hrsg) Thrombangiitis obliterans, Morbus Winiwarter-Buerger. Thieme, Stuttgart, S 12–15

312 Heidrich H (1988b) Diskussion zur Ätiologie. In: Heidrich H (Hrsg) Thrombangiitis obliterans, Morbus Winiwarter-Buerger. Thieme, Stuttgart, S 26–28

313 Heidrich H (1988c) Diskussion zur Differentialdiagnose. In: Heidrich H (Hrsg) Thrombangiitis obliterans, Morbus Winiwarter-Buerger. Thieme, Stuttgart, S 98–103

314 Heidrich H (1988d) Diskussion zur Diagnose. In: Heidrich H (Hrsg) Thrombangiitis obliterans, Morbus Winiwarter-Buerger. Thieme, Stuttgart, S 83–84

315 Heidrich H (1988e) Diskussion zur Therapie. In: Heidrich H (Hrsg) Thrombangiitis obliterans, Morbus Winiwarter-Buerger. Thieme, Stuttgart, S 149–154

316 Heidrich H, Hollatz F, Potthoff R (1988) Thrombangiitis obliterans und psychodynamische Befunde. In: Heidrich H (Hrsg) Thrombangiitis obliterans, Morbus Winiwarter-Buerger. Thieme, Stuttgart, S 59–62

317 Heidrich H, Riso J (1988) Klinik der Thrombangiitis obliterans. In: Heidrich H (Hrsg) Thrombangiitis obliterans, Morbus Winiwarter-Buerger. Thieme, Stuttgart, S 40–41

318 Heidrich H (1988) Resümee zum gegenwärtigen Kenntnisstand bei der Thrombangiitis obliterans (Winiwarter-Buerger). In: Heidrich H (Hrsg) Thrombangiitis obliterans, Morbus Winiwarter-Buerger. Thieme, Stuttgart, S 154–155

319 Heidrich H (1989) Immunpathologische Konstellation bei der Thrombangiitis obliterans. Symposium der Deutschen Gesellschaft für Angiologie. In: Breddin HK, Kirchmaier CM, Maurer PC (Hrsg) Angio Archiv 18: 30

320 Heine H, Schmidt H, Anders G (1965) Klinisches Bild und Therapieresultate bei Patienten mit Endangiitis obliterans und peripherer Arteriosklerose. Angiologica 2: 195–211

321 Heine H (1966) Therapieresultate bei arteriellen Durchblutungsstörungen im Stadium IV. Med Welt 14: 700–705

322 Heine H, Heinemann L, Thiel C et al. (1979) Immunologische Vergleichsuntersuchungen zwischen Endangiitis und Arteriosclerosis obliterans. Deutsches Gesundheitswesen 34: 2174–2177

323 Heinrich P, Lambrecht R (1988) Die therapeutischen Probleme der Endangiitis obliterans. In: Heidrich H (Hrsg) Thrombangiitis obliterans, Morbus Winiwarter-Buerger. Thieme, Stuttgart, S 131–133

324 Hemrich F (1975) Streptokinase-Therapie bei chronischer arterieller Verschlußkrankheit. Die Medizinische Verlagsgesellschaft, Marburg, S 1–20

325 Henninges D, Zeitler E (1979) Die Angiographie bei der Differenzierung der arteriellen Verschlußkrankheit. Verh Dtsch Ges Inn Med 85: 1408–1411

326 Herman BE (1975) Buerger's syndrome. Angiology 26: 713–716

327 Herrell WE, Allen EV (1936) Thrombo-angiitis obliterans in women. Am Heart J 12: 105–108

328 Herrington LJ, Grossman LA (1968) Surgical lesions of the small and large intestine resulting from Buerger's disease. Ann Surg 168: 1079–1087

329 Herzberg B (1926) Das praktische Resultat der Nebennierenextirpation bei der sogenannten Spontangangrän nach Angaben von 110 Fällen russischer Chirurgen. Arch Klin Chir 143: 125–146

330 Hess H (1967) Symposium der Deutschen Gesellschaft für Angiologie. Schattauer, Stuttgart, S 1–15

331 Hess H, Frost H (1969) Argumente für eine einheitliche Pathogenese polyätiologischer arterieller Verschlußprozesse. Verh Dtsch Ges Kreislaufforsch 35: 333–340

332 Hess H, Marshall M, Mallasch M (1974) Eine einheitliche Theorie der Morphogenese aller obliterierenden Angiopathien. Vasa 3: 373–385

333 Hess H (1977) Endangiitis obliterans (Thrombangiitis obliterans, Morbus Buerger). In: Hornbostel H, Kaufmann W, Siegenthaler W (Hrsg) Innere Medizin in Praxis und Klinik, Bd. I, 2. Aufl. Thieme, Stuttgart, S 2.10–2.13

334 Hess H (1980) 18 Jahre thrombolytische Therapie mit Streptokinase. Münch Med Wochenschr 122: 1735–1738

335 Hess H (1981) Pro–Contra: Entstehung der Arteriosklerose. Essentielle Bedeutung des strömenden Blutes, speziell der Thrombozyten und der Systeme der Blutgerinnung und Fibrinolyse. Internist 22: 658–660

336 Hess H (1982a) Psyche und Gefäßkrankheiten. Münch Med Wochenschr 124: 821–822

337 Hess H (1982b) Systemische und selektive Streptokinase-Therapie bei arteriellen Verschlüssen. Internist 23: 405–409

338 Hess H (1987) Bedeutung der Blutplättchen bzw. der Gerinnung für die Entstehung, Progression und Regression der Arteriosklerose. Vasa Suppl 20: 56–61

339 Hieronymi G (1959) Allergische Gewebsreaktionen in den Gefäßwänden. In: Ratschow M (Hrsg) Angiologie. Thieme, Stuttgart, S 292–312

340 Hiertonn T, L und F, Philipson J (1956) Thromboangiitis obliterans in women. Angiology 7: 233–242

341 Higier H (1901) Zur Klinik der angiosklerotischen paroxysmalen Myasthenie (Claudication intermittente Charcot's) und der sogenannten spontanen Gangrän. Dtsch Z Nervenhlkd 19: 438–466

342 Higier H (1922) Zur Klinik und Pathogenese der atypischen Formen der Endangiitis obliterans und des angiosklerotischen Hinkens (Claudication intermittente Charcot's). Dtsch Z Nervenhlkd 73: 71–99

343 Hild R (1972) Klinik der peripheren arteriellen Durchblutungsstörungen. Verh Dtsch Ges Inn Med 78: 499–508

344 Hill GL, Moeliono J, Tumewu F, Brataamadja D, Tohardi (1973a) „Asian cigarette" is an adverse prognostic factor in peripheral arterial disease. Nature 246: 492–493

345 Hill GL, Moeliono J, Tumewu F, Brataamadja D, Tohardi (1973b) The Buerger syndrome in Java. Br J Surg 60: 606–613

346 Hill GL, Smith AH (1974) Buerger's disease in Indonesia: Clinical course and prognostic factors. J Chron Dis 27: 205–216

347 Hill GL (1974) A rational basis for management of patients with the Buerger syndrome. Br J Surg 61: 476–481

348 Hirai M, Shionoya S (1978) Intermittent claudication in the foot and Buerger's disease. Br J Surg 65: 210–213

349 Hirai M, Shionoya S (1979) Arterial obstruction of the upper limb in Buerger's disease: its incidence and primary lesion. Br J Surg 66: 124–128

350 Hirai M, Nakayama R (1986) Haemodynamic effects of intraarterial and intravenous administration of prostaglandin E_1 in patients with peripheral arterial disease. Br J Surg 73: 20–23

351 Hodara M (1966) Etudes sur les maladies des vaisseaux périphériques. Historique des maladies des vaisseaux périphériques. Cœur et Médecine interne 5: 315–323

352 Holcroft JW, Blaisdell FW (1982) Indications for prostaglandin treatment of peripheral vascular disease. In: Wu KK, Rossi EC (Hrsg) Prostaglandin in clinical medicine, cardiovascular und thrombotic disorders, Year Book Medical Publishers, Chicago, pp 163–176

353 Holzner H (1981) Entzündliche Arterienerkrankungen. In: Holzner H (Hrsg) Arbeitsbuch Pathologie, Bd 2, 3. Aufl. Urban & Schwarzenberg, München, S 51–56

354 Horsch AK (1975) Lipid metabolism of the arterial wall in thromboangiitis obliterans (Buerger's disease). Virchow, Arch [A] 369: 123–130

355 Horsch AK, Brechmeier D, Robert L, Horsch S (1977) Anti-elastin-Antikörper bei der Thrombangiitis obliterans (Morbus v. Winiwarter-Buerger). Verh Dtsch Ges Inn Med 83: 1758–1761

356 Horsch AK (1979) Neue Befunde zur Pathogenese der Thrombangiitis obliterans. In: Ehringer, Betz, Bollinger, Deutsch (Hrsg) Gefäßwand – Rezidivprophylaxe – Raynaud Syndrom. Witzstrock, Baden-Baden, S 343–345

357 Horsch AK, Horsch S, Mörl H (1985) Beitrag zur Diagnose der Thrombangiitis obliterans (Morbus v. Winiwarter-Buerger) durch den Nachweis von Anti-Elastinantikörper. Vasa 14: 5–9

358 Horsch AK (1985) Entzündliche Gefäßerkrankungen, Thrombangiitis obliterans (Morbus v. Winiwarter-Buerger). In: Schettler G, Weber E (Hrsg) Internistische Therapie in Klinik und Praxis. Thieme, Stuttgart, S 128–129

359 Horsch AK (1988a) Klinik der Thrombangiitis obliterans. In: Heidrich H (Hrsg) Thrombangiitis obliterans, Morbus Winiwarter-Buerger. Thieme, Stuttgart, S 45–47

360 Horsch AK (1988b) Laborchemische und immunologische Befunde bei der Thrombangiitis obliterans. In: Heidrich H (Hrsg) Thrombangiitis obliterans, Morbus Winiwarter-Buerger. Thieme, Stuttgart, S 69–71

361 Horst W van der, Nier H, Florack G (1980) Diagnostische und therapeutische Probleme der Endangiitis obliterans. Aktuel Chir 15: 361–368

362 Horton BT, Brown GE (1932) Thrombo-angiitis obliterans among women. Arch Intern Med 50: 884–907

363 Horton BT (1938) The outlook in thromboangiitis obliterans. J Am Med Assoc 111: 2184–2189

364 Horwitz O (1961) Buerger's disease retrieved. Ann Intern Med 55: 341–344

365 Hoshi K, Yangawa A, Kinokawa S et al. (1985) Lipo PGE_1 (PGE_1 incorporated in lipid microspheres) in the treatment of peripheral vascular diseases. Igaku No Ayumi 134: 291–295

366 Hoshino S, Hamada O, Iwaya F, Takahira H, Honda K (1979) Omental transplantation for chronic occlusive arterial diseases. Int Surg 64: 21–29

367 Hoshino S, Nakayama K, Igari T, Honda K (1983) Long term results of omental transplantation for chronic occlusive arterial diseases. Int Surg 68: 47–50

368 Housset E, Cristol R (1968) La thromboangiose. Étiologie et pathogénie. In: Fontaine R, Soulié P (éds) Premier Congrès du Collège Français de pathologie vasculaire. L'expansion Scientifique, Paris, pp 77–83

369 Hughes M (1949) A case of thromboangiitis obliterans in an african woman. Trans R Soc Trop Med Hyg 42: 621–622

370 Ilisarow G, Sussmanowitsch F (1983) Sposob letschenija chronitscheskoj Ischaemii nishnich konetschnostej. Awtorskoe Swidetelstwo – N 1061803 (SSSR)

371 IMS (1988) Schweizerischer Diagnosen Index, S 1–55

372 Inada K, Katsumura T (1972) The entity of Buerger's disease. Angiology 23: 668–687

373 Inada K, Iwashima Y, Okada A, Matsumoto K (1974) Nonatherosclerotic segmental arterial occlusion of the extremity. Arch Surg 108: 663–667

374 Isfort A, Blümcke S (1965) Isolierte Endangiitis obliterans cerebri bei Frauen. Med Klin 60: 1438–1440

375 Ishikawa K, Kawase S, Mishima Y (1962) Occlusive arterial disease in extremities with special reference to Buerger's disease. Angiology 13: 398–411
376 Ishino H, Kuroda S, Hayahara T, Otsuki S (1973) An autopsy case of cerebral form of v. Winiwarter-Buerger's disease with a chronic course of 12 years. Folia Psychiatr Neurol Jap 27: 207–221
377 Iwai T (1975) Cauda equina pseudoclaudication syndrome. Jap J Surg 5: 164–174
378 Jäger E (1932) Zur pathologischen Anatomie der Thrombangiitis obliterans bei juveniler Extremitätengangrän. Arch Pathol Anat 284: 584–622
379 Jaesche G (1865) Einiges über die Gliederabsetzung beim freiwilligen Absterben derselben. Arch Klin Chir 6: 694–698
380 Jeger E (1913) Die Chirurgie der Blutgefäße und des Herzens. Hirschwald, Berlin, S 1–60
381 Jellinger K (1971) Die sogenannte cerebrale Form der Endangiitis obliterans. Nervenarzt 42: 397–401
382 Juergens JL (1972) Thromboangiitis obliterans (Buerger's disease). In: Fairbairn JF, Juergens JL, Spittell JA (eds) Peripheral vascular diseases. 4th ed. Saunders, Philadelphia London, pp 326–349
383 Kadár A, Jellinek H, Béres Z (1975) Endarteriitis obliterans or arteriosclerosis obliterans? Pathol Microbiol 43: 167–172
384 Kahn JW (1946) Thrombophlebitis of the deep veins in thromboangiitis obliterans. Surg Gynecol Obstet 83: 449–452
385 Kaiser GC, Musser AW, Shumacker HB (1960) Thromboangiitis obliterans in women. Report of two cases. Surgery 48: 733–740
386 Kamath MV (1985) Thromboangiitis obliterans – its overwhelming incidence in lower limbs: A plausible explanation. Angiology 36: 880–883
387 Kamiya K (1964) Buerger's disease. Vasc Dis 1: 186–202
388 Kaniak J, Kurzawska M, Wlodarczyk J, Prastowksi W, Fal W, Kotschy M (1972) Plasma kinins in patients with thromboangiitis obliterans (Buerger's disease). Pol Arch Med 49: 113–119
389 Kanki Y, Sato S, Nomura H, Konosu H, Yamagishi H, Omori Y, Oka T (1987) A successful cross-over femorotibial bypass for severe ischemic leg of thromboangiitis obliterans. Nippon Geka Gakkai Zasshi 88: 1036–1041
390 Kaplan GW (1974) Leo Buerger (1879–1943). Invest Urol 11: 342–343
391 Kappert A (1987) Thrombangiitis obliterans. In: Lehrbuch und Atlas der Angiologie, 12. Aufl. Huber, Bern Stuttgart Wien, S 179–180
392 Kasprzak K, Kasprzak P (1988a) Ätiologie der Endangiitis. In: Heidrich H (Hrsg) Thrombangiitis obliterans, Morbus Winiwarter-Buerger. Thieme, Stuttgart, S 19–20
393 Kasprzak K, Kasprzak P (1988b) Definition der Endangiitis aus klinischer Sicht. In: Heidrich H (Hrsg) Thrombangiitis obliterans, Morbus Winiwarter-Buerger. Thieme, Stuttgart, S 10–11
394 Katsumura T, Mishima Y, Kamiya K, Sakaguchi S, Tanabe T, Sakuma A (1982) Therapeutic effect of ticlopidine, a new inhibitor of platelet aggregation, on chronic arterial occlusive diseases, a double-blind study versus placebo. Angiology 33: 357–367
395 Katsumura T, Uemichi S, Ohshiro T et al. (1986) Lipo PGE$_1$: Clinical utility in chronic arterial disease. Cardioangiology 20: 331–350
396 Kaushik NK, Sarin NK, Mahant TS, Bhardwaj BK (1986) Arteriographic observations in cases of Buerger's disease (thromboangiitis obliterans). Ind J Radiol Imag 40: 217–222
397 Kawai S (1978) Möglichkeiten und Grenzen bei der Differenzierung von Unterschenkelarterienverschlüssen mit der Doppler-Ultraschalltechnik. Vasa 7: 228–234
398 Kazda F (1924) Über Spontangangrän an den unteren Extremitäten. Dtsch Z Chir 187: 86–113
399 Keller F, Gotzen R (1982) Ein seltener Fall: Thrombangiitis obliterans mit Nierenarterienstenose. Med Klin (Prax) 77: 58–62
400 Kessler C, Berlit P, Reuther R, Schwechheimer K (1983) Zur Differentialdiagnose der Thrombangiitis obliterans v. Winiwarter-Buerger. Nervenarzt 54: 85–91
401 Kessler C, Reuther R, Berlit P, Carls C, Hofman W (1984) CAT scan and immunohistochemical findings in a case of cerebral thromboangiitis obliterans (Buerger's disease). Eur Neurol 23: 7–11

402 Kessler C (1988) Organmanifestation der Endangiitis obliterans aus neurologischer Sicht. In: Heidrich H (Hrsg) Thrombangiitis obliterans, Morbus Winiwarter-Buerger. Thieme, Stuttgart, S 109–114

403 Khanna SK, Narayanan PS, Gupta BK, Sharma SR, Bhayana JN, Mani G, Satyanand (1978) Management of recurrent Buerger's disease. Ind J Surg 40: 169–174

404 Khouzam S, Wautrecht JC, Dereume JP, Vincent G, Bellens B, Garcez JL, Delcour C (1987) Maladie de Buerger: Etude rétrospective de 43 patients. XXIème Congrès du Collège Français de pathologie vasculaire. Résumés des tables rondes et des communications, pp 81–82

405 Kidawa AS, Lemont H (1983) Vascular diseases of the lower extremities. Clinics in Dermatology 1: 67–76

406 Kieny R, Stemmer R (1976) Thrombose veineuse superficielle, signe révélateur de la maladie de Buerger. Phlébologie 29: 119–120

407 Kinare SG, Kher YR, Rao G, Sen PK (1976) Pattern of occlusive peripheral vascular disease in India (clinicopathological study of 79 cases). Angiology 27: 165–180

408 Kinmonth JB (1948) Thrombo-angiitis obliterans. Results of sympathectomy and prognosis. Lancet 2: 717–719

409 Kjeldsen K, Mozes M (1969) Buerger's disease in Israel. Investigations on carboxyhemoglobin and serum cholesterol levels after smoking. Acta Chir Scand 135: 495–498

410 Klostermeyer W (1941) Die sogenannte Endangiitis obliterans und unsere Erfahrungen mit der lumbosacralen Grenzstrangresektion. Arch Klin Chir 202: 84–153

411 Klüken N, Koppe H (1972) Arterielle Verschlußkrankheit mit Nekrose im Zehenbereich. Folia Angiologica 20: 333–336

412 Klüken N (1986) Klinische und diagnostische Aspekte bei den superfiziellen Thrombophlebitiden. Hämostaseologie 6: 201–203

413 Kobayashi H, Mishima Y (1980) Platelet aggregability in chronic arterial occlusive diseases of the extremities. Thromb Res 20: 363–373

414 Kobos R (1975) Buerger's disease: treatment by acupuncture. Am J Acupuncture 3: 207–210

415 Koelbing HM (1975) Introductory lecture (askanazy lecture). Some remarks on the history of arterial pathology. Pathol Microbiol (Basel) 43: 85–92

416 Köster R (1971) Endangiitis obliterans und/oder Arteriosclerosis obliterans. Hippokrates 42: 185–196

417 Köster R (1975) Medizingeschichtliche Entwicklung und gegenwärtige Situation der Angiologie: dargestellt am Beispiel der Arteriopathien. Folia Angiol 23: 65–67

418 Koga G (1913) Zur Therapie der Spontangangrän an den Extremitäten. Dtsch Z Chir 121: 371–382

419 Korsgaard N, Johansen A, Baandrup U (1988) A case of thromboangiitis obliterans affecting coronary, pulmonary, and splenic vessels. Is thromboangiitis obliterans a generalized vascular disease? Am J Cardiovasc Pathol 2: 263–267

420 Koyano K (1921) A clinical study of one hundred and twenty cases of thromboangiitis obliterans among the Japanese. Acta Scholae Med Univ Imp (Kyoto) 4: 489–499

421 Krähenbühl B, Holstein P, Nielsen SL, Tönnesen KH, Lassen NA (1975) Induced hypertension as a therapy in Buerger's disease (thromboangiitis obliterans). Vasa 4: 407–411

422 Krampf F (1922) Beiträge zur spontanen Extremitäten-Nekrose und zur Frage der Endangiitis obliterans. Dtsch Z Chir 174: 387–415

423 Krasznai A, Krajcsi P, Arányi P, Horváth I (1987) Glucocorticoid receptors in thromboangiitis obliterans. Int J Clin Pharmacol Ther Toxicol 25: 363–365

424 Krause R, Loddenkemper R (1981) Lungenfunktion bei einem Patienten mit pulmonaler Endangiitis obliterans. Prax Klin Pneumol 35: 992–995

425 Krayenbühl H (1945) Zur Diagnostik und chirurgischen Therapie der zerebralen Erscheinungen bei der Endangiitis obliterans v. Winiwarter-Buerger. Schweiz Med Wochenschr 75: 1025–1029

426 Krikler DM (1970) Diseases of jews. Postgrad Med J 46: 687–697

427 Krompecher S (1930) Die Pathologie der Endangiitis obliterans. Teleangiostenose. Verh 16. Tagg. Ung Ges Chir, 321–339

428 Kubo Y, Sasajima T, Kokubo M et al. (1985) A new by-pass method with distal anastomosis dividing flow distribution for thromboangiitis obliterans. J Cardiovasc Surg (Torino) 26: 128–132

429 Kummer A, Widmer LK, da Silva A, Hug B (1977) Thromboangiitis obliterans – zum Morbus Winiwarter-Buerger. Vasa 6: 384–391

430 Kunlin J (1959) Die chirurgische Behandlung der obliterierenden Gefäßerkrankungen an den Extremitäten. In: Hess H, Kunlin J, Mittelmeier H (Hrsg) Die obliterierenden Gefäßerkrankungen. Urban & Schwarzenberg, München, S 1–10

431 Kunlin J, Lengua F (1968) Enquête sur L'évolution de 110 thromboangioses ou thromboangéites traitées par surrénalectomie et sympathectomie (1942–1962). In: Fontaine R, Soulié P (éds) Premier Congrès du Collège Français de pathologie vasculaire. L'expansion Scientifique, Paris, pp 248–257

432 Kunlin J, Lengua F, Testart J, Pajot A (1973) Thromboangiosis or thromboangeitis treated by adrenalectomy and sympathectomy from 1942–1962. A follow-up study of 110 cases. J Cardiovasc Surg (Torino) 14: 21–27

433 Kunlin J, Brunner U, Waibel P (1986) Arterielle Rekonstruktionen in der Behandlung der peripheren arteriellen Verschlußkrankheit. Ein geschichtlicher Überblick. Vasa 15: 319–323

434 Kurozumi T, Tanaka K (1978) Buerger's disease: Histology and pathogenesis. Vasc Surg 12: 63–68

435 Kuss W, Halm M (1989) Spätergebnisse nach lumbaler Sympathektomie wegen arterieller Durchblutungsstörungen der unteren Extremität. Z Klin Med 44: 295–296

436 Kwan LW, Weiner SR, Weisbart R (1984) Digital gangrene in a heavy smoker. Hosp Pract [Off] 19: 261–262

437 Lahl R, Kissig B (1984) Zur klinischen Manifestation der Thrombangiitis obliterans am ZNS. Z Gesamte Inn Med 39: 474–477

438 Lahl R, Kissig B, Tertsch D (1985) ZNS-Beteiligung bei primärer Angiitis – Eigene klinisch-morphologische Untersuchungen in 6 Fällen. Psychiatr Neurol Med Psychol (Leipz) 37: 400–409

439 Lambeth JT, Yong NK (1970) Arteriographic findings in thromboangiitis obliterans with emphasis on femoropopliteal involvement. Am J Roentgenol Radium Ther Nucl Med 109: 553–562

440 Lambrecht R, Franke B, Heinrich P (1983) Diagnostische und therapeutische Probleme bei der Endangiitis obliterans. Zbl Chir 108: 1414–1421

441 Lambrecht R, Freitag J, Heinrich P, Freitag G (1984) Zur klinischen und angiographischen Differenzierung der Endangiitis obliterans von der Arteriosclerosis obliterans. Deutsches Gesundheitswesen 39: 1740–1743

442 Lambrecht R, Spormann H, Franke B, Morenz J, Heinrich P (1985) Histologische, immunhistologische und enzymhistochemische Befunde bei der Endangiitis obliterans. Vasa 14: 10–15

443 Lambrecht R, Heinrich P, Ladetzki H, Morenz J (1988) Klinische, immunologische und therapeutische Aspekte der Endangiitis obliterans. Z Gesamte Inn Med 43: 511–514

444 Lambrecht R, Heinrich P (1988) Zur Pathogenese der Endangiitis obliterans. In: Heidrich H (Hrsg) Thrombangiitis obliterans, Morbus Winiwarter-Buerger. Thieme, Stuttgart, S 54–59

445 Langeron L, Desplats R, Desbonnet G, Vincent G (1932) Sur le traitement des oblitérations artérielles des membres. Artérites juvéniles traitées par l'insuline et la radiothérapie. Artérites locales traitées par l'artériectomie. Ann Med 31: 481–495

446 Langeron P, Cordonnier D, Devienne J (1977) Les artériopathies des membres de l'adulte jeune (en dessous de 40 ans). Ann Chir 31: 268–273

447 Langeron P (1983) De L'Artérite „Type Buerger" au „Buerger Vieilli". A propos d'un cas suivi pendant une période de 10 ans. LARC Med 3: 211–220

448 Langeron P, Vasseur P (1986) Le problème des aspects artériographiques „Buergériens" observés chez des artéritiques de plus de 35 ans. J Mal Vasc 11: 256–262

449 Langeron P (1988) Maladie de Buerger et Artéritis type Buerger. Sem Hôp Paris 64: 267–272

450 Largiadèr J, Schneider E, Brunner U, Bollinger A (1986) Arterienrekonstruktionen beim Morbus Buerger. Vasa 15: 174–179

451 Laslett LJ, Ikeda RM, Mason DT (1981) Female adolescent Buerger's disease: Objecitve documentation and therapeutic remission. Am Heart J 102: 452–456

452 Lassila R (1988) Vasoactive and atherogenic effects of cigarette smoking: a study of monocygotic twins discordant for smoking. Br Med J 297: 955–957

453 Latour H, Rénevier D, Ferrière M, Caula JM, Bosc C, Boureux C, Bellouvet M (1979) Artériopathies congénitales et maladie de Leo Buerger. Arch Mal Coeur 72: 284–295

454 Leavitt RY, Bressler P, Fauci AS (1986) Buerger's disease in a young woman. Am J Med 80: 1003–1005

455 LeFevre FA, Burns J (1944) Thromboangiitis in women. Report of two cases. Cleveland Clin Quart 11: 49–52

456 Lehmann H (1988) Entzündliche Gefäßkrankheiten. Dtsch Med Wochenschr 113: 360–361

457 Leiber B (1978) Was heißt Syndrom? Was nützt die Diagnose eines Syndroms? Mschr Kinderheilkd 126: 251–252

458 Leiber B, Olbrich G (1981) V. Winiwarter-Buerger Syndrom. In: Die klinischen Syndrome, B 1: Syndrome, 6. Aufl. Urban & Schwarzenberg, München, S 1110–1111

459 Leiber B, Olbrich G (1981) Zur Entwicklungsgeschichte, Definition, Nomenklatur und Bedeutung des Syndrombegriffs. In: Die klinischen Syndrome, Bd 1: Syndrome, 6. Aufl. Urban & Schwarzenberg, München, S XVIII–XXV

460 Lemmens HAJ (1985) Endangiitis obliterans der oberen Extremität und das Phänomen von Raynaud. In: Gruß JD, Bartels D, Valencia W (Hrsg) Gefäßchirurgie interdisziplinär 1984. TM, Bad Oeynhausen, S 73–95

461 Lemmens HAJ (1988) Organmanifestation der Endangiitis obliterans – die obere Extremität. In: Heidrich H (Hrsg) Thrombangiitis obliterans, Morbus Winiwarter-Buerger. Thieme, Stuttgart, S 114–121

462 Leriche R, Robineau (1927) Indications et résultats de la sympathectomie périartérielle dans le chirurgie des membres. Press Med 35: 1265–1288

463 Leriche R (1935) Conditions nécessaires et technique de l'artériéctomie. Press Med 43: 1953–1965

464 Leriche R (1947) Medizinische Forschung in Frankreich während des Krieges 1939–1945. Hamburger, Paris, S 1–15

465 Leu HJ (1969) Die entzündlichen Arterien- und Venenerkrankungen. Zbl Phlebol 8: 164–174

466 Leu HJ, Brunner U (1973) Zur pathologisch-anatomischen Abgrenzung der Thrombangiitis obliterans von der Arteriosklerose. Dtsch Med Wochenschr 98: 158–161

467 Leu HJ (1975a) Early inflammatory changes in thromboangiitis obliterans. Pathol Microbiol (Basel) 43: 151–156

468 Leu HJ (1975b) Thrombangiitis obliterans – Symptom oder Krankheit? Morphologische Untersuchungen an 38 Fällen. Med Welt 26: 1661–1665

469 Leu HJ (1976) Thrombangiitis obliterans von Winiwarter-Buerger. Dtsch Med Wochenschr 101: 113–114

470 Leu HJ, Bollinger A (1978) Phlebitis saltans sive migrans. Vasa 7: 440–442

471 Leu HJ (1985) Thrombangiitis obliterans Buerger. Pathologisch-anatomische Analyse von 53 Fällen. Schweiz Med Wochenschr 115: 1080–1086

472 Leu HJ (1986) Zur Morphologie der entzündlichen Arterienerkrankungen. Vasa 15: 119–125

473 Leu HJ (1987) Zur Histopathologie der immunologisch bedingten Gefäßkrankheiten. Vasa Suppl 20: 23–25

474 Leu HJ (1988a) Organmanifestation der Endangiitis aus pathologisch-anatomischer Sicht. In: Heidrich H (Hrsg) Thrombangiitis obliterans, Morbus Winiwarter-Buerger. Thieme, Stuttgart, S 106

475 Leu HJ (1988b) Zur Ätiologie der Thrombangiitis obliterans. In: Heidrich H (Hrsg) Thrombangiitis obliterans, Morbus Winiwarter-Buerger. Thieme, Stuttgart, S 17–19

476 Leu HJ, Brunner U, Bollinger A (1989) Seltene Gefäßbeteiligungen bei Thrombangiitis obliterans. Symposium der Deutschen Gesellschaft für Angiologie. In: Breddin HK, Kirchmaier CM, Maurer PC (Hrsg) Angio Archiv 18: 49

477 Leu HJ, Odermatt BF (1989) Immunhistochemische Differenzierung proliferierender Intima- und Thrombuszellen in Arterien und Venen bei der Thrombangiitis obliterans. Symposium der Deutschen Gesellschaft für Angiologie. In: Breddin HK, Kirchmaier CM, Maurer PC (Hrsg) Angio Archiv 18: 50

478 Lewes D (1961) Does Buerger's disease exist? (letter) Lancet 1: 170–171
479 Lewis D, Reichert FL (1926) The collateral circulation in thrombo-angiitis obliterans. J Am Med Assoc 87: 302–304
480 Lewis PE (1975) Buerger's disease in Bangladesh: an analysis of 63 cases. Bangladesh Med J 3: 72–77
481 Lezack JD, Carter SA (1973) The relationship of distal systolic pressures to the clinical and angiographic findings in limbs with arterial occlusive disease. Scand J Clin Lab Invest 31, Suppl 128: 97–101
482 Lichtenthaeler C (1974) Geschichte der Medizin, Bd II. Deutscher Ärzte-Verlag, Köln-Lövenich, S 490–561
483 Lie JT, Mann RJ, Ludwig J (1979) The brothers von Winiwarter, Alexander (1848–1917) and Felix (1852–1931), and thromboangiitis obliterans. Mayo Clin Proc 54: 802–807
484 Lie JT (1986) Thromboangiitis obliterans (Buerger's disease) in women. Medicine 65: 65–72
485 Lie JT (1987a) Thromboangiitis obliterans (Buerger's disease) in an elderly man after cessation of cigarette smoking – a case report. Angiology 38: 864–867
486 Lie JT (1987b) Thromboangiitis obliterans (Buerger's disease) in a saphenous vein arterial graft. Hum Pathol 18: 402–404
487 Lie JT, Michet CJ (1988) Thromboangiitis obliterans with eosinophilia (Buerger's disease) of the temporal arteries. Hum Pathol 19: 598–602
488 Lie JT (1988a) Thromboangiitis obliterans (Buerger's disease): Its rise and fall, and resurgence in female cigarette smokers. Trans Soc Pathol Jap 77, Suppl: 26
489 Lie JT (1988b) Thromboangiitis obliterans (Buerger's disease) revisited. Pathol Annu 23: 257–291
490 Lie JT (1988c) Thromboangiitis obliterans (Buerger's disease) and smokeless tobacco (letter). Arthritis Rheum 31: 812–813
491 Lie JT (1989a) The rise and fall and resurgence of thromboangiitis obliterans (Buerger's disease). Acta Pathol Jpn 39: 153–158
492 Lie JT (1989b) The rise and fall and reemergence of Buerger's disease, especially in women. Lab Invest 60: 53
493 Lindbom A (1950) Arteriosclerosis and arterial thrombosis in the lower limb. Their relation to thromboangiitis obliterans. Acta Radiol 105, Suppl 80: 65–80
494 Lindenbaum I, Kapitza L (1936) Zur Klinik und pathologischen Histologie der Buergerschen Form der Thrombangiitis obliterans. Arch Klin Chir 184: 413–435
495 Lindenberg R, Spatz H (1939) Über die Thrombendarteriitis obliterans der Hirngefäße (Cerebrale Form der v. Winiwarter-Buergerschen Krankheit). Virchows Arch [A] 305: 531–557
496 Linenthal H, Barron M (1929) Thrombo-angiitis obliterans – a generalized vascular disease. Med Clin North Am 13: 229–236
497 Linet OI, Mohberg NR (1989) Therapeutic effectiveness of prostaglandins (PGs) in peripheral vascular disease (PVD). In: Samuelsson B, Wong YK, Sun FF (eds) Advances in prostaglandin, thromboxane, and leukotriene research, vol 19. Raven Press, New York, pp 307–310
498 Lippmann HI (1952) Cerebrovascular thrombosis in patients with Buerger's disease. Circulation 5: 680–692
499 Lisch K (1937) Embolie der Zentralarterie bei der Buergerschen Krankheit. Klin Monatsbl Augenheilkd 99: 812–813
500 Littauer D, Wright JS (1937) Simultaneous quadrilateral acute ulcerations in thromboangiitis obliterans: report of a case. Am Heart J 14: 466–473
501 Llavero F (1948) Thrombangiitis Obliterans des Gehirns. Neurologisch-psychiatrische Syndrome. Schwabe, Basel, S 1–85
502 Louw JH (1964) Is Buerger's disease a separate entity? S Afr J Surg 2: 125–146
503 Ludlow AI (1920) Four cases of thromboangiitis obliterans. China Med J 34: 18–22
504 Lüers T (1943) Weitere Mitteilungen zur Klinik und Anatomie der cerebralen Form der Thromboendangiitis obliterans (v. Winiwarter-Buergersche Krankheit). Arch Psychiat Nervenkr 115: 319–348
505 Lynn RB, Burt CC (1949) Thrombo-angiitis obliterans – a clinical review. Edinburgh Med J 56: 422–430

506 Lysak SZ, Welling RE (1980) Buerger's disease: A distinct clinical entity. Vasc Surg 14: 346–351

507 Maass U (1981) Arterienerkrankungen. Pathogenese, Pathophysiologie und Klinik. Z Allgemeinmed (Stuttgart) 57: 721–732

508 Mahoney JM, Hugar DW (1981) The differential diagnosis of lower extremity ulcerations. J Foot Surg 20: 49–52

509 Malan E (1968) A propos de la maladie de Buerger. In: Fontaine R, Soulié P (éds) Premier Congrès du Collège Français de pathologie vasculaire. L'expansion Scientifique, Paris, pp 208–210

510 Mandache F, Prodescu V, Constantinescu S et al. (1977) Medullosclerosis, contralateral adrenalectomy and splanchnicosympathectomy in severe essential arterial hypertension and thromboangiitis, part II. Endocrinologie 15: 163–166

511 Mandel LR, Vidmar DA (1988) Buerger's disease in a middle-aged woman. A unique presentation. Postgrad Med 83: 265–272

512 Marandian MH, Saboury-Deilami M, Rakchan M, Lessani M, Behved A, Grouhi M (1985) Thromboangéite oblitérante et gangrène distale chez un enfant de 5 ans. Pédiatrie 40: 653–657

513 Marchesani O (1935) Thrombangiitis obliterans am Auge. Arch Augenheilkd 104: 124–135

514 Marmasse J, Reboul H (1968) Les phlébites superficielles des membres dans les thromboangioses. In: Fontaine R, Soulié P (éds) Premier Congrès du Collège Français de pathologie vasculaire. L'expansion Scientifique, Paris, pp 113–140

515 Marshall M (1982) Thrombangiitis Obliterans. Münch Med Wochenschr 124: 58–60

516 Martin P (1956) The surgery of Buerger's disease or thromboangiitis obliterans. In: Martin P, Lynn RB, Dible JH (eds) Peripheral vascular disorders. Livingstone, Edingburgh, London, pp 428–461

517 Martorell F, Valls-Serra J, Martorell A (1951) Thromboangeitis obliterante (Revision de 103 casos). J Int Chir 11: 44–56

518 Martorell F (1952) Thromboangiitis obliterans in two brothers. Angiology 3: 271–274

519 Marx H (1986) Die Geschichte der Angiologie, ein verschlungener Weg in einem Irrgarten. Vasa 15: 313–318

520 Mathé CP (1940) Thrombo-angiitis obliterans (Buerger's disease) of the spermatic arteries. J Urol 44: 768–776

521 Maurya SD, Singhal S, Gupta HC, Elhence IP, Sharma BD (1985) Pedicled omental grafts in the revascularisation of ischemic lower limbs in Buerger's disease. Int Surg 70: 253–255

522 Mavor GE (1955) Thrombangiitis obliterans. Clinical and arteriographic findings, with a discussion on clinical diagnosis. Quart J Med 24: 229–243

523 McGregor AL, Simson FW (1929) Thrombo-angiitis obliterans: With special reference to a case involving the spermatic vessels. Br J Surg 16: 539–554

524 McKusick VA, Harris WS (1961) The Buerger syndrome in the Orient. Bull John Hopkins Hosp 109: 241–291

525 McKusick VA, Harris WS, Ottesen OE, Goodman RM, Shelley WM, Bloodwell RD (1962) Buerger's disease: A distinct clinical and pathological entity. J Am Med Assoc 181: 93–100

526 McKusick VA, Harris WS, Ottesen OE, Goodman RM (1964) The Buerger syndrome in the United States. Arteriographic observations, with special reference to involvement of the upper extremities and the differentiation from arteriosclerosis and embolism. Bull John Hopkins Hosp 110: 145–176

527 McLoughlin GA, Helsby CR, Evans CC, Chapman DM (1976) Association of HLA-A9 and HLA-B5 with Buerger's disease. Br Med J 2: 1165–1166

528 McPherson JR, Juergens JL, Gifford RW (1963) Thromboangiitis obliterans and Arteriosclerosis obliterans. Clinical and prognostic differences. Ann Int Med 59: 288–296

529 Meleney FL, Miller GG (1925) A contribution to the study of thrombo-angiitis obliterans. Ann Surg 81: 976–993

530 Mendel K (1922) Intermittierendes Hinken. Zentralb Gesamte Neurol Psychiatr 27: 65–95

531 Menzel EJ, Heidrich H, Ranft J, Meuche C (1987) Neue immunologische Befunde bei Endangiitis obliterans. Vasa Suppl 20: 186–188

532 Menzel EJ, Weidinger P (1988) Immunologische und biochemische Aspekte der Endangiitis obliterans. In: Heidrich H (Hrsg) Thrombangiitis obliterans, Morbus Winiwarter-Buerger. Thieme, Stuttgart, S 72–78

533 Merkelbach O (1933) Endangiitis obliterans Winiwarter. Homonyme Hemianopsie und Spontangangrän an der unteren Extremität. Z Klin Med 124: 66–85

534 Mette A, Winter I (1968) Geschichte der Medizin. Volk und Gesundheit, Berlin (Ost), S 1–20

535 Meyer HH (1953) Die zerebrale Thrombangiitis obliterans. Fortschr Neurol Psychiat 21: 201–222

536 Meyer JE (1948) Studien zur cerebralen Thrombangiitis obliterans. Arch Psychiatr Z Neu 180: 647–680

537 Meyer W (1918) Etiology of thrombo-angiitis obliterans (Buerger). J Am Med Assoc 71: 1268–1272

538 Meyer W (1920) A further contribution to the etiology of thromboangiitis obliterans. Med Rec 97: 425–431

539 Meyer WW (1947) Zum Gewebsbild der Thrombangiitis obliterans, insbesondere über die entzündliche Entstehung und weitere Umwandlung der Fibrinablagerungen in der Intima. Virchows Arch [A] 314: 681–720

540 Meyer WW (1959) Die entzündlichen Gefäßerkrankungen. In: Ratschow M (Hrsg) Angiologie. Thieme, Stuttgart, S 183–216

541 Meyer WW (1974) Einführung in die Pathomorphologie der Arterien. Thrombangiitis obliterans. In: Heberer G, Rau G, Schoop W (Hrsg) Angiologie, 2. Aufl. Thieme, Stuttgart, S 91–94

542 Miani S, Mingazzini P, Biasi GM, Ruberti U (1984) Occlusive arterial disease in young patients. J Cardiovasc Surg (Torino) 25: 353–356

543 Millman S (1938) Thromboangiitis obliterans in women. Report of case. Am Heart J 15: 746–748

544 Mills JL, Friedman EI, Taylor LM, Porter JM (1987) Upper extremity ischemia caused by small artery disease. Ann Surg 206: 521–528

545 Mills JL, Taylor LM, Porter JM (1987) Buerger's disease in the modern era. Am J Surg 154: 123–129

546 Mishima V (1976) Die chronischen arteriellen Verschlüsse der Extremitäten in ostasiatischer Sicht. Therapiewoche 26: 5022–5025

547 Mishima Y, Kamiya K, Sakaguchi S, Kusaba A, Sakuma A (1977) A multiclinic double-blind trial of pyridinolcarbamate and inositol niacinate in ischemic ulcer due to chronic arterial occlusion. Angiology 28: 84–94

548 Mishima Y, Ishikawa K (1977) Buerger's disease. Current status in Japan. J Mal Vasc 2: 121–127

549 Mishima Y (1982) Arterial insufficiency of the upper extremity with special reference to Takayasu's arteritis and Buerger's disease. J Cardiovasc Surg (Torino) 23: 105–108

550 Mörl H (1986) Gefäßkrankheiten in der Praxis. Edition Medizin, 3. Aufl. Verlag Chemie, Weinheim, S 261–262

551 Mokhtari M, Alaoui M, Almou M, Abitan R, Zaoui A, Guerbaou M, Mansouri A (1987) Thrombo-angéite de type Leo Buerger. A propos de treize observations. Sem Hôp Paris 63: 2317–2319

552 Molaie M, Collins GH (1987) Systemic noninflammatory vasculopathy with prominent CNS involvement – a case report. Angiology 38: 686–695

553 Moncada S, Gryglewski RJ, Bunting S, Vane JR (1976) An enzyme isolated from arteries transforms prostaglandin endoperoxides to an unstable substance that inhibits platelet aggregation. Nature 263: 663–665

554 Monserrat J (1959) Tratamiento de thrombangiitis obliterans con fenilbutazona y prednisona. Angiologica 11: 409–415

555 Montorsi W, Ghiringhelli C (1961) A case of Buerger's disease in women. Angiology 12: 376–381

556 Morris-Jones W, Jones CDP (1973) Buerger's disease in women. A report of a case an a review of the literature. Angiology 24: 675–690

557 Moszkowicz L (1907) Die Diagnose des Arterienverschlusses bei Gangraena pedis. Mitteilg Grenzgebiete Med Chir 17: 216–227
558 Mozes M, Cahansky G, Doitsch V, Adar R (1970) The association of atherosclerosis and Buerger's disease: A clinical and radiological study. J Cardiovasc Surg (Torino) 11: 52–59
559 Müller-Bühl U, Diehm C, Hübsch-Müller C, Eckstein HH, Werner U (1988) Kritische Aspekte in Diagnostik und Therapie der Thrombangiitis obliterans (v. Winiwarter-Buerger). Inn Med 15: 18–23
560 Nagalotimath SJ, Chandargi SL, Pai N (1986) Thromboangiitis obliterans of coronary artery leading to myocardial infarction. Indian Heart J 38: 483–485
561 Naik RS, Tripathi BP, Vaidya RC, Sao VK (1978) Buerger's disease versus adrenalectomy and sympathectomy. J Indian Med assoc 71: 199–202
562 Nakata Y, Suzuki S, Kawai S, Hirai M, Shinjo K (1975) Effects of lumbar sympathectomy on thromboangiitis obliterans. J Cardiovasc Surg (Torino) 16: 415–425
563 Nakata Y, Ban I, Hirai M, Shionoya S (1976) Onset and clinicopathological course in Buerger's disease. Angiology 27: 509–517
564 Nakata Y, Kawai S, Matsubara J, Ban I, Shionoya S (1977) Factors influenced on prognosis of reconstructive surgery for peripheral arterial occlusion: Comparative study between arteriosclerosis obliterans and thromboangiitis obliterans. J Cardiovasc Surg (Torino) 18: 547–553
565 Nakata Y, Sakurai T, Yamada I (1988) Long-Term intraarterial infusion therapy with prostaglandin E_1 in patients with ischemic ulcer of the extremities. Vasc Surg 22: 160–164
566 Nesbit RM, Hodgson NB (1960) Thromboangiitis obliterans of the spermatic cord. J Urol 83: 445–447
567 Neubürger K (1932) Zur Frage der juvenilen Gangrän. Klin Wochenschr 11: 533–535
568 Neumann B (1930) Akute Thrombangiitis obliterans. Ein Beitrag zum Krankheitsbild der juvenilen Gangrän. Arch Klin Chir 159: 352–360
569 Neumann, Waas W, Diehm C et al (1990) Activation and decreased deformability of neutrophils after intermittent claudication. Circulation 82: 922–929
570 Nichtweiß M, Wiegand C (1987) Zu den diagnostischen Kriterien von Thrombangiitis obliterans cerebri. Nervenarzt 58: 695–699
571 Nielsen L (1925) Ueber das Krankheitsbild der Arteriosklerose an den peripheren Gefäßen und die differentialdiagnostische Bedeutung des Röntgenbildes hierbei. Münch Med Wochenschr 72: 1143–1144
572 Nielubowicz J, Rosnowski A, Pruszynski B, Przetakiewicz Z, Potemkowski A (1980) Natural history of Buerger's disease. J Cardiovasc Surg (Torino) 21: 529–540
573 Niemeyer R (1921) Über primäre Endangiitis obliterans der Extremitäten. Zentralbl Herz Gefäßkrh 13: 273–281
574 Nigam R (1980) The clinical profile of thromboangiitis obliterans and arteriosclerosis obliterans. Ind J Surg 42: 225–227
575 Nigam R, Narayanan PS, Sharma SR, Beohar PC, Saha MM (1980) Thromboangiitis obliterans and arteriosclerosis obliterans as causes of limb ischaemia in Delhi. Ind J Surg 42: 9–15
576 Nishioka K, Sarashi C, Sano S (1982) Plasma viscosity changes in cutaneous vasculitis. J Dermatol (Tokio) 9: 323–327
577 Nishioka K, Asagami C, Okazaki Y, Hisamoto K, Uchida H (1983) Cutaneous oxygen tension measurements in patients with various peripheral circulatory disturbances of the skin. J Dermatol (Tokio) 10: 133–136
578 Noble TP (1931) Thromboangiitis obliterans in Siam. Lancet 1: 288–291
579 Nothnagel H (1867) Mittheilung über Gefäßneurosen. Berliner Klin Wochenschr 4: 536–538
580 Numano F, Sasazuki T, Koyama T, Shimokado K, Takeda Y, Nishimura Y, Mutoh M (1986) HLA in Buerger's disease. Expl Clin Immunogenet 3: 195–200
581 Nunn DB (1973) Symptomatic peripheral arterioslerosis of patients under age 40. Am Surg 39: 224–228
582 O'Dell JR, Linder J, Markin RS, Moore GF (1987) Thromboangiitis obliterans (Buerger's disease) and smokeless tobacco. Arthritis Rheum 30: 1054–1056
583 O'Donnell TF, Horowitz SA (1989) A 36-year-old man with peripheral vascular disease. N Engl J Med 320: 1068–1076

584 Oberthur H (1927) Des oblitérations artérielles des membres en particulier des artérites juvéniles. Rev Chir (Fr) 65: 746–750

585 Ohno H, Matsuda Y, Takashiba K, Hamada Y, Ebihara H, Hyakuna E (1986) Acute myocardial infarction in Buerger's disease. Am J Cardiol 57: 690–691

586 Ohta T, Shionoya S (1988) Fate of the ischaemic limb in Buerger's disease. Br J Surg 75: 259–262

587 Ohtawa T, Juji T, Kawano N, Mishima Y, Tohyama H, Ishikawa K (1974) HLA antigens in thromboangiitis obliterans (letter) J Am Med Assoc 230: 1128

588 Ohtawa T (1976) HLA antigens in arterial occlusive diseases in Japan. Jpn J Surg 6: 1–8

589 Okamoto Y, Nakayama K, Watanabe H, Osaragi M (1981) Surgical re-establishment of the arterial circulation in the leg in Buerger's disease—with special reference to the efficacy of prostaglandin E_1 used concomitantly. Nippon Geka Hokan 50: 501–508

590 Old L, Stokes TL (1976) Yes, Virginia, there is a Buerger's disease. Va Med 103: 115–117

591 Oldham JB (1961) Buerger's disease. Br Med J 1: 524

592 Olin JW, Young JR, Graor RA et al. (1990) The changing clinical spectrum of thromboangiitis obliterans (Buerger's disease). Circulation 82 [Suppl. IV]: 4–8

593 Olsen EGJ (1975) Pathological features of thromboangiitis obliterans and arteritis temporalis and some unusual manifestations. Pathol Microbiol (Basel) 43: 157–162

594 Olsson AG, Thyresson N (1978) Healing of ischaemic ulcers by intravenous prostaglandin E_1 in a woman with thromboangiitis obliterans. Acta Derm Venereol (Stockh) 58: 467–468

595 Oohashi S, Mishima Y, Hara K, Tada Y, Maruyama Y, Ueno A, Ishikawa K (1976) Long term results of surgical treatment of Buerger's disease. Folia Angiol 24: 369–371

596 Oppel WA (1927) Gangrène spontanée et surrénalectomie (théorie de l'hyperadrénalinémie). Lyon Chir 24: 1–15

597 Orban F (1961) New trends in the treatment of thromboangeiosis (Buerger's disease). Ann R Coll Surg Engl 28: 69–100

598 Orban F, van de Berg L (1968) Traitement de la maladie de Buerger par la surrénalectomie subtotale et la sympathectomie. In: Fontaine R, Soulié P (éds) Premier Congrès du Collège Français de pathologie vasculaire. L'expansion Scientifique, Paris, pp 211–217

599 Ortner N (1910) Über Arteriosklerose. Jahreskurse ärztliche Fortbildung 1: 13–32

600 Oshima M, Ijima H, Kohda Y, Kuramoto K, Kikuchi Y, Wada M, Akisada M (1984) Peripheral arterial disease diagnosed with high-count-rate radionuclide arteriography. Radiology 152: 161–166

601 Pairolero PC, Joyce JW, Skinner CR, Hollier LG, Cherry KJ (1984) Lower limb ischemia in young adults: Prognostic implications. J Vasc Surg 1: 459–464

602 Pallua N, Hepp W (1985) Beidseitiges Poplitea-Kompressionssyndrom bei Morbus Winiwarter-Buerger. Vasa 14: 184–187

603 Pardy BJ, Lewis JD, Eastcott HHG (1980) Preliminary experience with prostaglandins E_1 and I_2 in peripheral vascular disease. Surgery 88: 826–832

604 Pardy BJ, Eastcott HHG (1983) Prostaglandin therapy in severe limb ischemia. World J Surg 7: 353–362

605 Parker JC, Schwartzman RJ (1980) Cerebral thromboangiitis obliterans. In: Vinken PJ, Bruyn GW (eds) Handbook of clinical neurology, vol 39: Neurological manifestation of systemic diseases. North-Holland, Amsterdam, pp 201–211

606 Partsch H (1974) Der Beinschmerz aus arteriell angiologischer Sicht. Österreichische Ärztezeitung 29: 209–213

607 Patil SD, Talib VH, Sharma KD (1974) Studies on pathology and pathogenesis of thromboangiitis obliterans. Indian J Pathol Bacteriol 17: 20–32

608 Patra P, Despins P, Duveau D, Michaud JL, Lajarte AY de, Barrier J, Dupon H (1985) Les artériopathies des membres inférieurs du sujet de moins de 40 ans. Nature et prognostic. A propos de 41 malades opérés. J Chir (Paris) 122: 247–254

609 Payen D, Barrier J, Planchon B, Cacot P, Renaut JJ, Renaut-Hovasse H, Grolleau JY (1983) Traitement de la maladie de Buerger par la prazosine. Nouv Press Med 12: 2185–2186

610 Pennock LL, Primas HD (1956) Non-specific obliterative angiitis. Five case reports, including a father and son. Angiology 7: 32–38

611 Peracchia C, Vassallo C (1966) Alterations in collagen in the arteries of thromboangiitic patients. Angiology 17: 451–459

612 Perla D (1925) An analysis of forty-one cases of thrombo-angiitis obliterans. Surg Gynecol Obstet 41: 21–30

613 Peter HH (1987a) Einteilung, Pathogenese und Therapie der Vaskulitiden. Vasa Suppl 20: 12–22

614 Peter HH (1987b) Einteilung und Pathogenese der Vaskulitiden. Immun Infekt 15: 3–8

615 Piecuch T, Jaworski R (1989) Resting ankle-arm pressure index in vascular disease of the lower extremities. Angiology 40: 181–185

616 Pilger E, Juan H (1983) Vorläufige Ergebnisse einer Prostaglandin E_1-Therapie bei peripherer obliterierender Arteriopathie. Wien Med Wochenschr 95: 263–266

617 Pilger E, Bertuch H, Stark G, Hönigl K (1988) Prostaglandin E_1 bei peripherer arterieller Minderperfusion. Wien Med Wochenschr 100: 490–495

618 Pirnat L, Simic L (1988a) Ätiologie der Endangiitis obliterans. In: Heidrich H (Hrsg) Thrombangiitis obliterans, Morbus Winiwarter-Buerger. Thieme, Stuttgart, S 16

619 Pirnat L, Simic L (1988b) Epidemiologie und geographisches Verteilungsmuster der Endangiitis obliterans. In: Heidrich H (Hrsg) Thrombangiitis obliterans, Morbus Winiwarter-Buerger. Thieme, Stuttgart, S 36–38

620 Pirnat L, Simic L (1988c) Klinik der Endangiitis obliterans. In: Heidrich H (Hrsg) Thrombangiitis obliterans, Morbus Winiwarter-Buerger. Thieme, Stuttgart, S 47–48

621 Pirnat L, Simic L (1988d) Langzeitbeobachtung und Prognose der Thrombangiitis obliterans. In: Heidrich H (Hrsg) Thrombangiitis obliterans, Morbus Winiwarter-Buerger. Thieme, Stuttgart, S 138–139

622 Pirnat L, Simic L (1988e) Therapie der Endangiitis obliterans. In: Heidrich H (Hrsg) Thrombangiitis obliterans, Morbus Winiwarter-Buerger. Thieme, Stuttgart, S 126–127

623 Piza F, Kretschmer G (1972) Über die Thrombangiitis obliterans in einem gefäßchirurgischen Krankengut. Acta Chir Aust 4: 121–124

624 Podhaisky H, Krahl D, Hänsgen K, Sternitzky R, Preuß EG (1988) Zur Differentialdiagnose entzündlich bedingter Gefäßerkrankungen. Z Gesamte Inn Med 43: 514–517

625 Pollmann I (1984) Risikobeurteilung eines Falles von arterieller Verschlußkrankheit. Lebensversicherungsmedizin 36: 141–142

626 Poteete FH, Lynch RC (1956) Thromboangiitis obliterans in women. Surgery 39: 340

627 Prenner K (1988) Klinik der Endangiitis obliterans. In: Heidrich H (Hrsg) Thrombangiitis obliterans, Morbus Winiwarter-Buerger. Thieme, Stuttgart, S 49–54

628 Prostaglandin E_1 injection (1988) Clinical case reports. Ono Pharmaceutical Co Ltd, Osaka (Japan), pp 1–12

629 Protzen E (1986) Die Entwicklung des Krankheitsbegriffs der Claudicatio intermittens. In: Europäische Hochschulschriften, Reihe VII Medizin, Abt B, Geschichte der Medizin, Bd 4. Peter Lang, Frankfurt am Main, S 1–35

630 Puttana ST (1966) Thromboangitis associated with retinal vasculitis. J All-India Ophthalmol Soc 14: 209–213

631 Quandt J (1966) Pathogenetische Gesichtspunkte zur zerebralen Thrombangiitis obliterans. Wien Med Wochenschr 116: 924–943

632 Quandt J, Sommer H (1968) Morphologische Studie zur Pathogenese der zerebralen Endangiitis obliterans. Fortschr Neurol Psychiatr 36: 661–678

633 Quenneville JG, Prat A, Gossard D (1981) Subungual-splinter hemorrhage. An early sign of thromboangiitis obliterans. Angiology 32: 424–432

634 Rabe E (1986) Ätiopathogenetische Aspekte bei den oberflächlichen Thrombophlebitiden. Hämostaseologie 6: 197–200

635 Ranft J, Heidrich H, Peters A, Trampisch H (1986) Laser-Doppler examinations in persons with healthy vasculature and in patients with peripheral arterial occlusive disease. Angiology 37: 818–827

636 Ranft J, Heidrich H (1986) Vital capillary-microscopic findings in normal subjects, patients with peripheral arterial occlusive disease (Fontaine II–IV) and patients with thromboangiitis obliterans. Vasa 15: 138–142

637 Ranft J, Lammersen T, Heidrich H (1986) In-vivo capillary-microscopical findings in patients with thromboangiitis obliterans, progressive systemic scleroderma, and rheumatoid arthritis, respectively. Klin Wochenschr 64: 946–950

638 Ranft J, Heidrich H, MeucheC (1988a) Langzeitbeobachtung der Thrombangiitis obliterans. Klin Wochenschr 66, Suppl XIII: 179–180

639 Ranft J, Heidrich H, Meuche C (1988b) Vitalkapillarmikroskopische Verlaufsbeobachtung der Thrombangiitis obliterans. Vasa Suppl 23: 62–64

640 Rao AS, Rao N, Vasantha VC (1976) Thrombo-angiitis obliterans (a clinicopathological study). J Indian Med Assoc 66: 98–101

641 Raso AM, Rispoli P (1982) Venous aspects on Buerger's disease. Giornale Italiano di Angiologia 2: 87–90

642 Ratschow M (1936) Erfolge konservativer Behandlung bei schweren Fällen von Billroth-Buergerscher Krankheit. Klin Wochenschr 15: 1218–1226

643 Ratschow M (1938) Die peripheren Durchblutungsstörungen, 1. Aufl. Steinkopff, Dresden, S 1–90

644 Ratschow M (1959) Die Entwicklung der Angiologie. In: Ratschow M (Hrsg) Angiologie. Thieme, Stuttgart, S 1–13

645 Razdan AN, Singh RP, Srivastava VK (1967) Thromboangiitis obliterans. Int Surg 47: 122–125

646 Reddi HTV (1974) Thromboarteritis obliterans and/or Buerger's disease in South India. Int Surg 59: 555–557

647 Remy P, Jacquot C, Nochy D, Fiessinger JN, Diallo M, Bariety J, Mathieu JF (1988) Buerger's disease associated with IgA nephropathy: report of two cases. Br Med J 296: 683–684

648 Richards RL (1953) Thrombo-angiitis obliterans. Clinical diagnosis and classification of cases. Br Med J 1: 478–481

649 Richards RL (1970) „The vital rubber". Random thoughts on arterial disease. Scott Med J 15: 8–18

650 Richards RL (1972) Thrombo-angiitis obliterans (Buerger's disease) in the west of Scotland. Scott Med J 17: 50–56

651 Rieger H (1989a) Organmanifestationen der Thrombangiitis obliterans. Symposium der Deutschen Gesellschaft für Angiologie. In: Breddin HK, Kirchmaier CM, Maurer PC (Hrsg) Angio Archiv 18: 71

652 Riso J, Heidrich H (1988) Ätiologie der Endangiitis obliterans. In: Heidrich H (Hrsg) Thrombangiitis obliterans, Morbus Winiwarter-Buerger. Thieme, Stuttgart, S 22–26

653 Rivera R (1973) Roentgenographic diagnosis of Buerger's disease. J Cardiovasc Surg (Torino) 14: 40–46

654 Robbins SL, Cotran RS (1979) Blood vessels, inflammatory disease-arteritis, thromboangiitis obliterans (Buerger's disease). In: Pathologic basis of disease. Saunders, Philadelphia London, pp 617–618

655 Röpke W (1932) Spontangangrän der Extremitäten. Arch Klin Chir 173: 720–741

656 Rössle R (1943) Über die serösen Entzündungen der Organe. Virchows Arch [A] 311: 252–284

657 Rokitansky K (1852) Über einige der wichtigsten Krankheiten der Arterien. In: Denkschriften der Kaiserlichen Akademie der Wissenschaften, IV. Bd, S 1–72

658 Romberg E (1904) Über Arteriosklerose. Verh Kongr Inn Med 21: 60–94

659 Romberg E (1921) Lehrbuch der Krankheiten des Herzens und der Blutgefäße. Enke, Stuttgart, S 1–10

660 Rosen N, Sommer I, Knobel B (1985) Intestinal Buerger's disease. Arch Pathol Lab Med 109: 962–963

661 Rosenberger A, Munk J, Schramek A, Ben Arieh J (1973) The angiographic appearance of thromboangiitis obliterans (Buerger's disease) in the abdominal visceral vessels. Br J Radiol 46: 337–343

662 Rosenbusch J (1911) Zur Diagnose der arteriosklerotischen Erkrankungen der unteren Extremität. Berliner Klin Wochenschr 48: 1712–1714

663 Rosnowski A, Pratnicki A (1979) Differences between the arterial and the venous pathomorphology in Buerger's disease. Paroi Arterielle 5: 153–160

664 Rudofsky G (1985) Therapie der Endangiitis obliterans. In: Gruß JD, Bartels D, Valencia W (Hrsg) Gefäßchirurgie interdisziplinär 1984. TM, Bad Oeynhausen, S 63–72

665 Rudofsky G (1988) Endangiitis obliterans. In: Rudofsky G (Hrsg) Kompaktwissen Angiologie, 2. Aufl. peri-med, Erlangen, S 317–319

666 Ruethlein J, Riegger AJG, Auer IO (1988) Behandlung des schweren Raynaud-Syndroms bei Sklerodermie (PPS) und Winiwarter-Buerger-Arteriitis mit Prostaglandin I_2. Z Rheumatol 47: 252

667 Sachs IL, Klima T, Frankel NB (1977) Thromboangiitis obliterans of the transverse colon. J Am Med Assoc 238: 336–337

668 Saddler JM, Crosse MM (1988) Ischaemic pain in Buerger's disease. Report of a female patient receiving long-term local analgesia. Anaesthesia 43: 305–306

669 Sakaguchi S, Kusaba A, Mishima Y, Kamiya K, Nishimura A, Furukawa K, Shionoya S, Kawashima M, Katsumura T, Sakuma A (1978) A multi-clinical double blind study with PGE_1 (α-cyclodextrine clathrate) in patients with ischemic ulcers of the extremities. Vasa 7: 263–266

670 Salbach P, Habenicht AJR, Schenkel J, Schettler G (1989) Neue Aspekte der Pathogenese kardiovaskulärer Erkrankungen. Z Gesamte Inn Med 44: 165–175

671 Salkindson ET, Golenberg AD (1935) Neurotropische Wirkung des Ultraviolettlichts auf die obliterierende Endarteriitis. Kurotol i Fisioterapija 5: 60–70

672 Samuels SS (1932) The incidence of thrombo-angiitis obliterans in brothers. Am J Med Sci 183: 465–467

673 Samuels SS (1960) Buerger's disease (editorial). Angiology 11: 213

674 Sandritter W (1981) Die Entstehung von Krankheit: Äußere Krankheitsursachen. In: Allgemeine Pathologie, 2. Aufl. Schattauer, Stuttgart, S 118–125

675 Saphir O (1936) Thromboangiitis obliterans of the coronary arteries and its relation to arteriosclerosis. Am Heart J 12: 521–535

676 Satiani B, Sowden DT (1982) Hand ischemia. J Fam Pract 15: 163–169

677 Satodate R, Sasou S, Takahashi E (1973) Cerebral form of von Winiwarter-Buerger's disease. Report of an autopsy case. Acta Pathol Jap 23: 805–813

678 Sawage PEA (1983) What ist Buerger's disease? In: Problems in peripheral vascular disease. MTP Press, Landaster, pp 45–48

679 Schanz U, Leu HJ (1985) Autopsiebefunde bei der Thrombangiitis obliterans Buerger. Vasa 14: 365–370

680 Scharf GM, Wyk FAK van, Cloete GNP, Rautenbach BK (1986) Buerger's disease or Buerger's syndrome? S Afr Med J 70: 803–805

681 Scharfetter K, Blasius S, Franke RP, Köhler M, Mittermayer C (1986) Pathogenetic key position of thromboangiitis: The endothelial cell. Serum dependent proliferation studies of endothelial cells in obliterative angiopathies. Vasa 15: 34–42

682 Schatz IJ, Fine G, Eyler WR (1966) Thromboangiitis obliterans. Br Heart J 28: 84–91

683 Scheinker IM (1944) Cerebral thromboangiitis obliterans. Arch Neurol Psychiat 52: 27–37

684 Schenk EA (1973) Pathology of occlusive disease of the lower extremities. Cardiovasc Clin 5: 287–310

685 Schlesinger H (1930) Die Prognose der Thrombangiitis obliterans (Buergersche Krankheit) Klin Wochenschr 9: 2112–2114

686 Schmelzer H (1937) Die Embolie der Zentralarterie. Eine Erscheinungsform der Thrombangiitis am Auge? Klin Monatsbl Augenheilkd 98: 630–633

687 Schmiz (1910) Ueber spontane Gangrän bei Jugendlichen. Med Klin 6: 739–742

688 Schneider E (1972) Periphere Verschlüsse der Gliedmaßenarterien mit Rickettsienätiologie. Dtsch Med J 23: 380–381

689 Schnitger F (1986) Neugebahnte Wege für das Blut. Selecta 38: 2736–2748

690 Schoenberg DG, Schoenberg BS (1979) Eponym: Leo Buerger. Instrument, disease, and ego. South Med J 72: 737–738

691 Schoop W, Martin M, Zeitler E (1968) Thrombolytische Therapie bei chronischer okklusiver Arteriopathie. Verh Dtsch Ges Kreislaufforsch 34: 346–351

692 Schoop W, Levy H (1969) Messung des systolischen Blutdruckes distal eines Extremitätenarterienverschlusses mit Hilfe der Ultraschall-Doppler-Technik. Verh Dtsch Ges Kreislaufforsch 35: 456–462

693 Schoop W (1972) Thrombangiitis obliterans. In: Kappert A (Hrsg) Nichtdegenerative Arteriopathien (Aktuelle Probleme in der Angiologie, Bd 17, S 74–79). Huber, Bern Stuttgart Wien
694 Schoop W (1976) Prognose und Grenzen konservativer Behandlungsmöglichkeiten kruraler
Arterienverschlüsse. Thoraxchirurgie 24: 333–337
695 Schoop W (1986) Historical aspects on the development of angiology in Germany. Inter
Angio 5: 111–115
696 Schoop W (1988) Alternative Methoden bei peripheren Gefäßkrankheiten. Intern 29: 499–502
697 Schümann (1909) Über präsenile Gangrän infolge von Arteriitis obliterans. Münch Med
Wochenschr 56: 1994–1998
698 Schütter FW, Sandmann W, Loose DA (1985) Diagnostik und Therapie der akralen Isch-
ämie-Syndrome. Dtsch Med Wochenschr 110. 1463–1468
699 Schum (1929) Über juvenile Gangrän. Klin Wochenschr 8: 1052–1053
700 Selvaag O (1953) Thrombo-angiitis obliterans in women. Report of 2 cases. Acta Med Scand
146: 216–223
701 Sharma V, Agarwal V, Saha K, Gulati SM (1985) In vitro study of cell mediated immunity
against tobacco in patients with thrombo-angiitis obliterans (TAO). Vasc Med 3: 35–40
702 Shigenobu O, Ikuro O, Hiroshi S, Katsumi S, Ryohei M, Shunichiro M, Yasuhiko M (1984)
Prognosis of Buerger's disease. In: Maurer JH (Hrsg) 3. Deutsch-Japanischer Kongreß für
Angiologie. Angio Archiv 7: 1
703 Shionoya S, Ban I, Nakata Y et al. (1974) Diagnosis, pathology, and treatment of Buerger's
disease. Surgery 75: 695–700
704 Shionoya S (1974) Reply (letter). Surgery 76: 848
705 Shionoya S (1975) Pathology of Buerger's disease. Clinico-pathologico-angiographic correlation. Pathol Microbiol (Basel) 43: 163–166
706 Shionoya S, Ban I, Nakata Y, Matsubara J, Hirai M (1976) Vascular reconstruction in Buerger's disease. Br J Surg 63: 841–846
707 Shionoya S, Matsubara J, Kamiya K (1977) Fortschreiten des Verschlußprozesses bei
Thrombangiitis obliterans. Vasa 6: 249–254
708 Shionoya S, Ban I, Nakata Y, Matsubara J, Hirai M, Kawai S (1978) Involvement of the iliac
artery in Buerger's disease. Pathogenesis and arterial reconstruction. J Cardiovasc Surg
(Torino) 19: 69–76
709 Shionoya S (1978) Pathologie der Thromboangiitis obliterans. Frühläsion und Verlaufsform.
Vasa 7: 253–257
710 Shionoya S, Ban I, Nakata Y, Matsubara J, Hirai M, Kawai S (1980) Surgical treatment of
Buerger's disease. J Cardiovasc Surg (Torino) 21: 77–84
711 Shionoya S, Hirai M, Ohta T (1980) A prospective study of hemodynamic changes associated
with distal arterial bypass in the leg. Thorac Cardiovasc Surg 28: 200–205
712 Shionoya S (1980) Diagnostische Kriterien der Winiwarter-Buergerschen Krankheit. Vasa 9:
270–276
713 Shionoya S, Hirai M, Kawai S, Ohta T, Seko T (1981) Hemodynamic study of ischemic limb
by velocity measurement in foot. Surgery 90: 10–19
714 Shionoya S, Hirai M, Kawai S, Seko T, Ban I (1982) Pattern of arterial occlusion in Buerger's
disease. Angiology 33: 375–384
715 Shionoya S (1983) What is Buerger's disease? World J Surg 7: 544–551
716 Shionoya S (1984a) Clinical experience with prostaglandin E_1 in occlusive arterial disease. Int
Angiol 3: 99–103
717 Shionoya S (1984b) Intraarterielle Dauerinfusion mit Prostaglandin E_1 bei fortgeschrittener
arterieller Verschlußkrankheit im Stadium IV. In: Loose DA (Hrsg) Aktueller Stand der
konservativen Therapie peripherer Gefäßerkrankungen. Einhorn, Reinbek, S 70–72
718 Shionoya S (1984c) Pathologie der Thrombangiitis obliterans: Frühläsion und Skip-Läsion.
In: Maurer HJ (Hrsg) 3. Deutsch-Japanischer Kongreß für Angiologie. Angio Archiv 7: 2
719 Shionoya S (1984d) Reply to Adar R, Papa MZ: The definition of Buerger's disease (letter,
Ref 11) World J Surg 8: 423–424
720 Shionoya S, Ohta T, Nishikimi N (1988a) Ätiologie und Pathologie des Morbus v. Winiwarter-Buerger. In: Heidrich H (Hrsg) Thrombangiitis obliterans, Morbus Winiwarter-Buerger.
Thieme, Stuttgart, S 21–22

721 Shionoya S, Ohta T, Nishikimi N (1988b) Epidemiologie des Morbus v. Winiwarter-Buerger. In: Heidrich H (Hrsg) Thrombangiitis obliterans, Morbus Winiwarter-Buerger. Thieme, Stuttgart, S 28–30

722 Shionoya S, Ohta T, Nishikimi N (1988c) Klinik der Thrombangiitis. In: Heidrich H (Hrsg) Thrombangiitis obliterans, Morbus Winiwarter-Buerger. Thieme, Stuttgart, S 42–45

723 Shionoya S, Ohta T, Nishikimi N (1988d) Langzeitbeobachtungen und Prognose der Thrombangiitis. In: Heidrich H (Hrsg) Thrombangiitis obliterans, Morbus Winiwarter-Buerger. Thieme, Stuttgart, S 148–149

724 Shionoya S, Ohta T, Nishikimi N (1988e) Organmanifestation des Morbus v. Winiwarter-Buerger. In: Heidrich H (Hrsg) Thrombangiitis obliterans, Morbus Winiwarter-Buerger. Thieme, Stuttgart, S 107–109

725 Shionoya S, Ohta T, Nishikimi N (1988f) Therapie des Morbus v. Winiwarter-Buerger. In: Heidrich H (Hrsg) Thrombangiitis obliterans, Morbus Winiwarter-Buerger. Thieme, Stuttgart, S 137–138

726 Shionoya S (1990) Buerger's disease. Pathology, diagnosis and treatment. Univ Press of Nagoya/Japan

727 Shumacker HB (1968) Authority, research and publication: Reflections based upon some historical aspects of vascular surgery. Ann Surg 168: 169–182

728 Silbert S (1922) A new method for treatment of thrombo-angiitis obliterans. J Am Med Assoc 79: 1765–1766

729 Silbert S (1927) Studies on thrombo-angiitis obliterans (Buerger). II. The effectiveness of therapeutic procedures. J Am Med Assoc 89: 964–966

730 Silbert S (1930) Thrombo-angiitis obliterans (Buerger). V. Results of treatment with repeated injections of hypertonic salt solution. J Am Med Assoc 94: 1730–1733

731 Silbert S (1935a) Thrombo-angiitis obliterans in women. Report of two cases. Ann Surg 101: 324–328

732 Silbert S (1935b) Thrombo-angiitis obliterans (Buerger). XI. Treatment of 524 cases by repeated intravenous injections of hypertonic salt solution. Experience of ten years. Surg Gynecol Obstet 61: 214–222

733 Silbert S (1945) Etiology of thromboangiitis obliterans. J Am Med Assoc 129: 5–9

734 Silbert S (1948) Further experience with thromboangiitis obliterans in women. Am Heart J 36: 757–771

735 Simic L, Pirnat L (1985) Immunological aspect of smoking in patients with thromboangiitis obliterans. Vasa 14: 349–352

736 Singh I, Brara NS (1960) Tolbutamide in the treatment of thromboangiitis obliterans. Lancet 2: 625–626

737 Singham KT (1970) Buerger's disease affecting the axillary artery. Med J Malaysia 25: 149–151

738 Sinzinger H, Fitscha P (1987) Prostaglandintherapie bei arteriellen Durchblutungsstörungen. Hämostaseologie 7: 120–127

739 Skegg R (1851) Brand eines Fußes mit Verstopfung der Schenkelarterien. Schmidts JB 70: 73–74

740 Smith VA, Moser MM, Prandoni AG, Fancher PS (1953) Thromboangiitis obliterans in women. US Armed Forces Med J 4: 1331–1338

741 Smolen JS, Youngchaiyud U, Weidinger P, Kojer M, Endler AT, Mayr WR, Menzel EJ (1978) Autoimmunological aspects of thromboangiitis obliterans (Buerger's disease). Clin Immunol Immunopathol 11: 168–177

742 Smolen JS, Weidinger P, Menzel EJ (1983) Sensitivity to collagen in thromboangiitis obliterans. N Engl J Med 309: 857–858

743 Sobel RA, Ruebner BH (1979) Buerger's disease involving the celiac artery. Hum Pathol 10: 112–115

744 Sohr C (1988) Besonderheiten der Physiotherapie bei Endangiitis obliterans. Z Gesamte Inn Med 43: 517–519

745 Solvsteen P, Kristjansen PF (1968) Carbon monoxide, blood viscosity and development of Buerger's disease. Z Kreislaufforsch 57: 790–792

746 Som AL (1980) Etiopathology of Buerger's disease: An unorthodox view. Indian J Surg 42: 218–222

747 Soo KC, Hollinger-Vernea S, Miller G, Pritchard G, Frawley J (1983) Buerger's disease of the sigmoid colon. Aust N Z J Surg 53: 111–112

748 Sooch N, Goyal A, Abbey RK, Gupta MK, Gupta RR (1987) Serum immunoglobulins in patients with arteriosclerosis and thromboangiitis obliterans. Indian J Med Res 85: 49–52

749 Sotonyi P, Rózsa G, Somogyi E, Vas G (1965) Histochemische Untersuchung der Thromb-angiitis obliterans. Acta Histochem (Jena) 22: 53–57

750 Spatz H (1935) Über die Beteiligung des Gehirns bei der v. Winiwarter-Buergerschen Krankheit (Thrombo-endangiitis obliterans). Dtsch Z Nervenhlkd 136: 86–132

751 Speidel H, Kerékjártó M, Kleinert M (1968) Untersuchungen zur Frage der Hirnbeteiligung bei entzündlichen Arterienerkrankungen. Verh Dtsch Ges Inn Med 74: 662–664

752 Speidel H, Kerékjártó M, Nickel-Ahrens G, Ramb W, Scheppokat KD, Trentmann N (1974) Die Diagnostik der Hirnbeteiligung bei Thrombangiitis obliterans. Nervenarzt 45: 458–466

753 Spittell JA (1978) Common problems in the diagnosis of thrombophlebitis. Practical Cardiol 4: 47–60

754 Spittell JA (1983a) Some uncommon types of occlusive peripheral arterial disease. Curr Probl Cardiol 8: 1–35

755 Spittell JA (1983b) Thromboangiitis obliterans – an autoimmune disorder? N Engl J Med 308: 1157–1158

756 Sposito Giannico, Marraza (1947) Comportamento della protrombina, fibrinogeno, viscosi-metria e proteinemia nella thromboangioite obliterante di Buerger. Policlinio (Sez Prat) 54: 1235–1240

757 Sprunt TP (1933) A case of thrombo-angiitis obliterans with features suggesting an involve-ment of the mesenteric vessels. Med Clin North Am 16: 1163–1183

758 Sprunt TP (1934) Thrombo-angiitis obliterans as a general vascular disease. South Med J 27: 698–703

759 Stabile MJ, Warfield CA (1988) The pain of peripheral vascular disease. Hospital Practice 23: 99–107

760 Stahnke E (1928) Zur Frage der Spontanextremitätennekrose und ihrer Erklärung im Sinne v. Winiwarter's als primäre Endarteriitis obliterans. Zentralbl Chir 4: 914–198

761 Stapf A (1930) Spontane Extremitätengangrän im jüngeren Lebensalter. Erscheinungs-formen, zur Pathogenese und Ätiologie. Arch Klin Chir 158: 297–354

762 Stauder KH (1934) Neurologische Störungen bei Thrombangiitis obliterans (Buerger). Klin Wochenschr 13: 1784–1785

763 Stauffer H, Miescher G (1957) Papulose atrophicante maligne (DEGOS). (Thrombangitis cutaneo-intestinalis disseminata) Hautarzt 8: 4–7

764 Steel WA (1921) Intravenous citrate of soda treatment of thromboangiitis obliterans. Med Rec 94: 370–385

765 Stefanko S, Retinger J, Czerwinski L (1972) Endangiopathia Obliterans Idiopathica Cerebri. Cerebral Form of Winiwarter-Buerger disease. Acta Med Pol 13: 127–138

766 Steininger H (1985) Thrombangiitis obliterans (Buergersche Krankheit). Fallbeschreibung und Literaturübersicht. Pathologe 6: 204–210

767 Stender A (1936) Zur Symptomatologie und Therapie der cerebralen Form der Endangiitis obliterans. Z Neurol 156: 761–776

768 Sternberg C (1895) Ein Fall von Spontangangrän auf Grund einer Gefäßerkrankung. Wien Med Wochenschr 8: 650–655, 687–689

769 Sternberg C (1900) Endarteriitis und Endophlebitis obliterans und ihr Verhältnis zur Spon-tan-Gangrän. Virchows Arch 161: 199–252

770 Stoeter P, Ortega-Suhrkamp E, Voigt K (1975) Entzündliche Hirngefäßerkrankungen: angio-graphische Befunde und Verteilungsmuster. Fortschr Neurol Psychiatr 43: 631–647

771 Stojanovic VK, Marcovic A, Arsov V, Bujanic J, Lotina S (1973) Clinical course and therapy of Buerger's disease. J Cardiovasc Surg (Torino) 14: 5–8

772 Storch W (1972) Immunfluoreszenzoptische Untersuchungen bei Endangiitis obliterans. Allerg Immunol (Leipz) 18: 277–279

773 Storch W, Voigt H (1978) Autoantikörper bei Arteriosclerosis und Endangiitis obliterans. Ber Ges Inn Med 11: 124–126

774 Sträussler E, Friedmann R, Scheinker J (1938) Über die Endangiitis obliterans (v. Wini-warter-Buergersche Krankheit) unter besonderer Berücksichtigung der Hirnveränderun-gen. Z Neurol 160: 155–178

775 Strandness ED (1987) Vascular diseases of the extremities, thromboangiitis obliterans (Buerger's disease). In: Braunwald E, Isselbacher KJ, Petersdorf RG, Wilson JD, Martin JB, Fauci AS (eds). Harrison's principles of internal medicine, 11th ed. McGraw-Hill, New York Hamburg London, pp 1042–1043

776 Strano A (1989) Étiologie et thérapie de la maladie de Buerger. J Mal Vasc 14: 42–43

777 Stricht JP van der (1968) La thromboangiose obliterante. Diagnostic et traitement. In: Fontaine R, Soulié P (éds) Premier Congrès du Collège Français de pathologie vasculaire. L'expansion Scientifique, Paris, pp 199–206

778 Stricht JP van der, Goldstein M, Flamand JP, Belenger J (1973) Evolution and prognosis of thromboangeitis obliterans. J Cardiovasc Surg (Torino) 14: 9–16

779 Stricht JP van der (1982) Treatment of Buerger's disease. In: Peripheral arterial diseases: Medical and surgical problems. Academic Press, New York, pp 362–367

780 Stricht JP van der (1983) La maladie de Buerger existe-t-elle?. In: Jubilee volume in honour of Basile Karageorgis, Athen, pp 125–127

781 Stricht JP van der (1984a) Occlusive arterial disease of the lower limb in young patients: Natural history. In: Sereno symposio, vol 15. Raven Press, New York, pp 105–107

782 Stricht JP van der (1984b) Value of lumbar sympathectomy in young patients. In: Sereno symposio, vol 15. Raven Press, New York, pp 261–263

783 Stricht JP van der (1985) Lumbar sympathectomy in occlusive diseases. Inter Angio 4: 345–358

784 Sunder-Plassmann P, Isfort A (1962) Endangiitis obliterans cerebri beim weiblichen Geschlecht. Dtsch Med Wochenschr 87: 2124–2127

785 Sunder-Plassmann P (1975) Endangiitis obliterans. In: Durchblutungsstörungen, Grund-lagen und Therapie, 2. Aufl. Enke, Stuttgart, S 57–89

786 Suter F (1989) Der Fall aus der Praxis (131). Patient: Herr H-J, geb. 1962. Schweiz Rundsch Med Prax 78: 200–201

787 Suzuki S, Mine H, Umehara I, Yoshida T, Okada Y (1982) Buerger's disease (thromboan-giitis obliterans) An analysis of the arteriograms of 119 cases. Clin Radiol 33: 235–240

788 Symposium on Buerger's diseases (1973a) Discussion. J Cardiovasc Surg (Torino) 14: 47–51

789 Symposium on Buerger's diseases (1973b) Introduction. J Cardiovasc Surg (Torino) 14: 1–4

790 Szczeklik A, Gryglewski RJ (1985) Prostaglandins in therapy of cardiovascular disease. In: Neri Serneri GG (ed) Advances in prostaglandin, thromboxane, and leukotriene research, vol 13, Raven Press, New York, pp 345–354

791 Szendro G, Golcman L, Cristal N (1988) Study of the factors affecting viscosity in patients with thromboangiitis obliterans. J Vasc Surg 7: 759–762

792 Szilagyi DE, DeRusso FJ, Elliott JP (1964) Thromboangiitis obliterans. Clinico-angio-graphic correlations. Arch Surg 88: 824–835

793 Talwar JR, Gulati SM, Kapur BML (1967) Effect of large doses of nicotinic acid therapy in thromboangiitis obliterans. Quart J Surg Res 3: 272–275

794 Tan MH, Gwee HM, Yeo PPB, Lim P, Bose K (1983) Diabetic amputees in Singapore. Tohoku J Exp Med 141, Suppl: 575–582

795 Tanabe T, Yasuda K, Sakuma M (1984) Results of surgical treatment of thromboangiitis obliterans. In: Maurer HJ (Hrsg) 3. Deutsch-Japanischer Kongreß für Angiologie. Angio Archiv 7: 13

796 Tartakoff J, Hazard B (1938) Thromboangiitis obliterans of the spermatic cord. N Engl J Med 218: 173–175

797 Taube N (1931) Mesenteric involvement in Buerger's disease (thrombo-angiitis obliterans). Report of two cases. J Am Med Assoc 96: 1469–1472

798 Taylor LM, Baur GM, Porter JM (1981) Finger gangrene caused by small artery occlusive disease. Ann Surg 193: 453–461

799 Telford ED, Stopfort JSB (1924) Thrombo-angiitis obliterans. Br Med J 2: 1035–1037

800 Telford ED, Stopfort JSB (1927) Two cases of thrombo-angiitis obliterans in women. Br Med J 1: 1140–1141

801 Telford ED, Stopfort JSB (1935) Thrombo-angiitis obliterans with special reference to its pathology and the results of sympathectomy. Br Med J 1: 863–866

802 Telford ED (1937) Thrombo-angiitis obliterans. Lancet 1: 549 – 552

803 The socio-cconomic impact of peripheral occlusive arterial disease in the United Kingdom (1988) Office of Population Censures and Surveys (OPCS). Mortality Statistics 1985: 45. Health Econ, Basel

804 The socio-economic impact of peripheral occlusive arterial disease in France (1988) Institut National de la Santé et de la Recherche Médicale (INSERM), Statistiques des Causes Médicales des Décès, Paris 1988: 57. Health Econ, Basel

805 Theis FV (1958) Thromboangiitis obliterans: A 30-year study. J Am Geriatr Soc 6: 106–117

806 Theis, Freeland (1939) The blood in thromboangiitis obliterans. Arch Surg 38: 191–199

807 Thiede W (1988) Ilomedin Market Research, 1–50. Schering AG, Berlin

808 Thieme WT, Strandness DE, Bell JW (1965) Buerger's disease. Further support for the entity. Northwest Med 64: 264–268

809 Thrombo-angiitis obliterans (1973) A study of the vascular lesions leading to presenile spontaneous gangrene by Leo Buerger, published: 1908 in the American Journal of the Medical Sciences. Am J Med Sci 266: 278–291

810 Tibell B (1971) Peripheral arterial insufficiency. An epidemiological study of 2.243 hospital admissions caused by arteriosclerosis obliterans, diabetes mellitus, thromboangiitis obliterans and arterial embolism. Acta Orthop Scand 99, Suppl 139: 1–54

811 Tobias E (1921a) Ueber einen Fall von jugendlicher Claudicatio intermittens non arteriosclerotica mit Raynaudschen Erscheinungen. Berl Klin Wochenschr 58: 1493–1494

812 Tobias E (1921b) Über einen Fall von Claudicatio intermittens des linken Armes und beider Beine. Z Neurol 70: 309–311

813 Toumbouras M (1981) Ischämische Zehennekrose (Thrombangiitis obliterans) und Tetanuskrankheit – ein erfolgreich behandelter Fall. Vasa 10: 159–160

814 Traditional Chinese medicine in the treatment of thromboangiitis obliterans (1968) China's Medicine 1: 54–64

815 Tremoli E, Paoletti R (1985) The role of prostacyclin in normal and pathological conditions. Atherosclerosis Rev 13: 145–149

816 Trimble GX (1982) Pulmonary embolism in Buerger's disease (letter). West J Med 137: 78–79

817 Ueyama T (1984) Buergersche Krankheit in der Toyama Präfectur, Japan. In: Maurer HJ (Hrsg) 3. Deutsch-Japanischer Kongreß für Angiologie. Angio Archiv 7: 16

818 Ulutin ON, Ilhan-Berkel N, Tunali H, Balkuv-Ulutin, Önsel C, Urgancioglu I (1986) Effects of defibrotide on peripheral obliterative vascular diseases. Haemostasis 16, Suppl 1: 59–62

819 Ulutin ON (1986) Introductory historical remarks on atherosclerosis and hemostasis. Semin Thromb and Hemost 12: 77–78

820 Upcavage AT (1976) Buerger's disease. Nursing 6: 17–19

821 Uyama Y (1937) Über das Vorkommen der sogenannten „Thrombangiitis obliterans am Auge" unter Berücksichtigung anatomischer Untersuchungen. Graefes Arch Klin Exp Ophthalmol 137: 438–446

822 Vachon A, Guillemin G, Paliard P, Cuilleret J, Gilly (1967) Colite ulcéreuse d'origine ischémique révélatrice d'une maladie de Buerger. Arch Fr Mal App Dig 56: 645–653

823 Vayssairat M, Fiessinger JN, Housset E (1977) Les necroses digitales du membres supérieurs. Nouv Press Med 6: 931–934

824 Vermylen J, Blockmans D, Spitz B, Deckmyn H (1986) Thrombosis and immune disorders. Clinics in Haematology 15: 393–412

825 Verstraete M, Vermylen J (1984) Superficial thrombosis. In: Thrombosis. Pergamon, Oxford, pp 212–220

826 Virchow R (1856) Phlogose und Thrombose im Gefäßsystem. In: Gesammelte Abhandlungen zur wissenschaftlichen Medizin. Meidinger, Frankfurt am Main, S 458–463

827 Virchow R (1859) Die Cellularpathologie in ihrer Begründung auf physiologische und pathologische Gewebelehre, 2. Aufl. Hirschwald, Berlin, S 1–30

828 Visset J, Orieux J (1968) Artériopathies des membres de l'adulte jeune. J Chir (Paris) 95: 495–516

829 Voigt H, Köhler H, Joel A (1988) Zur Bedeutung der entzündlichen Gefäßerkrankungen. Z Gesamte Inn Med 43: 509–510

830 Vollmar J (1973) Surgical considerations on the terminology of the so-called Buerger's disease. J Cardiovasc Surg (Torino) 14: 37–39

831 Vuia O, Alexianu M (1967) Endangiitis obliterans der Hirngefäße. Dtsch Z Nervenhlkd 192: 174–184

832 Wagner W, Neuner R (1939): Die Endangiitis obliterans. Ergebnisse Chir Orthop 32: 175–226

833 Weber FP (1907) Arteritis obliterans of the lower extremity with intermittent claudication („angina cruris"). Proc R Soc Med Clin Sect 1: 44–47

834 Weber FP (1937) Thrombo-angiitis obliterans in father and son. Lancet 2: 72–73

835 Weidinger P, Menzel EJ (1988) Differentialdiagnostische Aspekte aus klinischer Sicht. In: Heidrich H (Hrsg) Thrombangiitis obliterans, Morbus Winiwarter-Buerger. Thieme, Stuttgart, S 94–97

836 Weiss E (1895) Untersuchungen über die spontane Gangrän der Extremitäten und ihre Abhängigkeit von Gefäßerkrankungen. Dtsch Z Chir 40: 1–42

837 Welling RE (1982) Buerger's disease revisited. Angiology 33: 239–250

838 Wennmalm A (1980) Nicotine inhibits hypoxia- and arachidonate-induced release of prostacyclin-like activity in rabbit hearts. Br J Pharmacol 69: 545–549

839 Wertheimer P, Sautot J (1968) Traitement chirurgical de la thromboangiose. In: Fontaine R, Soulié P (éds) Premier Congrès du Collège Français de pathologie vasculaire. L'expansion Scientifique, Paris, pp 183–197

840 Wessler S, Ming S-C, Gurewich V, Freiman DG (1960a) A critical evaluation of thromboangiitis obliterans. The case against Buerger's disease. N Engl J Med 262: 1149–1160

841 Wessler S, Ming S-C, Gurewich V, Freiman DG (1960b) Reply (to letter of Dr. DeTakats, ref 163). N Engl J Med 263: 412

842 Wessler S (1961) Thromboangiitis obliterans: Fact or fancy. Circulation 23: 165–167

843 Wessler S (1969) Buerger's disease revisited. Surg Clin North Am 49: 703–713

844 Weston MJ (1983) Prostacyclin and extracorporal circulation. Br Med Bull 39: 285–288

845 White RA, Peng SK, Klein SR, White G, UItto J (1987) Aortitis presenting as Buerger's disease. Ann Vasc Surg 1: 591–594

846 Whyte DG (1920) Thrombo-angiitis obliterans in China. China Med J 34: 219–226

847 Widmer LK (1986) Thrombangiitis obliterans – eine klinische Entität? Schweiz Rund Med Prax 32: 925–926

848 Wiese F (1935) Thromboendarteriitis obliterans der Lungenarterien. Z Path 49: 155–196

849 Wiesel J (1909) Der heutige Stand der Lehre von der Arteriosklerose (Atherosklerose) und ihre medikamentöse Behandlung. Wien Med Wochenschr 22: 401–408

850 Wieting (1908) Die angiosklerotische Gangrän und ihre operative Behandlung durch arteriovenöse Intubation. Dtsch Med Wochenschr 34: 1217–1221

851 Wilensky ND, Collens WS (1938) Thrombo-angiitis obliterans in sisters. J Am Med Assoc 110: 1746–1747

852 Will A (1886) Ein Fall von Gangrän an beiden oberen Extremitäten in Folge von Arteriitis obliterans. Berl Klin Wochenschr 23: 268–269

853 Williams G (1969) Recent views on Buerger's disease. J Clin Pathol 22: 573–578

854 Williams WS, Barker NW (1946) Thrombo-angiitis obliterans among women. Report of two cases. Proc Staff Meet Mayo Clin 21: 55–64

855 Winiwarter F von (1879) Ueber eine eigenthümliche Form von Endarteriitis und Endophlebitis mit Gangrän des Fußes. Arch Klin Chir 23: 202–226

856 Witek R (1968) Kombinierte Therapie der Thrombangiitis obliterans atherosclerotica der unteren Extremitäten mittels der lumbalen Sympathektomie und eines gefäßaktiven Pharmakons. Arzneimittelforschung 18: 156–164

857 Wolf EA, Sumner DS, Strandness DE (1972) Disease of the mesenteric circulation in patients with thromboangiitis obliterans. Vasc Surg 6: 218–223

858 Wong J, Lam STK, Ong GB (1978) Buerger's disease – a review of 105 patients. Aust N Z J Surg 48: 382–387

859 Wrzolkowa T (1979) Morphological features of endangiitis obliterans. Acta Med Pol 20: 49–50

860 Wwedensky AA (1898) Über Arteriitis obliterans und ihre Folgen. Arch Klin Chir 57: 98–117

861 Yacoub OF, Bacaling JH, Kelly M (1987) Monitoring of axillary arterial pressure in an patient with Buerger's disease requiring clipping of an intracerebral aneurysm. Br J Anaesth 59: 1056–1058

862 Young SG, Hanson FW, Kahn BB (1983) Pregnancy in a young woman with Buerger's disease. A case report. J Reprod Med 28: 694–696

863 Yu-kun P, Meng-sheng L, Zai-yang J, Xiao-wen W (1985) Treatment of thromboangiitis obliterans with arterialization of the venous channel. Chin Med J 98: 787–792

864 Zabel M (1986) Histomorphologische Befunde der Thrombophlebitiden der Haut. Hämostaseologie 6: 206–208

865 Zannini G, Cotrufo M (1973) Epidemiological, angiographic and clinical aspects of Buerger's disease. J Cardiovasc Surg (Torino) 14: 17–20

866 Zelikovsky A, Urca I, Kessler E (1973) Thrombangiitis obliterans in a woman. Report of a case. Angiology 24: 169–174

867 Zheng P (1988) Traditional Chinese medicine anesthesia in severe thromboangiitis obliterans: Report of 30 cases. Chin Med J 101: 221–224

868 Zheng P, Chen SJ, Shao HZ (1989) Studies on hypercoagulation state in thromboangiitis obliterans. Chin Med J 102: 67–71

869 Zoege-Manteuffel W von (1891) Über angiosclerotische Gangrän. Arch Klin Chir 42: 569–574

870 Zoege-Manteuffel W von (1898) Über die Ursachen des Gefäßverschlusses bei Gangrän. Dtsch Z Chir 47: 461–470

871 Zubler RH (1979) Entzündliche Gefäßerkrankungen und ihre immunologischen Aspekte. Internist 20: 475–478

872 Zülch KJ (1969) The cerebral form of Winiwarter-Buerger's disease: Does it exist? Angiology 20: 61–69

Namenverzeichnis

Sachverzeichnis